Gleditsch

Reflexzonen und Somatotopien

Jochen M. Gleditsch

Reflexzonen und Somatotopien

Vom Mikrosystem zu einer Gesamtschau des Menschen

9., vollständig überarbeitete Auflage

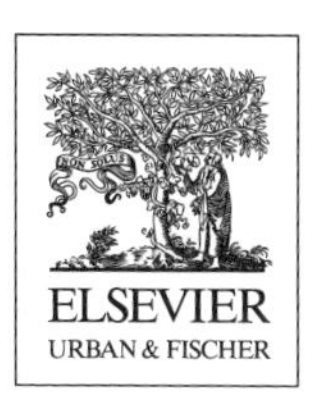

URBAN & FISCHER
München · Jena

Zuschriften und Kritik an:
Elsevier GmbH, Urban & Fischer Verlag, Lektorat Komplementäre und Integrative Medizin,
Karlstraße 45, 80333 München

Wichtiger Hinweis für den Benutzer
Die Erkenntnisse in der Medizin unterliegen laufendem Wandel durch Forschung und klinische Erfahrungen. Der Autor dieses Werkes hat große Sorgfalt darauf verwendet, dass die in diesem Werk gemachten therapeutischen Angaben (insbesondere hinsichtlich Indikation, Dosierung und unerwünschten Wirkungen) dem derzeitigen Wissensstand entsprechen. Das entbindet den Nutzer dieses Werkes aber nicht von der Verpflichtung, anhand weiterer schriftlicher Informationsquellen zu überprüfen, ob die dort gemachten Angaben von denen in diesem Buch abweichen und seine Verordnung in eigener Verantwortung zu treffen.

Bibliografische Information der Deutschen Bibliothek
Die Deutsche Bibliothek verzeichnet diese Publikation in der Deutschen Nationalbibliografie; detaillierte bibliografische Daten sind im Internet unter http://dnb.ddb.de abrufbar.

9. Auflage 2005
1.–8. Auflage WBV Biologisch-Medizinische Verlagsgesellschaft MbH & Co KG, Schorndorf

Der Urban & Fischer Verlag ist ein Imprint der Elsevier GmbH.

05 06 07 08 09 5 4 3 2 1

Planung und Lektorat: Christl Kiener
Redaktion: Dr. med. Carola Genzel, Christl Kiener
Herstellung: Nicole Ballweg und Kadja Gericke
Satz: Kadja Gericke Proprint, Arnstorf
Abbildungen: Henriette Rintelen, Velbert; Kadja Gericke, Arnstorf; weiteres Bildmaterial modifiziert nach Focks/Hillenbrand Leitfaden Chinesische Medizin, 4. Auflage. Elsevier Urban & Fischer, München 2003.
Register: Dr. Ursula Osterkamp-Baust, Ottobrunn
Druck und Bindung: LegoPrint S.p.A., Lavis
Umschlaggestaltung: SpieszDesign, Neu-Ulm
Titelbild: SpieszDesign nach einer Vorlage von Kerstin Gleditsch

ISBN 3-437-55381-X

Aktuelle Informationen finden Sie im Internet unter **www.elsevier.com** und **www.elsevier.de**

Vorwort

Dieses Buch hat nun – nach 23 Jahren und acht Auflagen – ein neues Gesicht bekommen. Nach Auflösung des WBV-Verlags bot der Elsevier-Verlag mir an, das seit einem Jahr vergriffene Werk wieder aufzulegen. Das spornte mich zu einer völligen Überarbeitung an, um die in den vergangenen Jahren hinzugekommenen Erkenntnisse und Erfahrungen – speziell auch die neu entdeckten Mikrosysteme – zu integrieren. Das Buch trägt den alten Titel, doch weist der Untertitel – wie schon früher – auf ein wesentliches Anliegen hin.

Mein Bestreben war von Anbeginn, die Somatotopien als eine westliche Möglichkeit der Akupunktur bekannt zu machen und die psychosomatischen Zusammenhänge aufzuzeigen, die sich aus der traditionellen chinesischen Medizin ableiten lassen. Aus der erstaunlichen Übereinstimmung mit westlichen Erkenntnissen ließ sich eine noch umfassendere Gesamtschau entwickeln. Durch die in der TCM definierten somatischen Zugehörigkeiten werden psycho-somatische Wechselwirkungen definierbar. Das systemische Verständnis bildet dabei die Brücke zwischen Akupunktur-Systemen und tradierten sowie modernen westlichen Modellen. So lässt sich ein transkulturelles, Epochen übergreifendes Menschenbild konzipieren, das auf der Grundlage sowohl der Neurophysiologie und Psychosomatik als auch der Biokybernetik und Systemwissenschaft aufbaut.

Letztlich hat mich jedoch die tägliche Begegnung mit Patienten herausgefordert, nach Wegen zu suchen, den Menschen in seinem komplexen Wesen besser zu verstehen. Durch den in einer solchen Gesamtschau involvierten somatischen Zugang, den die TCM bietet, führt der theoretisch erscheinende Bogen zurück zur Praxis, denn hier muss sich jede Theorie bewähren.

Dem Elsevier-Verlag gebührt mein Dank für die reiche Bildausstattung und speziell für die geduldige Betreuung durch die Lektorin, Kollegin Frau Christl Kiener. Ohne die ständigen Diskussionen zu den dargestellten Themen mit meiner Frau, ohne ihre Hilfe und Korrektur wäre das Buch – damals wie heute – nicht in dieser Form zustande gekommen. Ebenso gebührt mein Dank dem Freund Karl Friedrich Hörner für seine bewährte Begleitung mit Rat und Tat.

Die Freunde, mit denen ich vor ca. 25 Jahren die Idee zu diesem Buch entwickelt und durchgesprochen habe, sind heute nicht mehr unter uns. So widme ich dieses Buch dem Gedächtnis – ja, dem Vermächtnis – meiner ärztlichen Freunde und Mitstreiter für die Integration – Durchsetzung und Aufarbeitung – der Akupunktur und der Naturheilverfahren.

Baierbrunn, im Mai 2005 Jochen M. Gleditsch

Inhaltsverzeichnis

1 Theoretisch-wissenschaftliche Grundlagen

Dem Menschen ist es eigen, hinter allen Erkenntnissen und Erfahrungen eine Ordnung zu suchen. Dies gilt in besonderem Maße für die Medizin, weil hier gestörte Ordnung Krankheit bedeutet.

Der kausal-analytische Erkenntnisweg der Naturwissenschaft hat auf dem Gebiet der Medizin einen immer tieferen Einblick in die Geheimnisse des menschlichen Organismus gewonnen. Die sich heute bietende Möglichkeit, in das Innere der Zelle, ja sogar in die Struktur der Gene zu dringen, ist höchst beeindruckend.

Ein gleiches Faszinosum dürfte noch vor gut hundert Jahren die Entdeckung der am Körperäußeren durchschaubaren Segmentgliederung bedeutet haben. In den nervalen Verbindungswegen zwischen Innen und Außen und in der dadurch erklärbaren Reflexausbreitung wurden die anatomischen und physiologischen Voraussetzungen einer vom Nervensystem ausgehenden Ordnung erfassbar. Heute ist das Wissen um Segmente und segmental erklärbare Wechselwirkungen zur Selbstverständlichkeit geworden.

Vor gut fünfzig Jahren kam es zu einer Entdeckung, die eigentlich eine ähnliche Faszination hätte auslösen müssen, nämlich die Entschlüsselung der holografieartigen Repräsentation der Körperorgane auf der Ohrmuschel. Diese Pioniertat des französischen Arztes Paul Nogier fand allerdings nur bei den mit der Akupunktur vertrauten Therapeuten ein Echo. Die offizielle Medizin nahm von diesem Ereignis bis heute wenig Notiz.

Die Möglichkeit, durch Reize an topographisch genau definierten Ohrpunkten Fernwirkungen auf die verschiedensten Organe zu erzielen, ließ sich einerseits als Reflextherapie erklären, andererseits war jedoch die Parallele zur klassischen Akupunktur offensichtlich. Die Besonderheit, nämlich die Repräsentation des gesamten Organismus auf der kleinen Fläche der Ohrmuschel, weist die Merkmale eines Somatotops auf. Ein solches Phänomen war zwar von dem Homunkulus auf den Hirnhemisphären her bereits bekannt (Abb. 1), im Rahmen der Akupunktur jedoch ein Novum.

Mit der allmählichen Verbreitung der Körperakupunktur in Europa hat sich gleichzeitig auch die Aurikulotherapie als Sonderform der Akupunktur durchsetzen können. Nicht nur im Westen, sondern auch in Russland und in China selbst wurde diese Erweiterung der Akupunktur aufgegriffen und weiterentwickelt. Inzwischen ist eine Anzahl weiterer Somatotope mit von Punkten ausgehenden Fernwirkungen entdeckt und aufgeschlüsselt worden. Aus Amerika kommend, hat

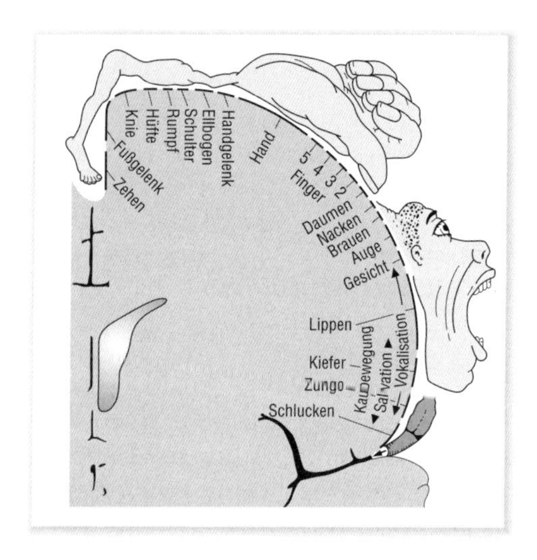

Abb. 1 *Die Repräsentation des „Homunculus" auf den Hirnrindenfeldern*

sich für derartige umschriebene Repräsentationsfelder statt Somatotopie die Bezeichnung **Mikrosystem** eingebürgert. In diesem Buch wird auch die Abkürzung **MAPS** für **M**ikro-**A**ku-**P**unkt-**S**ysteme verwendet.

Wenngleich traditionelle Körperakupunktur, als wichtigster Teil der **TCM** (**T**raditionelle **C**hinesische **M**edizin), sowie Mikrosystemakupunktur die fernwirksamen Punkte gemein haben, bestehen dennoch grundsätzliche Unterschiede. Für die TCM gilt das überlieferte Modell eines Qi-Flusses, das heißt einer den Körper auf Meridianbahnen durchziehenden Energie. Vieles deutet darauf hin, dass diese Vorstellung auf die Mikrosysteme nicht übertragbar ist. Deshalb wurde die Therapie an Mikrosystemen auch als Reflextherapie erklärt. Diese Zuordnung lässt allerdings wesentliche Kriterien außer acht, die die Mikrosysteme auszeichnen, zum Beispiel das reaktive Aufkommen der Punkte, das Auslöschphänomen etc.

Für die Therapie der verschiedensten Beschwerden ist die Möglichkeit einer Einflussnahme von Fernpunkten aus ein großer Gewinn: Auf diesem Wege können innere Organe behandelt und angesprochen werden, wie auch unzugängliche Körperregionen – und selbst nicht mehr vorhandene Gliedmaßen, wie im Falle von Phantomschmerzen – therapiert werden. Während die Akupunktur seit Jahrtausenden solche Fernwirkungen nutzt, ist die westliche Medizin erst wesentlich später auf Erfahrungen dieser Art gestoßen.

1.1 Entwicklung von Punkt- und Reflextherapien im Westen

Die weit zurück reichende Geschichte der chinesischen „hands-on"-Medizin dürfte mit gezielter Punktmassage (heute als Akupressur bezeichnet) begonnen haben. Die Barfußärzte, die oft weite Landstriche medizinisch versorgen mussten, waren erfahren im Auffinden und Behandeln von regulativ wirkenden Punkten. Auch die Schamanen in der indianischen Kultur dürften auf gleiche Weise Medizin betrieben haben; die Fußreflexmassage geht bekanntlich auf solche uralten Erfahrungen zurück.

Die Akupunktur als Teil der TCM hat sich zu einem eigenständigen, in sich geschlossenen Therapiegebäude entwickelt, auf das noch in einem späteren Kapitel eingegangen wird. An dieser Stelle sollen die westlichen Erkenntnisse zur Punktwirkung, speziell zur Fernwirkung, vorgestellt und die weitgehend unbekannte Geschichte der Therapie über reflexartige Innen-Außen-Wechselwirkungen in der abendländischen Medizin skizziert werden.

Der Begriff Reflex wurde von dem deutschen Arzt und Physiologen Johann August Unzer geprägt (1771). Erst hundert Jahre später finden sich weitere Erkenntnisse durch die Forschungsarbeiten des englischen Physiologen Marshall Hall, veröffentlicht in seinem Buch „Reflex Action" (1833). Unabhängig voneinander publizierten im Jahr darauf die amerikanischen Ärzte William und Daniel Griffin sowie der Schwede Per Hendrik Ling ihre Erfahrungen über Innen-Außen-Wechselwirkungen. Hier finden sich erstmalig Hinweise auf spezifische, reproduzierbare Fernwirkungen von bestimmten Punkten aus.

1883 formulierte I. P. Pawlow mit seinen weltbekannt gewordenen Reflexforschungen die Idee eines koordinierenden und regulierenden Nervensystems: Das Nervensystem als Zentrale empfängt und beantwortet die von außen kommenden Reize, häufig auf dem Wege von Reflexmechanismen. Aufgrund der Erkenntnis, dass der Organismus im Nervensystem ein zentrales Steuerungsorgan besitzt, durch das sämtliche Bereiche und Funktionen miteinander verbunden sind und somit ganzheitliche Reaktionen möglich werden, prägte Pawlow als Erster den Begriff der „Ganzheitsmedizin".

Etwa zur gleichen Zeit beschrieben Voltolini (1883) und J. N. Mackenzie (1884) ihre Beobachtungen über Veränderungen der Nasenschleimhaut, die im Zusammenhang mit Prozessen im Urogenitalbereich auftreten. Beiden Autoren waren periodische Veränderungen an der Nasenschleimhaut aufgefallen, die mit dem Menstruationszyklus verbunden sind.

Gegen Ende des 19. Jahrhunderts häuften sich die Veröffentlichungen zum Reflexthema weltweit. Zwei dänische Ärzte schrieben über die Beziehungen innerer Organe zur Körperoberfläche: D. Lange (1875) und K. Faber (1899). In Amerika meldeten sich J. Ross (1888) sowie Dana und Abrams zu Wort. Auf Abrams (1910) geht der treffende Ausdruck „transferred pain“ zurück, der oft Head zugeschrieben wird. Auch die therapeutischen Erfahrungen der Bindegewebsmassage (J. v. Puttkamer, E. Dicke u.a.) bestätigten eine Übereinstimmung bestimmter Hautzonen und Punkte zu spezifischen inneren Organen (Abb. 2).

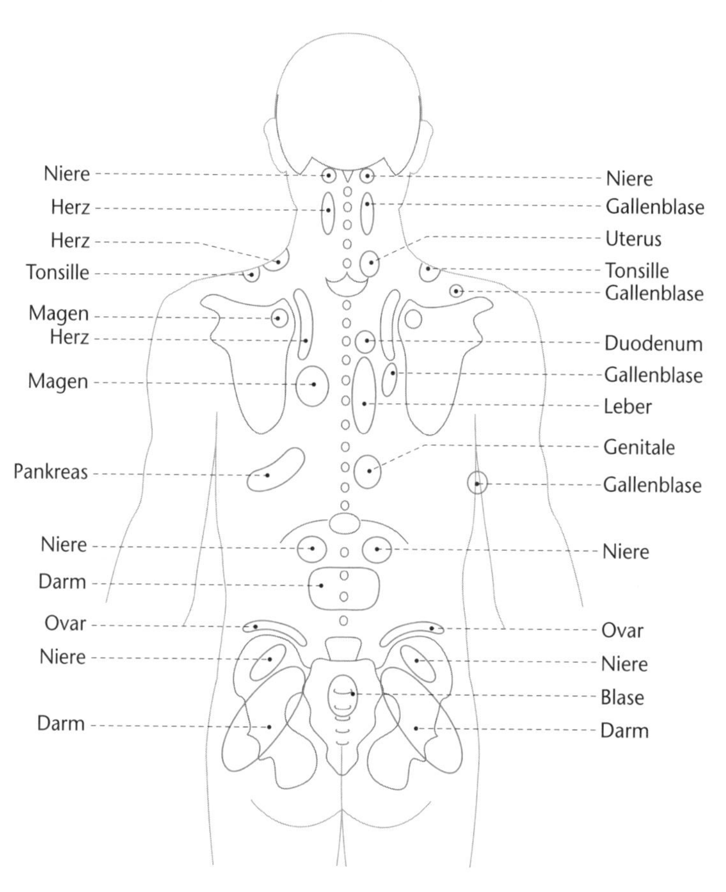

Abb. 2 *Aus der Bindegewebsmassage entwickelte punkt- und arealbezogene Organbeziehungen*

1.1.1 Head entdeckt die segmentale Ordnung

In die gleiche Zeit fielen die Forschungen von H. Head, eines Wegbereiters der Neurophysiologie. In jahrelanger Beobachtung von Patienten mit Herpes zoster gewann er die Erkenntnis der segmentalen Kartographie: Abgrenzungen der Dermatome, die jeweils dem Innervationsgebiet einer Spinalwurzel entsprechen (Abb. 3). 1893 veröffentlichte Head in „Brain“ seine Forschungen „On Disturbances of Sensation with Especial Reference to the Pain of Visceral Disease“. Die empirisch bekannte Innen-Außen-Wechselwirkung über einen nervalen Reflexbogen war damit wissenschaftlich belegt. Experimentelle Studien, zum Teil im Selbstversuch, führten Head zur Unterscheidung von tiefer, protopathischer und epikritischer Schmerzwahrnehmung (sensibility). Head dokumentierte seine Erfahrungen der Segmenttherapie in bezug auf die Fernwirkung, zum Beispiel mit dem Vermerk: „Durch eine Stimulation einer bestimmten Stelle der Fußsohle entsteht ein Reiz an der Blase.“ Er behandelte auch gastrische Störungen über die zugehörige Segmentzone mittels Senfpflaster-Applikation; bei manchen Augenkrankheiten setzte er im temporalen Zonengebiet Blutegel an und erzielte mit dieser reflektorischen Therapie erstaunliche Erfolge.

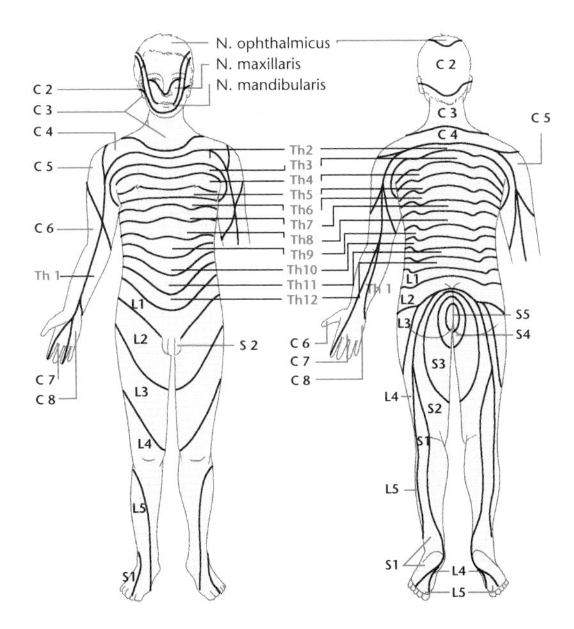

Abb. 3 *Die Segmentordnung des Körpers*

Head erkannte, dass die algetischen Zonen eine Aussage über die zugehörigen, im Körperinneren gelegenen Organe geben, also eine informative Außenprojektion darstellen. Nach Heads Auffassung hat ein erkranktes Viszeralorgan das Bedürfnis, seinen Schmerz zur Wahrnehmung (awareness) zu bringen und projiziert ihn deshalb als übertragenen Schmerz (transferred pain) in die segmentalen Hautzonen (Abb. 4).

Unabhängig von Head stieß J. Mackenzie durch Erforschung der tiefer gelegenen Schichten ebenfalls auf die segmentale Gliederung des Organismus. Heads Forschungen bezogen sich auf die algetischen Hautbezirke, die Dermatome; Mackenzies Forschungen auf die Muskelschicht, die Myotome.

Innerhalb der Segmente entdeckte Head Maximalpunkte: topographisch definierte Punkte erhöhter Sensibilität. Über diese spezifischen Segmentpunkte konn-

Abb. 4a–d *Die Reflexzonen der inneren Organe*

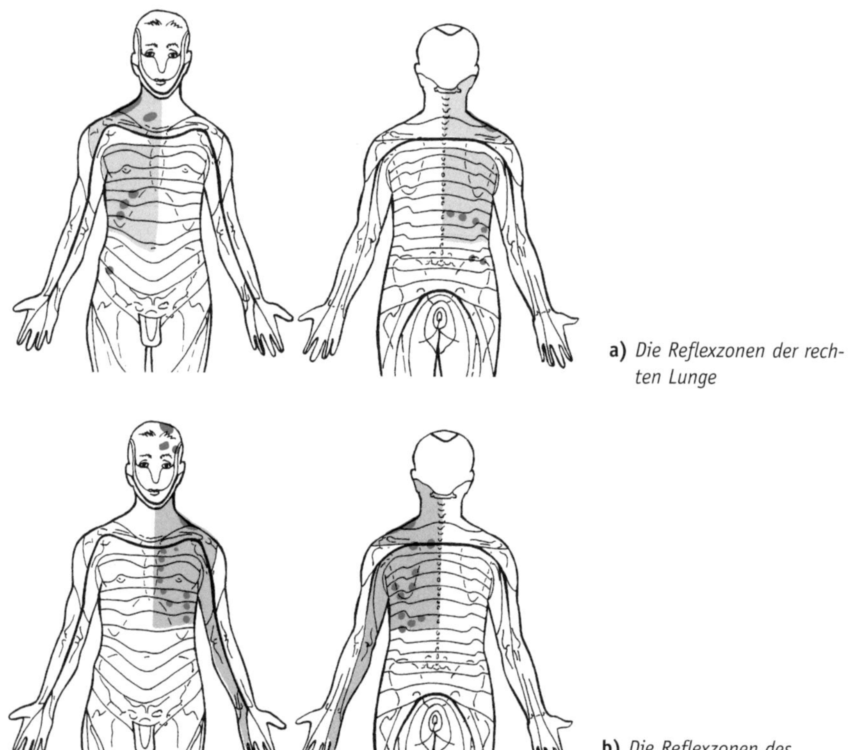

a) *Die Reflexzonen der rechten Lunge*

b) *Die Reflexzonen des Herzens*

te er Diagnostik und Therapie optimieren. In jener Zeit vor Erfindung der Lokalanästhesie arbeitete Head mit Senfpflastern, Schröpfköpfen, Blutegeln etc. Interessanterweise haben sich die Hausärzte bei den verschiedenen Ausleitungsverfahren seit alters her derselben Hautareale bedient, die Head nunmehr exakt zuordnete.

Diese Reflexe – ob kutiviszeral, viszerokutan oder viszeroviszeral – bahnen sich über das jeweilige Rückenmarksegment: hier kommt es zur Konvergenz der von der Körperoberfläche kommenden, über die sensiblen Nervenfasern geleiteten Impulse mit denen, die von den Eingeweideorganen ausgehen.

Bestimmte Bereiche der Haut, der Muskeln, der Eingeweide, der Gefäße und der Knochen sind also durch die Verbindung zu demselben Spinalnerv gekennzeichnet und als Dermatome, Myotome, Sklerotome, Angiotome und Enterotome abgrenzbar.

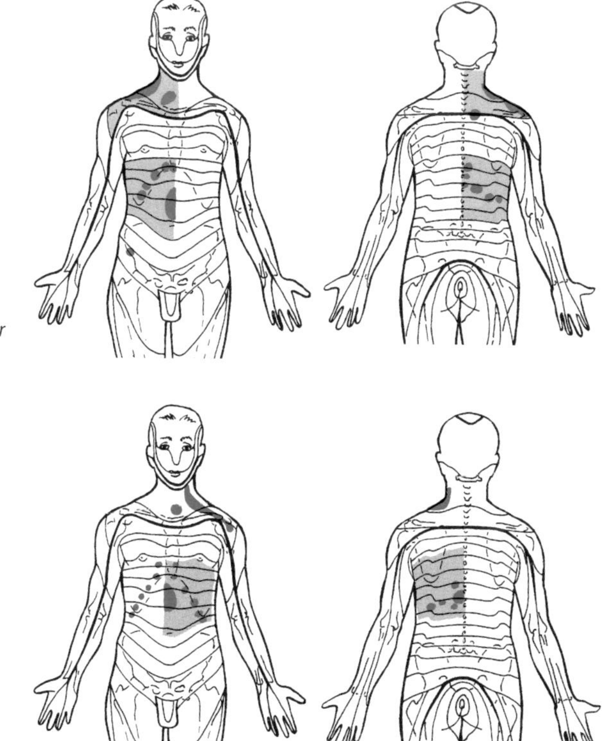

c) *Die Reflexzonen der Leber und der Gallenblase*

d) *Die Reflexzonen des Magens*

Die phylogenetisch zusammengehörigen Segmentbereiche haben ihre unmittelbare Nachbarschaft verloren: es ist im Laufe der embryonalen Entwicklung zu immer größeren Verschiebungen gekommen, so dass manche Segmentbereiche auseinander „gedriftet" erscheinen. Die in der Keimblattanlage noch scheibenartig hintereinander gesetzten Segmente haben ihre größte Verlagerung an Kopf und Extremitäten erfahren; am Kopf ist diese von den embryonalen Kiemenbögen bestimmt, an den Extremitäten durch die Längsgliederung geprägt.

Schon Head und Mackenzie fielen segmentüberschreitende Reaktionen auf. Diese erklärten sie durch die Beteiligung vegetativer Nervenfasern, deren Erregung ebenfalls in der Ebene des Rückenmarksegments erfolgen kann und die Reflexwirkung mitbestimmt. Gemischte Nerven enthalten auch vegetative Fasern, so dass sich der kutiviszerale Reflexweg nicht nur sensibler, sondern ebenso vegetativer Fasern bedient. Durch das vegetative Nervensystem stehen alle Bereiche desselben Segments untereinander in reflektorischer Wechselbeziehung; infolge der starken nervalen Vernetzung findet oft auch eine Beeinflussung der Nachbarsegmente statt.

Auf der Körperoberfläche erscheinen häufig vegetativ-reflektorische Krankheitszeichen, die vor allem in veränderter Schweißsekretion, Piloarrektion und veränderter Vasomotorik der Hautgefäße bestehen und nicht selten von Schmerzen bestimmter Kopfzonen und Pupillenreaktionen begleitet sind. Bei Viszeralerkrankungen treten diese feinen Symptome meist zuerst auf, noch bevor algetische Zeichen in die Head-Zonen projiziert werden. Solche vegetativ-reflektorischen Zeichen breiten sich ebenfalls innerhalb bestimmter Grenzen auf der Körperoberfläche aus, die allerdings nicht mit den Head-Zonen identisch sind, sondern diese überschreiten. Vegetative Frühzeichen auslösende Reflexe verlaufen vom Viszeralorgan zum Rückenmark und erreichen über den Sympathikus-Grenzstrang und über die sympathischen Geflechte der Gefäße sogar die vegetativen Zonen von Kopf und Körper.

Grundsätzlich gilt im Reflexgeschehen bei einseitiger Erkrankung eher die Seitenbezogenheit der Phänomene. Aus der weiten Verzweigung und Verteilung des vegetativen Nervensystems erklärt sich die oft quadrantenartige oder gar homolaterale Reflexausbreitung (Halbseitenreflex) bis hin zur Ausbreitung auf die Gegenseite (Generalisation). Übertragene Schmerzen kommen – wenn auch nicht ausschließlich, so doch immer am stärksten – im zugeordneten Segment zur Wirkung.

Wiederum andere auf der Haut abgrenzbare Reflexbereiche stellen die vasalen Zonen dar. Es sind mit dem sympathischen Geflecht einer Arterie zusammenhängende Hautbezirke, die eine segmentunabhängige Ausdehnung aufweisen.

Beide, Head und Mackenzie, wurden zu Pionieren einer präventiven Medizin: Sie hatten beobachtet, dass viele Krankheiten zunächst vegetative Veränderungen erzeugen (Schweißsekretion, Piloarrektion etc.), und zwar im Segment. Als zweites entwickeln sich funktionelle Symptome, und erst als letztes kommt es zu den strukturellen, meist irreparablen Veränderungen. Aus diesem Grunde gilt es – so Head und Mackenzie –, solche an der Körperoberfläche auftretenden Frühzeichen rechtzeitig zu erkennen und zu behandeln, um einem Fortschreiten der Erkrankung vorzubeugen. Leider ist dieses Postulat der Prävention weitgehend verhallt und ohne Resonanz geblieben.

Eine besondere Bedeutung für die Reflexforschung erlangte C. Sherrington, insbesondere mit seinem Hauptwerk „The Integrative Action of the Nervous System“ (1906). Pawlow wie auch Sherrington wurde für ihre Forschungsleistung der Nobelpreis zuerkannt.

Besondere punktbezogene Therapietechniken entwickelten Benedikt (1892), Naegeli (1899) und Cornelius (1909). Cornelius beschrieb Nervenpunkte, die weitgehend mit Akupunktur- und Triggerpunkten identisch sind. Von Puttkamer, Dicke und Vogler fanden in der Praxis der Segmenttherapie wie der Massage übereinstimmende Zuordnungen von Hautzonen und -punkten zu bestimmten inneren Organen. Die Besonderheit ihrer einzelnen Verfahren liegt in der Modifikation von Massage und Palpationstechnik, durch die Unterhaut- und Bindegewebsbereiche oder spezielle Periostellen erfassbar werden.

1.1.2 Druckpunkte nach Weihe

Von anderer Art, aber von vergleichbarer Bedeutung wie die Forschungen Heads und Mackenzies sind die Beobachtungen des deutschen Arztes A. Weihe, die er 1886 erstmals veröffentlichte. Weihe war aufgefallen, dass im Gefolge von Erkrankungen innerer Organe spezifische Hautpunkte druckempfindlich werden (Abb. 5). Diese Besonderheit drückt weniger die Beziehung der Punkte zu einem Organ als zu einem Symptomenbild aus. Derartige Symptomenbilder haben ihre eigene Prägung durch spezifische Bedingungen, wie sie zum Beispiel in der Homöopathie als „Modalitäten“ bekannt sind. So war es naheliegend, dass Weihe als Homöopath die gefundenen Punkte zu demjenigen homöopathischen Mittel in Beziehung setzte, für das eine analoge Modalität bekannt war. Es gelang Weihe sogar, durch Verabreichung nicht potenzierter Mittel die Druckempfindlichkeit spezifischer Punkte zu provozieren; in diesen Fällen wirkte das gleiche Mittel, homöopathisch aufbereitet, als Heilmittel, das die Symptome ebenso wie die Druckdolenz der Punkte beseitigte.

Es waren vor allem französische Ärzte, die die Weihe-Punkt-Erfahrungen aufgriffen. So konnte G. Soulié de Morant von den 195 Weihe-Punkten 140 als topographisch identisch mit Akupunkturpunkten bestätigen. In Fortentwicklung der Weihe-Methode haben Stangier und Krack die Beziehungen bestimmter Pharmaka zu den spezifischen Hautpunkten erarbeitet.

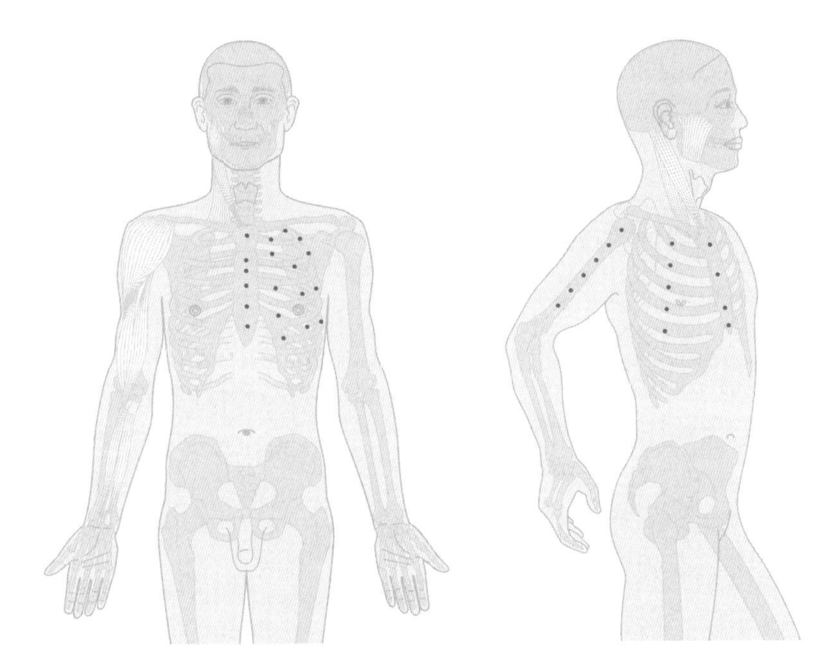

Abb. 5 *Druckpunkte nach Weihe im Bereich des Thorax (Vorder- und Seitansicht)*

1.1.3 Erste somatotopische Aufschlüsselung durch Fliess

W. Fliess konnte 1893 die Reproduzierbarkeit reflexartiger therapeutischer Wechselwirkungen zwischen Nasenschleimhautarealen und Funktionen des Urogenitalgebiets dokumentieren: Kokainisierte er bestimmte Stellen der Nasenmuscheln, so besserten sich bestimmte Urogenitalbeschwerden. Auf diese Weise wurden erstmals punktspezifische Fernwirkungen nachgewiesen, erzielbar aus einem umschriebenen Körperbereich, auf dem derartige Reflexpunkte dicht beieinander angeordnet sind.

Nach der Jahrhundertwende gab es eine größere Anzahl von Ärzten in Deutschland und Österreich, die diese nasale Reflextherapie praktizierten und fortentwickelten. Die weitere wissenschaftliche Erforschung von „Reflex- und Lokalisationspunkten der Prädilektionsstellen der Nasenschleimhaut" (1930) ist Koblanck zu verdanken. Im Jahre 1931 fand in Graz ein internationaler HNO-Kongress statt, der vornehmlich dieser Therapiemöglichkeit gewidmet war. Über den Zweiten Weltkrieg sind jene Erfahrungen leider weitgehend in Vergessenheit geraten.

Interessante Beobachtungen über die Lokalisation von Dermatosen im Nasen- und Gesichtsbereich veröffentlichte W. Hauser in einer Studie der Universitäts-

Hautklinik Bonn 1974. Hauser konnte nachweisen, dass Dermatosen im perioralen Gesichtsfeld am ehesten eine Beziehung zu Erkrankungen im kleinen Becken zeigen. Eine Ausbreitung im perinasalen, medialen Wangenbereich sah er meist im Zusammenhang mit Erkrankungen der Oberbauchorgane. Dermatosen im Bereich der Schläfen- und äußeren Wangenregion waren häufig mit Erkrankungen im Thorakalbereich, besonders von Herz und Lunge, in Verbindung zu bringen. Derartige Fernwirkungen führte er auf reflektorische Veränderungen der Vasomotorik der Hautgefäße zurück als Ausdruck von Störungen innerer Organe. Die topographische Konstanz der Dermatosen im Gesicht wird aus den segmentunabhängigen Lähr-Sölder-Linien (Abb. 6) erklärbar, die den zirkulären Irritationsfeldern der vegetativen Trigeminusprojektionen entsprechen.

1.1.4 Zusammenfassung

Die wesentlichen Erkenntnisse aus diesen ersten therapeutischen Erfahrungen und Forschungen lassen sich folgendermaßen zusammenfassen:

Die segmentalen Bezüge, die „über kutiviszerale Reflexe eine ausgezeichnete Beeinflussung innerer Organe erlauben" (K. Hansen), weisen auf ein wesentliches Kriterium des Reflexzonenphänomens hin: Mittels an der Körperoberfläche angesetzter Reize kann gezielt auf Organe im Körperinneren eingewirkt werden.

Die Maximalpunkte nach Head ebenso wie die Weihe-Punkte veranschaulichen ein weiteres Kriterium: das Auftreten punktueller Irritationen im Gefolge innerkörperlicher Funktionsstörungen. Dies macht eine funktionelle Hinweisdiagnose möglich.

Die Erkenntnisse von Fliess wie auch von Hauser lassen ein drittes Kriterium hervortreten: die somatotopisch-kartographische Projektion innerer Organe bzw. ihrer Funktionen auf umgrenzten Arealen.

Allen drei Kriterien liegt eine in beiden Richtungen wirksame funktionelle Wechselbeziehung zwischen dem Körperinneren und dem Körperäußeren zugrunde, was eine diagnostische und therapeutische Nutzung ermöglicht. Die Erfahrungen aus den beiden erstgenannten Kriterien hat die traditionelle Akupunktur schon seit Jahrtausenden gekannt und genutzt.

1.2 Neuraltherapie nach Huneke

Die Segmenttherapie wurde wesentlich bereichert durch die Entdeckung der Lokalanästhetika: Die Injektion im Segment erwies sich als Therapiemöglichkeit bei funktionellen Störungen der Viszera. Die Chance der palpativen Exaktbestimmung geeigneter Therapiepunkte – im Sinne der von Head definierten Maximalpunkte und ihrer spezifischen Fernwirkung nach innen – blieb jedoch weitgehend ungenutzt.

Dies änderte sich mit dem Bekanntwerden der Neuraltherapie nach F. Huneke in den vierziger, fünfziger Jahren. Nach Kriegsende nahmen speziell die von der Front heimgekehrten Ärzte diese so unmittelbare und pragmatische Einwirkungsmöglichkeit mittels Lokalanästhetikum dankbar auf.

Ferdinand Huneke beobachtete als Erster die augenblickliche, sekundenschnelle Besserung von Schmerzen, Bewegungseinschränkungen oder anderen Beschwerden nach einer weitab vom Schmerzort vorgenommen Lokalanästhetika-Injektion. Solche „Sekundenphänomene" können insbesondere dann ausgelöst werden, wenn die Injektion an einem sog. Störfeld des Organismus erfolgt. Nach Huneke kann jede Stelle des Körpers Störfeldcharakter annehmen; jede einmal durchgemachte Reizwirkung – sei sie somatischer, traumatischer oder sogar psychischer Art – kann eine Vorschädigung in dem Sinne bewirken, dass die Reaktionsfähigkeit wie auch die Reaktionsbereitschaft des Organismus auf neue Reizeinwirkungen verändert ist. Eine jede chronische Krankheit kann durch ein derartiges Störfeld verursacht sein, das in den meisten Fällen allerdings schmerzlos und asymptomatisch bleibt. Das verwendete Lokalanästhetikum, dem eine repolarisierende Wirkung auf das pathologisch veränderte Zellpotential zugeschrieben wird, dürfte erst in Verbindung mit einem optimalen Applikationsort den Erfolg der Neuraltherapie ausmachen. Offensichtlich kann gerade von Störfeldern und spezifischen Segmentpunkten aus das vegetative System am wirksamsten beeinflusst werden. Huneke hat auch die Wichtigkeit von Injektionen eines Lokalanästhetikums an die verschiedenen Ganglien erkannt und in das Konzept der Neuraltherapie einbezogen. Wie die Bezeichnung seiner Methode besagt, wurden anfangs ausschließlich neurale Bahnen und Wirkmechanismen als Erklärung der Therapieerfolge vermutet.

1.3 Neurophysiologie des Segments

Der Begriff Head-Zonen bezieht sich, genau genommen, auf umschriebene Hypersensibilitätsbezirke, die im Dermatom auftreten. Die reflektorischen Krankheitszeichen sind jedoch nicht an das Dermatomschema gebunden. Nach Hansen und Schliack sind die sichersten und häufigsten reflektorischen Zeichen (80–90 %) die homolateral auftretende Mydriasis und Spannungsvermehrung. Demgegenüber sind kutane Hyperalgesien in nur knapp 40 Prozent der Fälle als Reflexzeichen zu beobachten. Bergsmann postuliert, dass der Begriff der reflektorischen Krankheitszeichen nach diesen Dokumentationen wesentlich weiter zu fassen und nicht mit dem Dermatomschema zu begrenzen ist. Die einzelnen Dermatome werden ohnehin mehrfach, meist aus drei Rückenmarksegmenten innerviert. Innerhalb der neuralen Regulation bilden die Rückenmarksegmente die peripherste Ebene des ZNS. Bergsmann betont die systemische Vernetzung innerhalb der segmental-regulatorischen Verschaltung, die sowohl viszerokutane, kutiviszerale als auch viszeromuskuläre Reflexe ermöglicht. Der Begriff Reflex im alten Sinne ist im Rahmen eines solchen vernetzten Systems ungenau, weshalb Bergsmann von einem segmental-regulatorischen Komplex spricht (srK). Diesem srK gehört – trotz räumlicher Distanz – auch der sympathische Grenzstrang mit seinen Ganglien an, dessen Fasern alle das Segment betreffenden vegetativen Signale von und zu den inneren Organen vermitteln. Ebenso sind auch die peripheren Schaltstellen des Parasympathikus diesem Regulationskomplex angeschlossen.

Dasjenige Hautareal, in welchem sensorische Reize von einer Nervenfaser generiert werden, fungiert als rezeptives Feld. Allerdings überschneiden sich mehrere benachbart liegende Felder gegenseitig, was zu besonders empfindlichen Arealen führt. Solche hochsensiblen rezeptiven Felder finden sich speziell an Dermatomgrenzen und sind oft die Orte, an denen Triggerpunkte und Akupunkturpunkte bevorzugt auftreten.

Für die Mikrosysteme im Kopfbereich dürfte die besondere Anatomie des N. trigeminus von Bedeutung sein: Er besitzt außer der extraspinalen auch eine Direktverbindung zum oberen Zervikalmark durch mehrere Kerne, also einen unmittelbaren spinalen Anschluss. Ferner weist der N. trigeminus spezielle vegetative Projektionszonen im Gesicht auf, die zirkulär angeordneten Lähr-Sölder-Linien (Abb. 6).

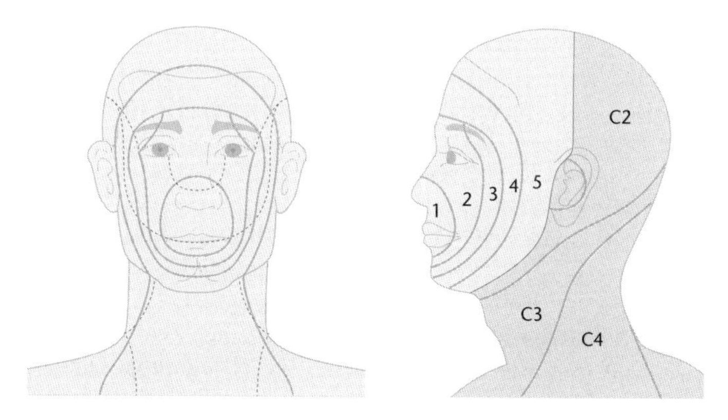

Abb. 6 *Die Lähr-Sölder-Linien entsprechen der vegetativen Projektion der spinalen Trigeminuskerne*

1.3.1 Systemische Aspekte im Schmerzgeschehen

Systemisches Denken ist heute auch im Verständnis der Schmerzpathologie unerlässlich. Die alte, lineare Sicht, dass die Stärke des peripheren Reizes die erlebte Schmerzintensität bestimmt, ist längst überholt. Die vielfältigen, aus der modernen Schmerzforschung bekannt gewordenen Modulationsmechanismen auf den verschiedenen Ebenen des zentralen Nervensystems bewirken eine jeweils von mehrfachen Faktoren abhängige und somit variable Verarbeitung.

Chapman und viele andere Schmerzforscher haben in den letzten Jahren darauf hingewiesen, dass in der Schmerzverarbeitung der Mensch in seinem leib-seelisch-sozialen Kontext verstanden und berücksichtigt werden muss. „Pain is perceived as a threat to the biological integrity of the sense of self" – Schmerz wird als eine Bedrohung der biologischen Integrität wahrgenommen, des „sense of self" (Chapman 1995). Die heute übliche Definition von Schmerz erweitert Chapman, indem er diesen als eine komplexe, emotional negativ besetzte Wahrnehmung charakterisiert. In der Schmerzverarbeitung sind emotionale wie auch kognitive – letztlich bewusstseinsmäßige – Faktoren für die Ätiologie und Perpetuation von Schmerzen mitverantwortlich.

1.3.2 Gate-Control-Theorie

Ein spezieller Regulationsmechanismus auf peripherer Ebene wurde erstmals mit der Gate-Control-Theorie postuliert (Melzack und Wall 1965). Gemäß dieser Theorie werden die neuronalen Schmerzimpulse auf spinaler Ebene moduliert: Bei selektiver Reizung bestimmter peripherer Punkte „schließt" sich im Hinterhornbereich das Eingangs-Kontroll-System. Dadurch können weitere, nachfolgende Nervenimpulse und ihre schmerzauslösende, nozizeptive Aktivität gemindert bzw. aufgehoben werden: Die Impulse der schnell leitenden markhaltigen A-delta- und A-beta-Fasern, die den epikritischen, „hellen" Schmerz ausmachen, erreichen zuerst die Substantia gelatinosa Rolandi des Rückenmarks. Dort können sie eine präsynaptische Hemmung für die langsamer geleiteten Impulse der marklosen C-Fasern, die den „dumpfen", protopathischen Schmerz vermitteln, bewirken.

Diese Gate-Control-Theorie würde die Dominanz des epikritischen Schmerzphänomens erklären, wie es bei Stimulation spezifischer Hautpunkte als Elektrisiergefühl zustande kommt. Dieser „helle" Schmerz löst meist eine weit bewusstere Empfindung aus als die mit der Erkrankung einhergehenden „dumpferen" Beschwerden. Nach der therapeutischen Erfahrung scheint es, dass die körpereigenen Kontroll- und Regulationsmechanismen desto wirksamer „eingeschaltet" werden, je treffender – das heißt exakter lokalisiert – und je bewusster – das heißt epikritischer – die therapeutisch ausgelöste blitzartige Schmerzsensation eintritt.

Melzack selbst erweiterte seine Vorstellung, indem er von einer Neuromatrix spricht und hier die stressassoziierten Modulationen für die Entstehung und Aufrechterhaltung des Schmerzes einbezieht.

1.3.3 Schmerzmodulationsmechanismen

Den Schmerz erzeugenden und fördernden Reizen stehen regulative, Schmerz hemmende Mechanismen gegenüber: So vielseitig die Reize ausfallen können, so mannigfaltig sind auch die von der biologischen, psychologischen, sozialen Ebene des Individuums ausgehenden Antworten. Die Therapie greift in autoregulative Mechanismen ein, bevorzugt durch Unterstützung der schmerzhemmenden Modulationen.

Solche Modulation bewirken in erster Linie die in den letzten Jahrzehnten bekannt gewordenen Endorphine und weitere Transmitter, die auf verschiedenen Ebenen des ZNS aktiviert und wirksam werden.

Für die Endorphinforschung erwies es sich von Vorteil, dass im Naloxon ein Opiatantagonist gegeben ist. Bei den verschiedensten Tierversuchen ließ sich die analgetische Wirkung der Endorphine durch Einsatz von Naloxon sofort ausschalten, was eine vorherige Aktivität der Endorphine voraussetzt. Auch konnte durch operative Entfernung der Hypophyse, dem zentralen Ort der Endorphinausschüttung, der analgetische Effekt unterbunden werden. Die humorale Wirkung der Akupunkturanalgesie ist auf vielfache Weise experimentell verifiziert: Verbindet man zum Beispiel den Blutkreislauf zweier Tiere, so lässt sich der an einem der beiden Tiere mittels Akupunktur bewirkte Analgesieeffekt auf das andere übertragen.

Inzwischen wurden immer mehr Einzelheiten über das Schmerz- und Analgesiephänomen erforscht, die jeweils auch weitere Erklärungen für die therapeutische Wirkung über Reflexzonen, Somatotopien und Akupunktur erbrachten. Die für die Schmerzmodulation maßgeblichen Prozesse wie die spinale und supraspinale Ausschüttung von Endorphinen und die Beteiligung von Transmittern wie Serotonin, Noradrenalin etc. sind heute weitgehend erforscht. Neuere Forschungsergebnisse führen die „long term effects" auf spezielle synaptische Mechanismen von spinalen Neuronen sowie auf die modulierende Beteiligung des limbischen Systems zurück.

1.3.4 Psychische Faktoren in der Schmerzverarbeitung

Die endogene „pain control" mittels endorphinergischer und serotoninergischer Mechanismen ist jedoch bei manchen Patienten nicht oder nur schwach wirksam. Als Ursache solcher sehr variablen, individuell unterschiedlichen Reizreaktionen innerhalb des ZNS werden heute neue, zuvor nicht berücksichtigte Faktoren diskutiert. Dazu gehören die neuronale „Plastizität" sowie das neuronale „Gedächtnis" (memory). Mit Plastizität ist die Fähigkeit für weitreichende Umbauprozesse rezeptiver Felder gemeint. So wurde nach Amputationen beobachtet, dass sich im Hirnrinden-„Homunculus" Projektionsfelder in das „frei gewordene" Nachbarareal ausdehnen können. Unter „memory" versteht man die Konditionierung der neuronalen Reizreaktion. Die Reizantwort kann unterschiedlich ausfallen: sowohl im Sinne einer „Gedächtnisleistung" als auch im Sinne eines „forgetting mechanism" (Sandkühler).

Aus diesen Erkenntnissen folgt das Postulat, Schmerzen so früh wie möglich zu behandeln, um einer Chronifizierung – d.h. einer Fixierung auf das Programm der Primärreaktion – vorzubeugen. Aus der Kriegserfahrung wurde die Erkenntnis gewonnen, dass bei mittels Regionalanästhesie durchgeführten Amputationen im Gegensatz zu Narkose-Operationen kaum Phantomschmerzen auftraten. Offensichtlich ist es von Bedeutung, dass nicht nur das Gesamtbewusstsein und damit die Schmerzwahrnehmung aufgehoben, sondern dass auch die Leitfähigkeit der zu durchtrennenden Nervenstämme intraoperativ ausgeschaltet wird. Es gilt also, der neuronalen Übererregbarkeit samt ihren Kaskaden entgegenzuwirken.

Außer diesen somatisch-neuronalen Wirkmechanismen werden neuerdings noch weitere Prozesse diskutiert, vor allem affektiv-emotionale, über das limbische System gesteuerte, aber auch kognitiv-bewusstseinsmäßige Beeinflussungen. Laut Chapman sind bei vielen Patienten die emotionale und die kognitive Ebene für die Art des Schmerzerlebens relevanter als die sensorische. Dank der modernen bildgebenden Verfahren ist deutlich geworden, dass die begleitenden Affekte mitverantwortlich sind für das nozizeptiv induzierte vegetative und neuroendokrine „arousal" (Aufwallen) im limbischen System. Das Affektiv-Emotionale hat demnach wesentlichen Einfluss auf das subjektive Wohl- oder Unwohlgefühl und damit auf die Lebensqualität. Chapman meint, dass die Akupunktur in der Lage sei, ein „arousal" der Gefühlsebene zu sedieren und damit den Stress durch die Schmerzsensation zu reduzieren.

Solche neuen Erkenntnisse würden erklären, dass nicht nur individuelle, sondern sogar kulturell sehr unterschiedliche Formen der Schmerzverarbeitung und der subjektiven Schmerzerfahrung gelten. Auch die euphorisierende Wirkung mancher Endorphine mag bei der vegetativ-psychischen Harmonisierung eine Rolle spielen. Dies gilt speziell auch im Falle der Akupunktur bzw. der Therapie über Mikrosysteme.

Schmerz ist ein grundsätzlich negatives Gefühlserleben, und folglich vermag eine regulative Therapie positive Gegenimpulse über die Mechanismen des autonomen wie auch des neuroendokrinen Systems zu setzen. Es gilt heute die Hypothese, dass die hier wirksamen neuroendokrinen Prozesse hauptsächlich über die Hypothalamus-Hypophysen-Nebennieren-Achse reguliert werden. Inwieweit selbst das Bewusstsein des Menschen ein wichtiger Faktor in der Schmerzwahrnehmung und -verarbeitung ist, wird zunehmend diskutiert. Forschungen an Probanden, die sich in tiefer Meditation bzw. harmonischer Einstimmung befanden, ließen auf die Möglichkeit bewusster, das heißt gezielter Dämpfung der Schmerzwahrnehmung schließen. Im veränderten Bewusstseinszustand war eine erhöhte Aktivität der Gammawellen im EEG festzustellen.

1.3.5 Neuere Forschung mittels fMRT

Schließlich seien noch Forschungsergebnisse neueren Datums angeführt, die für die Akupunktur und Mikrosystem-Therapie von Bedeutung sind: Mittels spezieller bildgebender Verfahren am Schädel (fMRT) konnten Hui et al. nach manueller Stimulation der beiderseitigen Punkte Di 4 signifikant verringerte Reizmeldungen („prominent decreases of fMRT signals") in den Thalamuskernen (Accumbens, Amygdala, Hippocampus, Parahippocampus, auch des Hypothalamus) nachweisen. Diese Wirkung von dem Areal Di 4 aus, das in unmittelbarer Nachbarschaft der Handlinie II gelegen ist, weist auf die enge Verbindung zum Thalamus und Hypothalamus hin. Kein anderes Areal und kein anderer Akupunkturpunkt im Körper ist so häufig eingesetzt und breit in seiner Wirkung, speziell auch in der Schmerztherapie.

Weitere solche Studien mittels fMRT-Messung sind inzwischen durch drei Forschergruppen unabhängig voneinander (in Kalifornien, Südkorea und Tirol) durchgeführt worden, und zwar unter Stimulation des Endpunktes des Blasen-Meridians am kleinen Zeh. Übereinstimmend trat in allen drei Studien bei allen Probanden die Signalantwort am visuellen Cortex auf. In der Studie der Universitätsklinik Innsbruck wurden Stimuli nur einseitig gesetzt; dies löste bei sämtlichen Probanden merkwürdigerweise ausschließlich homolaterale Antworten aus – im Widerspruch zu den heutigen neurophysiologischen Erkenntnissen.

1.4 Embryologische Erklärungsansätze

Unabhängig von den neurophysiologischen Zusammenhängen gibt es auch embryologische Erklärungen für die Akupunktur.

Der Göttinger Anatom und Embryologe E. Blechschmidt wies auf aus der Embryonalzeit herrührende, formativ ordnende Kräfte in der Außen-Innen-Beziehung des Organismus hin. Nach seiner Erkenntnis geht ein ordnender Einfluss von jenen Körperbereichen aus, die bereits in der Embryonalentwicklung gestaltend und formend wirken. Dies gilt in erster Linie für die Zellen der Körperoberfläche, denn in der Embryonalzeit ist die epitheliale Schicht der Hautanlage der primäre Gestaltungsapparat. Die Differenzierung beginnt jeweils oberflächlich und vollzieht sich als eine häutige Gliederung, bereits ehe Strukturen der inneren Gewebe erkennbar werden. Daraus schließen Blechschmidt und andere, dass zwischen speziellen Arealen der Körperperipherie und bestimmten inneren Bereichen des Organismus enge Beziehungen bestehen und zeitlebens erhalten bleiben.

1.5 Grundsystem nach Pischinger

Nach A. Pischinger hat die neurohumorale Regulation ihre Basis im Grundsystem. Dieses System der Grundregulation stellt die Funktionseinheit von Zellen des lockeren, weichen Bindegewebes, von Blutgefäßen und von den peripheren vegetativen Nerven dar. Durch diese Trias wird die extrazelluläre Flüssigkeit reguliert, die wiederum für das Lebensmilieu der Zellen entscheidend ist. Dieses „Zelle-Milieu-System" reguliert den Sauerstoff- und Säure-Basen-Haushalt ebenso wie die Kapillar- und Zellgrenzmembran-Permeabilität, somit die Osmose und den pH-Wert. Nach Pischinger bringt jede Maßnahme, die die „Energie in irgendeiner Form in das Grundsystem hineinträgt, die vegetativen Funktionen in Bewegung". In diesem Sinne wirken die therapeutischen Impulse als Stimuli für dieses omnipräsente Grundsystem.

Die Regulationsmöglichkeiten im Grundsystem sind allerdings von dessen Zustand abhängig. Wie die therapeutische Erfahrung belegt, können die heutzutage ständig zunehmenden toxischen Belastungen immer schwerer vom Grundsystem bewältigt werden. Dadurch ist die Regulationsfähigkeit, das heißt sowohl die Eigenregulation des Körpers als auch die therapeutisch stimulierte Regulation – als Folge der heutigen Umweltbedingungen – in zunehmendem Maße blockiert. Gelingt es aber, durch geeignete therapeutische Maßnahmen die toxische Belastung abzubauen, so werden erfahrungsgemäß auch die Regulationsmechanismen des Körpers wieder besser ansprechbar.

1.6 Systemisch-kybernetische Erklärungsansätze

Der bekannte New Yorker Physiologe L. von Bertalanffy schrieb in seinem Werk „General System Theory" (1968): „Das Funktionsmodell isolierbarer Einheiten, die in Einweg-Kausalität agieren, hat sich als unzureichend erwiesen. Auf allen Gebieten der Wissenschaft treten immer häufiger Begriffe wie ›Ganzheit‹, ›holistisch‹, ›organismisch‹ oder ›Gestalt‹ auf: Sie alle deuten darauf hin, dass wir letztlich in Systemen denken müssen; in Systemen von Elementen in Interaktion."

Die neuen Erkenntnisse über kybernetisch-systemische Zusammenhänge machen deutlich, dass derartige Grundlagen auch für das Phänomen der Reflexzonen und Mikrosysteme gelten. Deutet man die durch die Regulationstherapien ausgelösten Mechanismen im Sinne kybernetischer Regelsysteme, so stellt der peripher gesetzte Reiz eine Information dar. Eine solche Information wirkt als Signal, das heißt, sie wird im Optimalfall zur Führungsgröße im Regelsystem. Über den Regler des Systems wird dadurch der Korrekturmechanismus ausgelöst, welcher die ursprüngliche Regelgröße wiederherstellt. Auf diese Weise wird der von der Norm abweichende Istwert zum Sollwert zurückreguliert.

Dank der Systemwissenschaft sind die Regelbeziehungen, die innerhalb von Systemen gelten, heute bekannt und verständlich. Systeme zeichnen sich durch ihre Vernetzung aus, durch das Miteinander des einen mit dem anderen, bzw. aller untereinander und aller gemeinsam mit dem größeren Ganzen. So sind in der Systemwissenschaft Begriffe wie Subsysteme, hierarchische Einordnung und Wechselwirkung kennzeichnend. Wesentlich für das systemische Verständnis ist die Gemeinsamkeit der beteiligten (Sub-)Systeme in dem Bild, in der Botschaft des sie prägenden Ganzen. Die wechselseitigen Verknüpfungen sind nicht allein aus dem Aspekt des Zweckes, der Praktikabilität, sondern ebenso aus der sie verbindenden Vorgabe des übergeordneten Gesamtsystems zu sehen. Die Kausalität „deswegen, weil" hat keinerlei Vorrang gegenüber der finalistischen Bestimmung, so wie überhaupt Gemeinsamkeit letztlich immer auf ein verbindliches Ziel, ein „um zu" ausgerichtet ist. Sicherlich gilt solche Systemimmanenz für weit mehr Abläufe, als bisher realisiert, so auch in der Biologie und Medizin.

Die asiatische Medizin, speziell die TCM, basiert auf systemischen Elementen. Die Vernetzung der Meridiane unter- und miteinander ist mehrgleisig: paarweise Kopplungen gibt es „horizontal", d.h. bei parallelem Verlauf der Punktketten (Yin/Yang); aber auch „vertikal" als Aneinanderkettung in den Vertikalachsen (Yang/Yang bzw. Yin/Yin). Das erinnert an die Mehrfachvalenzen chemischer Elemente, welche Affinitäten und Bindungskräfte nach mehreren Seiten „ausstrecken", so dass unterschiedliche Verbindungen und Reaktionen möglich werden.

Im Fünf-Elemente-Kreis sind so unabdingbare Wechselwirkungen vorgegeben, dass jedes Einzel-Element mit jedem anderen in jeweils spezieller Beziehung und Wirkkraft verbunden ist. Interessanterweise ergeben sich solche Verstärker- bzw. Kontrollfunktionen weit dynamischer in einem Fünfer- als in einem Viererkreis.

Bei den Somatotopen, den Mikrosystemen tritt das Systemische auf besondere Weise hervor. Hierfür spricht vor allem ihre informative Vernetzung: die verschiedenen Mikrosysteme „melden" gleichzeitig die eingetretene Funktionsstörung eines bestimmten Organs und reagieren wie miteinander vernetzte Computer. Je vollkommener die Vermaschung des Kommunikationsnetzes innerhalb eines Systems, desto zuverlässiger und reibungsloser kann die Funktion ablaufen. Es scheint, dass auch der Ausfall oder die Verletzung eines Somatotops – beispielsweise infolge von Traumen, Narben oder Amputation – gerade durch die Vielzahl der Mikrosysteme und deren kommunikative Vermaschung weitgehend kompensiert wird.

Es gibt sowohl geschlossene als auch offene Systeme. Wie alle biologischen Systeme gilt der Mensch als ein offenes System. Diese zeichnen sich durch kontinuierliche Materie- und Energieaustauschprozesse aus. Dabei werden unzählige miteinander verzahnte Regelungsvorgänge bewältigt und ein ständiger Informationstransfer gewährleistet. Dies ist mit Rückkopplungsprozessen verbunden, wobei bei Veränderungen eines Teilsystems unweigerlich eine Reaktion des Gesamtsystems und umgekehrt hervorgerufen wird.

In offenen, dissipativen Systemen nehmen Informationsmenge, Komplexität und Vernetzung kontinuierlich zu und damit die Entropie ab. Nach dem Physiologen W. D. Keidel sind Mensch und Tier in der Lage, mit Hilfe ihres Zentralnervensystems vermehrte Ordnung herbeizuführen. Allerdings wird dem Menschen nur ein Bruchteil aller informationsverarbeitenden Prozesse bewusst. Wo diese jedoch bewusst werden, vermag der Mensch in die Starrheit der durch automatisierte Reglerfunktionen vorgegebenen Programme optimierend einzugreifen. Gegenüber den unbewussten automatisierten Funktionen nimmt das Bewusstsein des Menschen also einen übergeordneten Rang ein.

1.6.1 Selbstorganisation – die Chaosforschung

Die Chaosforschung befasst sich mit den Gesetzen nicht-linearer, akausaler Zusammenhänge. Die Entdeckung der Fraktale (B. Mandelbrot) machte es möglich, die mathematische Wirklichkeit phänomenologisch zu erfassen. Die abstrakten, nicht-linearen Werte und Formeln lassen sich mit Hilfe der Fraktalbilder zur Darstellung bringen. Das in jeder Ausschnittsvergrößerung des Mandelbrot-Fraktals beharrlich zutage tretende „Apfelmännchen" führt vor Augen, dass inmitten der faszinierenden, farbschillernden Vielfalt ein unwandelbares Grundmuster präsent ist und bleibt: Der sich immer neu generierenden „chaotischen" Vielfalt steht quasi als Gegenpol ein schlichtes Ordnungssymbol gegenüber.

Die Erkenntnisse über Selbstorganisation (Prigogine) und Selbstähnlichkeit ebenso wie die aus Physik und Kybernetik bekannt gewordenen Hologramme lassen sich auf das Phänomen der Somatotope und Mikrosysteme übertragen. Holografische Abbildungen des Ganzen enthalten in jedem Teil die Information des

Gesamtbilds – im Gegensatz zu einer fotografischen Wiedergabe. Je kleiner der zur Verfügung stehende Teil eines Gesamthologramms ist, desto unschärfer wird die daraus generierbare Abbildung. Durch den Verlust von Hologrammanteilen gehen also nicht Teile des Gesamtbildes verloren, lediglich die Abbildungsschärfe nimmt ab. Namhafte Physiker sehen in den Hologrammen Spiegelungen des Ganzen, bis hin zur Vorstellung eines „holografischen Universums", wie es Nobelpreisträger David Bohm beschreibt.

Die Annahme, dass viele Bioprozesse bis hinab zum Zellniveau kybernetischer Natur sind, wurde aktualisiert durch die Forschungen von F. A. Popp. In Fortführung der Untersuchungen von Gurvich gelang Popp der Nachweis, dass Zellen untereinander durch Aussendung von ultraschwachem Licht in Wechselwirkung stehen, quasi kommunizieren. Diese Photonenemission wurde als selektive Abstrahlung der Zellen erkannt, die jeweils spezifisch moduliert wird. Wahrscheinlich werden Bioprozesse durch Modulation der Wellenfelder gesteuert. Dies scheint insbesondere für die Strukturierung der DNS zu gelten. Die ausgesandten Signale können von gleichen Genabschnitten anderer Zellen absorbiert und zurückgesandt werden. Derartige Forschungsergebnisse führen vor Augen, welche Bedeutung kybernetische Informationsübermittlung und -verarbeitung im zellulären Geschehen haben mag.

2 Charakteristika der Mikrosysteme

Über die TCM steht eine umfangreiche Literatur zur Verfügung, während die Therapie über Mikrosysteme weit weniger erarbeitet und verbreitet ist. Deshalb wird in diesem Buch die Möglichkeit der Mikrosystemtherapie zuerst vorgestellt, dies auch im Hinblick auf deren zunehmende Durchsetzung.

2.1 Reaktives Auftreten – Auslöschphänomen

Die Punkte der Meridianakupunktur sind aufgrund ihres Zusammenschlusses in dem Energiekreislauf aller Meridiane ständig präsent und auffindbar. Im Unterschied hierzu treten die Punkte der Mikrosysteme jeweils reaktiv auf. Sie werden erst aktiviert und damit nachweisbar, wenn die jeweils korrelierende Funktion bzw. deren Organ gestört ist. Die Mikrosystempunkte treten nach einem „On/Off-Prinzip“ auf, denn nach Abklingen der zugrunde liegenden Organstörung sind sie wieder inaktiv, „gelöscht“. Simultan werden auch die mitreagierenden analogen Irritationspunkte der übrigen Mikrosysteme inaktiviert und „stumm“, ohne dass dort therapiert werden musste. Dieses Auslöschphänomen zeigt an, dass die an dem einen MAPS erfolgte Therapie einen übergreifenden Regulationsimpuls gesetzt hat.

2.2 Diagnostik – Palpation – Detektion

Für die Therapie und Diagnostik über Mikrosysteme ist es daher vorteilhaft, wenn der Therapeut nicht nur mit einem, sondern mit zwei oder mehreren MAPS vertraut ist. Dies ermöglicht eine vergleichende Testung, welches der Punktsysteme am stärksten signalisiert. Der Therapieerfolg ist nämlich dann am nachhaltigsten, wenn besonders aktive Punkte gewählt werden (Abb. 7).

Die Testung erfolgt vorzugsweise mittels Palpation oder besser Feindetektion mit einem Detektionsinstrument (elektrisches Gerät oder feine Kugelsonde). Dadurch lassen sich die aktiven Punkte aufspüren und dank ihrer veränderten Reagibilität von der Umgebung differenzieren.

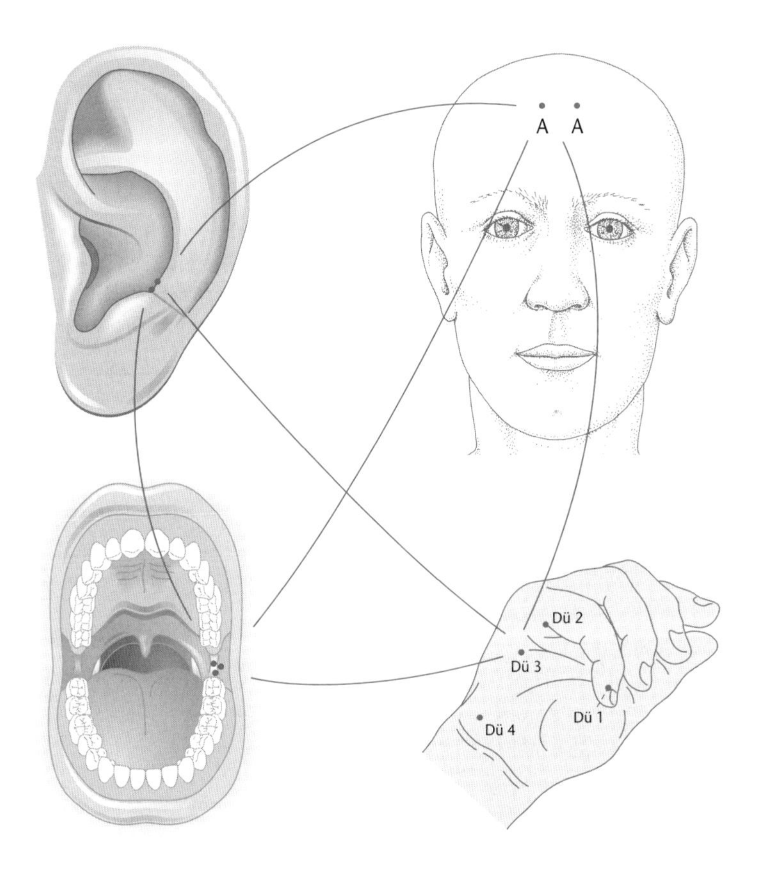

Abb. 7 *Analoge Punkte und Areale für die HWS an verschiedenen MAPS: Die Therapie beginnt vorzugsweise an den am deutlichsten reagierenden Punkten*

Die aktivierten Reaktionspunkte können als spezifische „Inputs" zu körpereigenen Regelsystemen interpretiert werden. Das Postulat von Head bestätigt sich hier: je deutlicher ein spezifischer Punkt – ein „Maximalpunkt" – sich meldet, desto effektiver eignet er sich als Therapieort. Als Regulationsimpuls eignet sich speziell der Nadelreiz – so exakt wie möglich auf den Punkt gebracht –, aber auch Druckmassage (Akupressur) oder Lasereinstrahlung. Die systemischen Vermaschungen führen zu Fernwirkungen, die weit über die Lokalantwort hinausgehen. Der Fernpunkt braucht nicht notwendig eine Solitärbeziehung zum Zielorgan bzw. dessen Funktion zu haben; er muss aber dem übergeordneten Regelsystem angeschlossen sein. Die vielfältigen Fernwirkungen führen die Vernetzung vor Augen, die die verschiedenen Funktionen des Organismus in Wechselwirkung verbindet.

Nicht selten findet der Therapeut an Mikrosystemen aktive Punkte, ohne dass über eine Beschwerdesymptomatik am korrelierenden Organ geklagt wird. Erst durch Befragen wird dem Patienten zum Beispiel ein lang zurückliegendes Trauma erinnerlich. Hier scheint die Funktion nicht ad integrum wiederhergestellt zu sein, so dass der Organismus bei subjektiver Beschwerdefreiheit immer noch aktive Kompensationsmechanismen aufrechterhält.

2.3 Rascher Wirkungseintritt

Die Wirkung der Mikrosystem-Akupunktur tritt im Allgemeinen rascher ein als die der traditionellen Körperakupunktur. Dies gilt vor allem für die Therapie von Störungen des Bewegungssystems. Doch ist es nicht selten erforderlich – speziell bei chronischen Erkrankungen –, die TCM einzubeziehen, um auch die tiefer liegenden, meist psychosomatischen Zusammenhänge anzusprechen und zu stabilisieren. Als Einstieg erweist sich jedoch die Therapie am Mikrosystem als sinnvoll, weil durch den rascheren Wirkungseintritt die Patienten motiviert werden, auch für weitere Therapiemaßnahmen.

2.4 Geometrische Punktanordnungen

Die Mikrosysteme weisen noch ein weiteres spezifisches Phänomen auf: geometrische Punktanordnungen, sei es als Fortpflanzung auf einem Strahl wie bei der Ohrgeometrie, sei es als Doppellokalisation an der Vorder- oder Rückseite (Ohrmuschel) bzw. Innen- oder Außenseite (Lippe) eines Gewebes. Horizontal-lineare Punktfortpflanzungen können auch in den Segmenten auftreten, und zwar als Belts in Höhe aktivierter Zustimmungspunkte der TCM. Die streng geradlinige Anordnung solcher Segmentpunkte spricht dafür, dass sie auf gleicher Frequenz agieren, also biophysikalisch zu erklären sind.

2.5 Autoregulative funktionelle Mechanismen

Die sich an den Mikrosystemen abspielenden Phänomene gewähren einen Einblick in die autoregulativen Mechanismen des Organismus.

Das Funktionelle bildet die Basis sowohl für das Verständnis der TCM als auch der modernen westlichen Mikrosysteme. Für Funktionen des Organismus gilt ein gegenseitiges Bedingen und Bewirken. Die Wechselwirkungen verschiedener Organe und Körperbereiche untereinander können, wie dargelegt, als systemische Vernetzung interpretiert werden.

Nach Erkenntnissen der Wissenschaftstheorie lassen sich Funktionen sowohl linear-kausal als auch non-linear, akausal erklären (Essler). Im Zusammenwirken mehrerer Faktoren dient ihre Wechselbeziehung dem Ziel des Ganzen. Die körpereigene Regulation ist auf Erhaltung bzw. Wiederherstellung der Homöostase angelegt, nach der Definition von L. v. Bertalanffy auf Äquifinalität. Eine regulative Therapie wie die Akupunktur oder Mikrosystem-Therapie ist in diesem Sinne eine Ordnungstherapie, wie Bachmann, der Begründer der Akupunktur in Deutschland, definierte.

2.6 Kybernetische Interpretation

In Begriffen der Kybernetik ausgedrückt, sind Mikro-Aku-Punkt-Systeme Homöostate (engl. homeostats). Sie bieten Informationsaustausch zwischen dem Inneren des menschlichen Organismus und dem Umfeld, um die innere Stabilität zu gewährleisten. Jede Funktionsstörung eines Organs wird nach Art eines Resonanzphänomens augenblicklich in allen Mikrosystemen reflektiert.

Ein Erklärungsansatz für das Phänomen der Mikrosysteme ist die Fraktaltheorie, die auf Benoit Mandelbrot und seine Arbeit auf dem Gebiet der nichtlinearen Gleichungen und komplexen Zahlen zurückgeht. Selbstähnlichkeit wurde als ein Grundprinzip der Selbstorganisation in der Natur erkannt. Im Sinne der Fraktalisation erzeugt der Körper zahlreiche Selbstspiegelungen, die sich an speziellen Arealen der Körperoberfläche manifestieren. Der biologische Zweck dieser vielfachen Selbstreproduktionen kann am ehesten informativ-kybernetisch im Sinne der Vielfach-Absicherung interpretiert werden. Information bzw. Informationsverstärkung vermag das Maß der ungeordneten Vielfalt zu verringern.

2.7 Zusammenfassung

In den Mikrosystemen als Selbstspiegelungen des Organismus finden wir keine Abbildungstreue im Sinne einer Holografie. Vielmehr bringt jedes Somatotop die ihm zur Verfügung stehenden Ausdrucksmöglichkeiten zur Geltung – sei es als eine Punktkartographie des Organismus wie auf der Ohrmuschel, sei es als räumlich verdichtete punktuelle Repräsentation ganzer Organverbundsysteme in der Mundhöhle.

Die Gesamtheit der Punkte eines Mikrosystems ergibt ein eigenes Funktionsbild auf einem umschriebenen Teilbereich des Organismus. Dieses kann

- eine komplette kartographisch-somatotopische Repräsentation der Vielfalt der Organe und Funktionen sein (z. B. Ohrakupunktur),
- die Gesamtheit der Meridiane bzw. Funktionskreise systemisch repräsentieren (z. B. Schädel-, Mundakupunktur),
- ein inkomplettes, in seiner Punktkartographie und seinen Indikationsschwerpunkten spezialisiertes System sein (z. B. chinesische Hand- und Schädelakupunktur).

- Jeder Punkt hat eine spezifische Korrelation zu einer bestimmten Organfunktion bzw. zu einem bestimmten Verbundsystem (Meridian, Funktionskreis).
- Die Punkte treten reaktiv auf im Sinne des On/Off-Prinzips und „melden" auf diese Weise jeweils eine spezielle Funktionsstörung.
- Die irritierten Punkte können sowohl diagnostisch als auch therapeutisch genutzt werden und eignen sich darüber hinaus zur Verlaufskontrolle.
- Das exakte Treffen der Mikrosystempunkte ist entscheidend für den Therapieerfolg. Der Effekt der MAPS-Therapie tritt meist rascher ein als bei der Körperakupunktur, speziell bei Erkrankungen des Bewegungssystems.
- Die einzelnen Mikrosysteme wie auch deren Punkte stehen untereinander in Wechselbeziehung.
- Der Irritationsgrad analoger Punkte an verschiedenen MAPS ist jedoch oft unterschiedlich. Dies erleichtert die Entscheidung über das therapeutische Procedere.
- Die verschiedenen MAPS sind derart untereinander vernetzt, dass die an einem Mikrosystem und seinen Punkten vorgenommene Therapie analoge Punkte anderer MAPS im Erfolgsfall auslöscht.
- Das Auslöschphänomen ist zugleich Hinweis darauf, dass das Zielorgan angesprochen hat und der Organismus für Regulationsmaßnahmen offen ist.
- Die Punkte an den Mikrosystemen können sich linear-geometrisch fortpflanzen und auch an Vorder- und Rückseiten bzw. Innen- und Außenseiten von MAPS-Arealen dupliziert auftreten.
- Als Erklärung für die vielfältigen Phänomene der MAPS kommen am ehesten systemische Zusammenhänge und informative Resonanzreaktionen in Frage.
- Die Wirkungsweisen und Kontraindikationen der Mikrosystem-Therapie sind die gleichen wie bei der Körperakupunktur. Für die Therapie von Lähmungen und neurologischen Ausfällen sowie als additive Akupunktur im Rahmen der Suchtbehandlung ist die MAPS-Therapie eindeutig überlegen.

3 Die Mikrosysteme im Einzelnen

3.1 Mikrosystem Ohr

Das Phänomen eines somatotopischen Mikrosystems lässt sich am besten an der Ohrmuschel studieren.

In der klassischen chinesischen Akupunktur waren bereits einzelne Ohrpunkte bekannt und genutzt, ohne dass eine Systematik daraus entwickelt worden wäre. Die Entdeckung und Aufschlüsselung der Ohrsomatotopie ist das Verdienst des Lyoner Arztes P. Nogier, des Begründers der westlichen Aurikulotherapie.

Nogier erhielt den ersten Anstoß für seine Entdeckung durch Ohrnarben im Gebiet der oberen Anthelix bei Patienten, deren Ischialgie Jahre zuvor durch Ohrkauterisation in Indochina behandelt worden war. Heute weiß man, dass bereits im 17. und 18. Jahrhundert solche gezielten Ohrpunktstimulationen auch in Europa angewendet wurden, in Persien und Ägypten wahrscheinlich schon vor 2000–3000 Jahren.

Bei genauer Inspektion – eventuell mit einer Lupe – fallen bei manchen Patienten punktförmige bzw. umschriebene Hautveränderungen in der Ohrmuschel auf. Dies sind zum Beispiel Schuppungen, Rötungen, Fleckungen oder feine Erhebungen. Solche Erscheinungen können Ausdruck schon lange bestehender Punktirritationen sein.

3.1.1 Orientierung auf der Ohrmuschel

Die Punktsuche bei der Aurikulotherapie und -diagnostik erfordert einige Übung in der Orientierung wegen der äußerst individuellen Ausformung der Ohrmuschel. So variiert sogar das Verhältnis von Größe und Form der einzelnen Ohrmuschelbereiche untereinander erheblich, was die Ortung der Punkte erschwert. Zur topographischen Orientierung ist daher der jeweilige Ohrmuschelbereich in sich zu betrachten, sei es die Concha, die Fossa triangularis etc.

Das Bild des Homunculus in der Ohrmuschel gleicht in gewisser Weise einem auf dem Kopf stehenden Embryo. Demnach sind die Kopforgane kaudal und die Extremitäten kranial repräsentiert (Abb. 8a).

3.1.2 Die Repräsentations- und Innervationszonen der Ohrmuschel

Es scheint für die Ohrsomatotopie nicht unwesentlich, dass die Ohrmuschel von drei verschiedenen Nerven innerviert ist (Abb. 8b):

- Die Concha wird vom Ramus auricularis des N. vagus innerviert.
- Der Großteil des Ohrs wird von einem Teil des 3. Trigeminusastes versorgt.
- Das Ohrläppchen samt einem Teil des Helixrands wird vom N. auricularis magnus aus dem Plexus cervicalis versorgt.

Wenngleich gewisse Mehrfachprojektionen auf der Ohrmuschel vorkommen und weitere Nerven beteiligt sind, so ist dennoch die von Nogier getroffene Unterscheidung in entodermale, mesodermale und ektodermale Repräsentationsbereiche aufschlussreich, decken sich diese doch weitgehend mit den drei Hauptinnervationsbereichen:

in der vagusinnervierten Concha	entodermale Organe
im trigeminusinnervierten Teil	mesodermale Organe
in dem vom Plexus cervicalis versorgten Bereich	ektodermale Organe

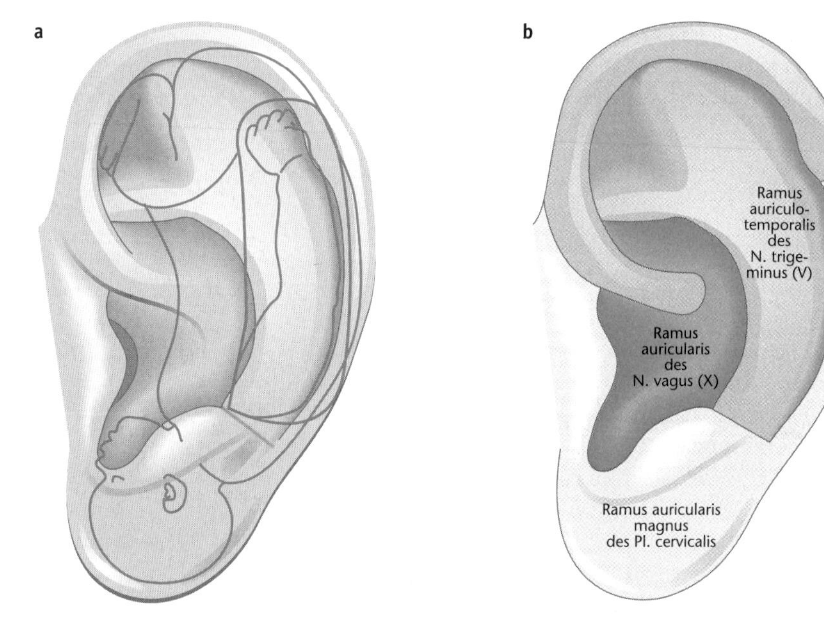

Abb. 8 *Schematische Darstellung der Ohrmuschel: a) Symbolbild des „Embryo“ in der Aurikel b) die drei Innervationszonen*

Jede dieser drei Projektions- bzw. Innervationszonen betrifft nach Nogier einen bestimmten Lebensbereich:

entodermale Zone	stoffwechselnder Bereich – innere Organe
mesodermale Zone	motorischer Bereich – Bewegungssystem
ektodermale Zone	Projektion von Kopf und zentralem Nervensystem als übergeordnete Steuerung

Für jede der drei Zonen fand Nogier Schlüsselpunkte, die er als Omega-Punkte bezeichnete:

stoffwechselnder Bereich – innere Organe	Omega-1-Punkt
motorischer Bereich – Bewegungssystem	Omega-2-Punkt
zentrale Steuerung	Omega-Hauptpunkt

Repräsentation der inneren Organe – entodermale Zone

- in der Concha superior der Verdauungs- und Urogenitaltrakt
- in der Concha inferior der Respirationstrakt

Nogier ging von einer punktuellen Organprojektion aus und benannte die Punkte nach den jeweiligen Organen. Demgegenüber setzte die chinesische Ohrakupunkturschule Areale fest, die durch Ziffern definiert wurden (Abb. 9). Die von Nogier

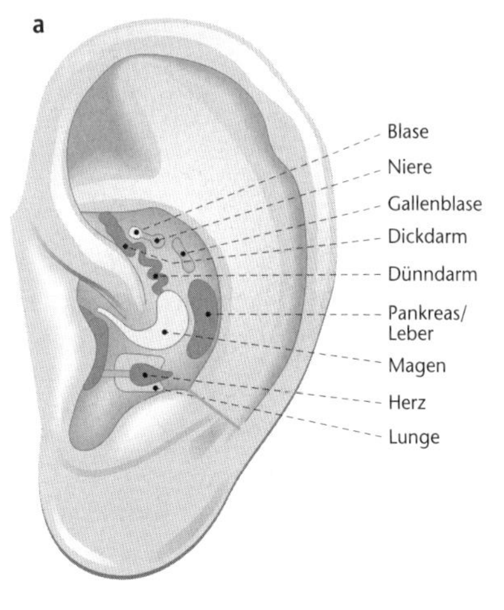

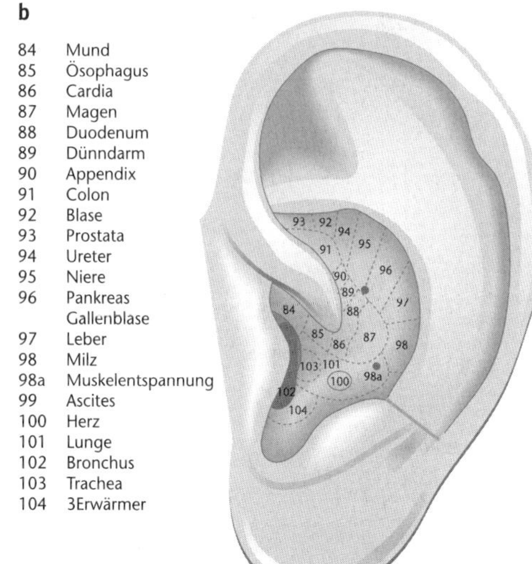

Abb. 9 *Repräsentation der inneren Organe in der Concha: a) Organrepräsentation schematisiert nach Nogier b) Arealrepräsentationen nach der chinesischen Schule*

entdeckte Ohrsomatotopie wurde nämlich von chinesischen Ärzten weiter entwickelt und ergänzt. In der chinesischen Sicht sind Zusammenhänge mit den Meridianen auch therapeutisch von Bedeutung, so dass z. B. bei der Sinusitistherapie nicht nur Nasenpunkte, sondern auch Dickdarmpunkte am Ohr einbezogen werden.

Nogier fand weiterhin außer den Organpunkten Punkte für die autonome Innervation des jeweiligen Organs, was für den therapeutischen Effekt oft von Bedeutung ist.

Der französischen Schule ist – entsprechend der analytischen Sicht des westlichen Forschers – vor allem die exakte Punktlokalisation sowie das somatotopische Bild zu verdanken. Ergänzt wurden die Erkenntnisse der Franzosen und Chinesen durch eine russische Schule der Ohrakupunktur, die sich speziell mit der Projektion von Bereichen des ZNS eingebracht hat.

Selbst wenn sich die Erkenntnisse der einzelnen Schulen nicht überall decken, so brachte jede von ihnen doch wichtige Ergänzungen ein.

Repräsentation des Bewegungssystems – mesodermale Zone

Der Bogen der Anthelix trägt punktuell das Abbild der gesamten Wirbelsäule (Abb. 10a). Die Halswirbelsäule stellt sich im kaudalen Bereich dar, beginnend mit dem Atlas an der Einziehung zwischen Antitragus und Anthelix. Der Anthelixgrat ist in seinem kaudalen, mittleren und kranialen Bereich unterschiedlich ausgeformt, die Projektionszonen von Hals-, Brust- und Lendenwirbelsäule voneinander abgrenzend. Der vorspringende Grat der Anthelix ist Projektionsort der knöchernen Wirbelkörper; lateral davon – zur Helix hin – sind die zugehörigen

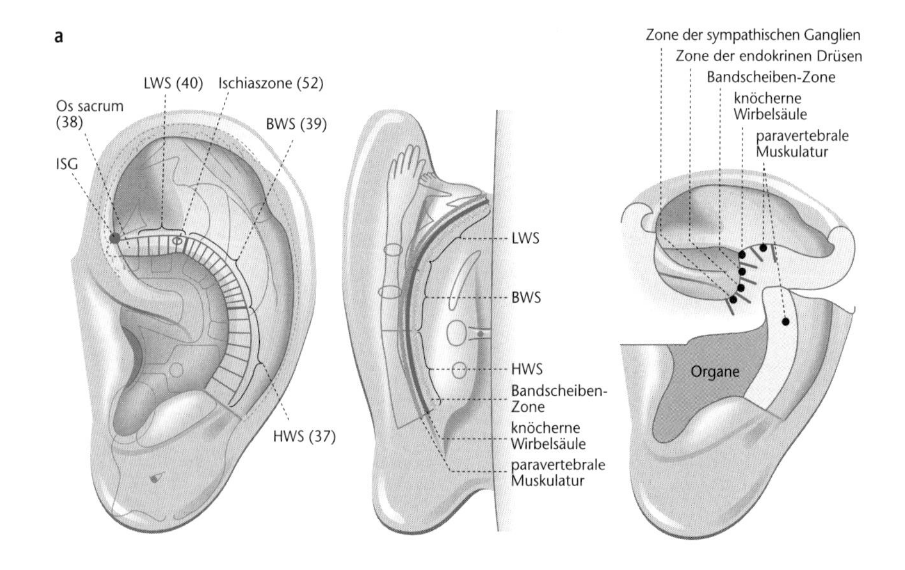

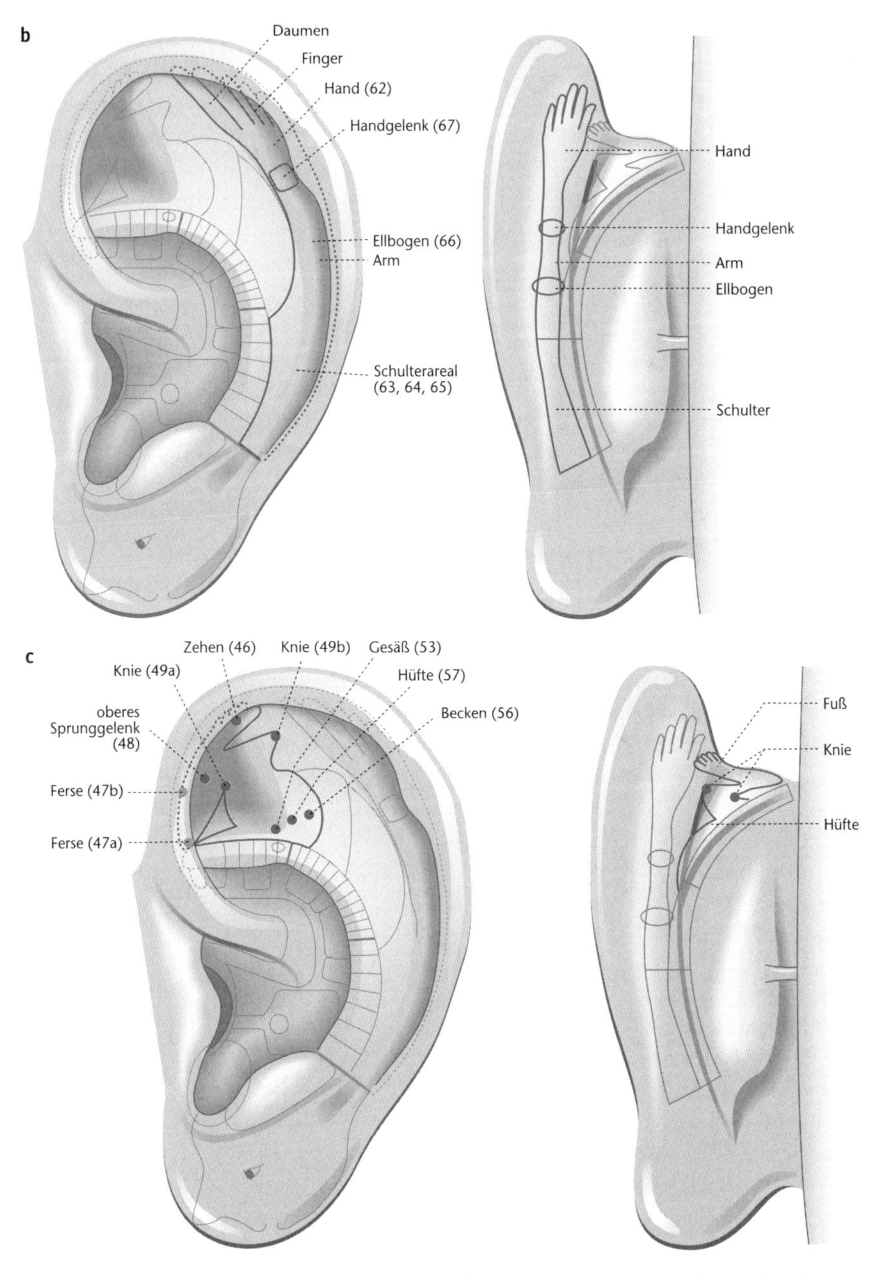

Abb. 10 *Repräsentation des Bewegungssystems auf der Ohrvorder- und -rückseite: a) Wirbelsäule sowie Querschnitt zur Darstellung der Lokalisation der einzelnen Segmentbereiche b) Obere Extremität c) Untere Extremität*

Muskeln und Sehnen repräsentiert; und medial vom Anthelixgrat – also zur Concha hin – die Bandscheiben, endokrine Drüsen und am dichtesten hin zur Concha der Sympathikus-Grenzstrang mit seinen Ganglien (s. auch Abb. 11a).

Die Therapie funktionaler und schmerzhafter Störungen des Bewegungssystems von der Anthelix aus ist – schon wegen der oft sofortigen Wirkung – eindrucksvoll.

So bewährt sich die Therapie von Lumbalgien und Ischialgien nach wie vor von der gleichen Anthelixzone aus, an der Nogier 1950 seine erste Entdeckung machte.

Auch wenn Ohrpunkte bekanntlich nur dann auftreten und nachweisbar sind, wenn das mit ihnen korrelierende Organ eine Funktionsstörung aufweist, können sich doch oft Irritationspunkte finden lassen in Arealen, an deren Korrespondenzorgan keine aktuellen Beschwerden ersichtlich sind. Dies ist meist Ausdruck einer nicht voll restaurierten Funktion, z.B. nach früherem Trauma des betreffenden Organs.

Auf der Scapha – zwischen Anthelix und Helix – ist die obere Extremität repräsentiert: Schulter, Ellbogen, Arm und Hand in einer von unten nach oben verlaufenden Linie. Die untere Extremität ist im Bereich der Fossa triangularis repräsentiert. Im kranialen Projektionsgebiet des Bewegungssystems fällt das überdimensionierte Abbild von Finger und Zehen auf (Abb. 10b, c).

Repräsentation des Zentralnervensystems– ektodermale Zone

Die ektodermale Zone birgt die Projektion zentraler Organe wie des Nervensystems, des Hirnstamms und des Rückenmarks. So findet sich zum Beispiel auf der Innenseite des Antitragus ein Repräsentationspunkt des Thalamus, der sich in der Schmerztherapie besonders bewährt hat. Spezielle Punkte für den Grenzstrang, den Sympathikus und die Plexuspunkte finden sich im Grenzbereich zwischen Concha und Anthelix, jedoch noch auf der Helixmauer gelegen (Segmentetagenbezogen, Abb. 11a, b).

Hormonell wirksame Punkte

Im untersten Bereich der Concha, der Incisura intertragica bzw. an deren Außenrand, finden sich Punkte mit hormoneller Wirkung (Abb. 12). Diese Punkte liegen relativ dicht beieinander, so dass die genaue Punktlokalisation geläufig sein muss, zumal die Indikationen der Punkte sehr unterschiedlich sind.

Interessanterweise findet sich im untersten Concha-Bereich auch ein Projektionspunkt des Dreierwärmer-Meridians, eines der 12 Hauptmeridiane der chinesischen Akupunktur, der nach Erkenntnissen der Elektroakupunktur eine Beziehung zum endokrinen System hat.

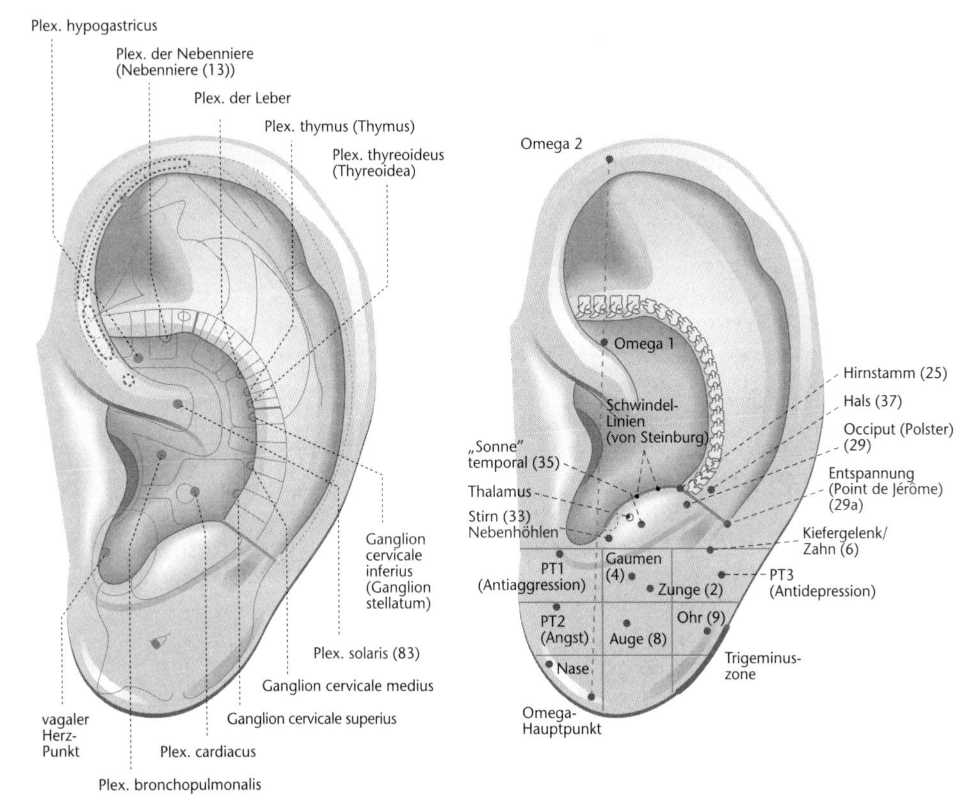

Abb. 11 *Repräsentation des ZNS auf der Ohrmuschel: a) Plexus und sympathischer Grenzstrang b) Kopf- und Sinnesorgane im Antitragus–Lobulusbereich sowie Schwindelzone nach von Steinburg (verdeckte Punkte als Kreise dargestellt)*

In der Schwangerschaft sind hormonell wirksame Ohrpunkte unbedingt kontraindiziert!

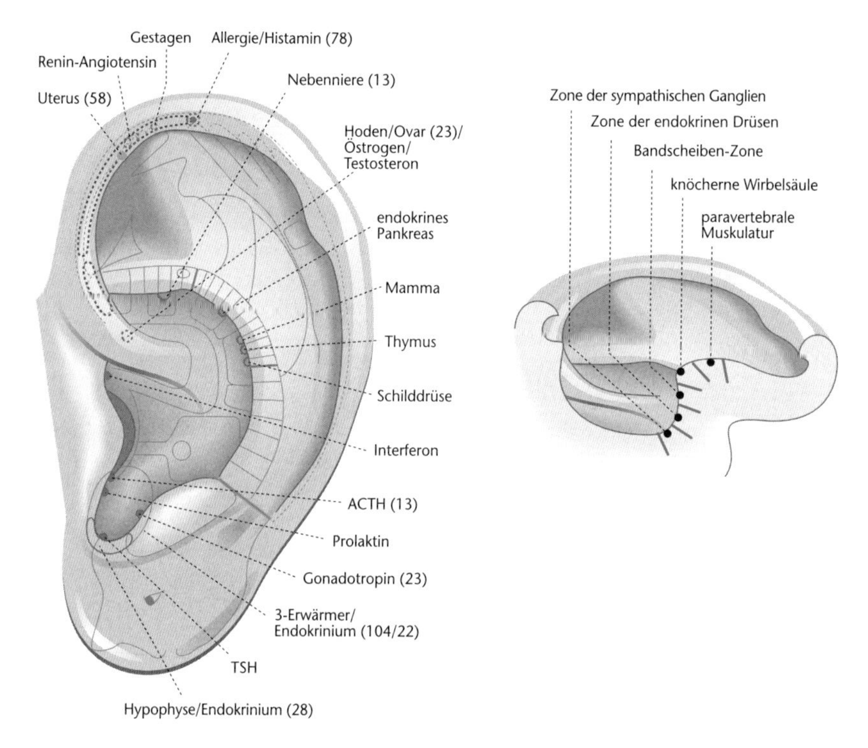

Abb. 12 *Endokrine Steuerungspunkte am Ohr*

Punkte mit spezieller Wirkrichtung

Über die organbezogenen Punkte hinaus weist die Ohrsomatotopie eine Reihe von Punkten mit spezieller Wirkrichtung auf, zum Beispiel Punkte mit schmerzlindernder, abwehrstärkender, abschwellender, medikamentenanaloger und sogar psychotroper Wirkung.

Auch für die Therapie der Allergie und der Immunstörungen haben sich bestimmte Punkte bzw. Punktkombinationen bewährt. Manche dieser Kombinationen sind linear aufgereiht und lassen sich zu einer „Achse“ verbinden.

Eine weitere, sehr bewährte Indikation der Ohrakupunktur sind Schwindelzustände, speziell der zentrale Schwindel (zuerst jedoch schulmedizinische Abklärung!). Als effektiv haben sich Punkte an der Antitragusoberkante sowie in der postantitragalen Furche erwiesen (von-Steinburg-Schwindellinien, Abb. 11b).

Eindrucksvoll ist der Effekt der Ohrakupunktur in der Suchttherapie. Dies gilt nicht nur für die Nikotinentwöhnung, sondern auch für die additive Ohrakupunktur im Drogenentzug. Hierüber besteht eine 30-jährige Erfahrung, dokumentiert durch eine internationale Organisation (NADA), die heute in vielen Ländern mit einem identischen Programm die Suchttherapie mit Akupunktur begleitet. Es sind jeweils die gleichen fünf Punkte an beiden Ohren, die täglich neu gestochen werden müssen: Niere, Leber, Lunge, Shen Men (55), Veget. I (51).

Retropunkte

Für viele Punkte der Ohrmuschelvorderseite finden sich an analoger „Durchstich"-Stelle der Ohrrückseite Punkte mit gleichlautender Indikation. Dies gilt insbesondere für Punkte des Bewegungssystems, deren Retropunkte sich durch eine verstärkte Wirkung auf die Motorik auszeichnen (Abb. 10).

3.1.3 Spezifische Merkmale der Ohrsomatotopie

Die moderne Aurikulotherapie wurde durch Nogier und seine Schüler immer mehr spezialisiert, zum Beispiel durch den Einsatz von Farbfiltern, Magnetfeldern und Frequenzmodulationen. Im Vordergrund steht ein Pulstest, der aurikulo-cardiale Reflex (RAC), auch vaso-autonomes Signal (VAS) oder Nogier-Reflex genannt, dessen Kenntnis für die Anwendung der Aurikulotherapie gefordert wird.

Die Bedeutung der Lateralität in der Aurikulotherapie

Für die Ohrreflexologie ist die Lateralität, das heißt das individuelle Merkmal der Rechts- bzw. Linkshändigkeit, von Bedeutung. Bei den meisten Menschen der westlichen Zivilisation ist die Irritation der Reaktionspunkte am rechten und linken Ohr unterschiedlich stark ausgeprägt. Entsprechend wird von einem dominanten Ohr ausgegangen und die Behandlung nur von einem Ohr aus notwendig.

Wenngleich in der Aurikulotherapie in der Mehrzahl der Fälle die Behandlung von einer Ohrmuschel aus für den Erfolg genügt, sollte doch in allen Fällen unklarer Lateralität beidseitig behandelt werden.

Das Phänomen der Ohrgeometrie

Ein weiteres Charakteristikum der Ohrsomatotopie ist das Phänomen der Ohrgeometrie: das Auftreten von Irritationspunkten, die genau auf einer Linie liegen. Ausgangspunkt eines solchen „Ohrstrahls" ist jeweils der Nullpunkt, der in einer feinen Furche der aufsteigenden Helixwurzel gelegen ist. Verbindet man einen auffälligen Reaktionspunkt mit dem Nullpunkt durch eine gedachte Gerade in Richtung Anthelix, so lassen sich auf ihr oftmals weitere irritierte Punkte nachweisen. Alle diese auffälligen Punkte haben dann eine Korrespondenz zu Teilbereichen desjenigen Segments, auf dessen Repräsentationsstelle der Strahl an der Anthelix trifft.

Der Nullpunkt repräsentiert kein Organ und wird gern als „Mitte" der Ohrsomatotopie gedeutet. Er ist – infolge seiner starken Reagibilität – ein diagnostischer und therapeutischer Schlüsselpunkt. Er wirkt spasmolytisch und stellt den Anfangspunkt eines mit dem Plexus solaris korrespondierenden Areals dar. Seine Stimulation kann – je nach Reizart und Reizstärke – die Ansprechbarkeit der Reaktionspunkte am Ohr sowohl anregen als auch schwächen.

Periaurikuläre Akupunktur

Der norwegische Arzt G. Bentze konnte in Fortführung der Beobachtungen von Nogier eine Ausbreitung der linear-geometrischen Punktketten auch über die Ohrmuschel hinaus nachweisen (Abb. 13). Überhaupt zeigen die rings um das Ohr angeordneten Punkte oft eine Verstärkungswirkung bei der Ohrpunkttherapie, ähnlich den Retropunkten. Nach Bentze können sich Ketten irritierter Punkte sowohl über den Schädel als auch über das Gesicht bilden. Je länger eine Funktionsstörung anhält, desto deutlichere und längere Punktfortpflanzungen können auftreten.

Das Phänomen von sich streng linear aufreihenden Reaktionspunkten berechtigt zu der Annahme, dass gewisse Somatotopiephänomene als Schwingungs- und Resonanzerscheinungen – im Sinne einer biophysikalischen Reaktion – aufzufassen sind.

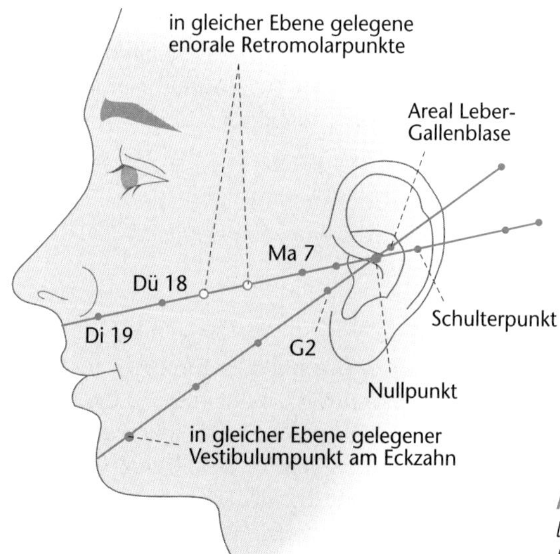

Abb. 13 *Beispiel einer periaurikulären Punktausbreitung in linearer Fortsetzung (Ohrgeometrie)*

3.2 Reflexzonen am Schädel: Chinesische Schädelakupunktur

In China ist eine spezielle Form der Schädelakupunktur tradiert und häufig eingesetzt, die sich besonders bei neurologischen Erkrankungen bewährt hat. Von bestimmten Punktlinien und Zonen der Schädeloberfläche aus kann gezielt auf motorische und sensorische Ausfälle sowie auf Parkinsonsymptome Einfluss genommen werden.

Die Reaktionspunkte treten jeweils kontralateral zur Lähmung auf, entsprechend der bekannten Kreuzung der Pyramidenbahnen. Aber auch von homolateral gelegenen Reaktionspunkten aus, deren Wirksamkeit über die vegetativen Bahnen erklärt wird, können zusätzliche therapeutische Impulse gesetzt werden.

3.2.1 Vier parallele Behandlungslinien

Am vorderen Schädel verlaufen vier parallele Behandlungslinien von der Medianen ausgehend in Richtung Schläfe: die Sensibilitäts-, die Motorik-, die Antitremor- und die vasoaktive Linie (Abb. 14a). Spezielle Therapieareale im Okziputbereich beidseits sind Sprachzone, Gleichgewichts- und Schwindelzonen (supra- und retroaurikukär) sowie eine Sehzone unweit von Punkt Gb 20 (Abb. 14b,c).

Die Anordnung der Behandlungsareale und der auf ihnen gelegenen Punkte weist eine Beziehung zum „Homunculus“ der Großhirnrinde auf. Ein solches Reflexsystem mit Bezug zum Homunculus der Hirnrindenfelder mag auch für den mit Akupunktur nicht vertrauten Arzt nachvollziehbar sein. Als Indikation gelten motorische und zerebrale Störungen, vor allem Paresen, Paraplegien, Hemiplegien, sensorische Störungen und Ausfälle nach Apoplex, zerebrale Durchblutungsstörungen wie auch zerebraler Schwindel, Koordinations-, Seh- und Sprachstörungen.

3.2.2 Orientierung, praktische Hinweise

Die Projektionslinien sollten vor der Behandlung möglichst exakt lokalisiert werden. Zur Orientierung geht man von der Motorik-Linie aus. Sie stellt die streng lineare Verbindung dar zwischen einem Punkt auf der Schädelhöhe (1 Querfinger dorsal von LG 20), und einem Punkt im Schläfengebiet (1 Querfinger vor dem Tragus). Die Sensorik- und die Parkinson-Linie verlaufen jeweils in einem Abstand von 1,5 cm okzipital bzw. frontal der Motorik-Linie.

Bei Palpation lassen sich im Verlauf einer der genannten Linien nicht selten kleine muldenförmige Areale finden, die drucksensibel reagieren. Auf der durch zwei

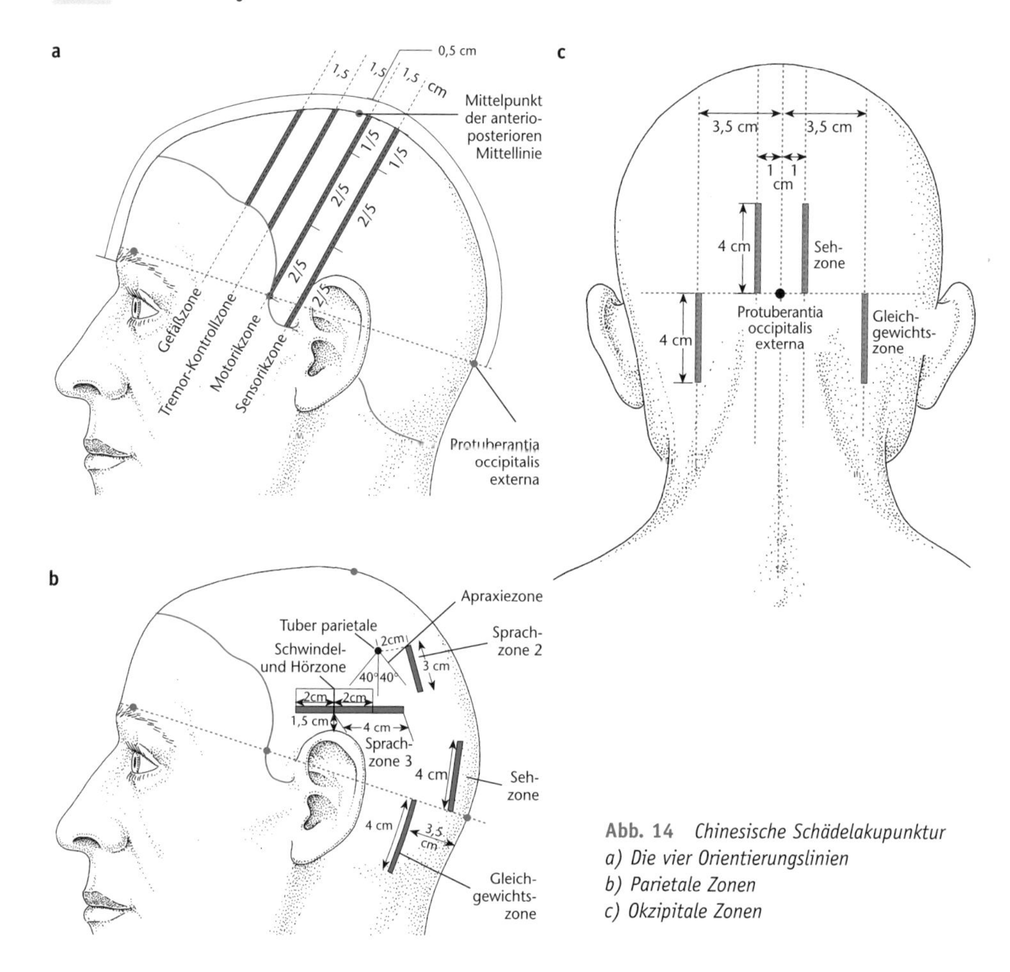

Abb. 14 *Chinesische Schädelakupunktur*
a) Die vier Orientierungslinien
b) Parietale Zonen
c) Okzipitale Zonen

solche Irritationspunkte definierten Geraden finden sich dann meist weitere Punkte. Bei exakter Feindetektion lassen sich zuweilen auch solche Linien ermitteln, die nicht den vorgegebenen chinesischen Orientierungen entsprechen, aber doch für die Behandlung vorteilhaft sind.

Die Stimulation zerebraler Funktionen gelingt dann am besten, wenn die Punkte bis zum Schädelperiost gereizt werden. Aber auch mittels Laser-Einstrahlung entlang der Linien können Wirkungen erzielt werden.

Als Kontraindikation zu beachten sind Schädeldefekte, zum Beispiel Anomalien oder Dehiszenzen, aber auch Deformitäten.

3.3 Schädelakupunktur nach Yamamoto (YNSA)

3.3.1 Wechselwirkung mit den Bauchdeckenzonen

In den siebziger Jahren entwickelte der japanische Arzt Toshikatsu Yamamoto eine neue Form der Schädelakupunktur, die YNSA (Yamamoto New Skull Acupuncture). Er hatte auf dem Schädel eine Reihe von Punktsystemen differenzieren können mit jeweils zwölf Korrespondenzpunkten für das Meridiansystem. Yamamoto war von der japanischen Bauchdeckendiagnostik ausgegangen, bei der zwölf topographisch definierte Indurationsareale am Abdomen mit bekannter Korrelation zu den zwölf Meridianen getestet werden (Abb. 15). Durch Therapie an den neu gefundenen Schädelpunkten ließen sich jeweils bestimmte Bauchdeckenzonen sofort entspannen bis zur völligen Auflösung ihrer Induration. Der simultane therapeutische Effekt bezog sich jeweils auf denjenigen Meridian, der durch die Topographie des Bauchdeckenpunktes vorgegeben war. Auf diese Weise wurde Yamamoto auf die Spur der somatotopischen Felder im Schädelbereich geführt.

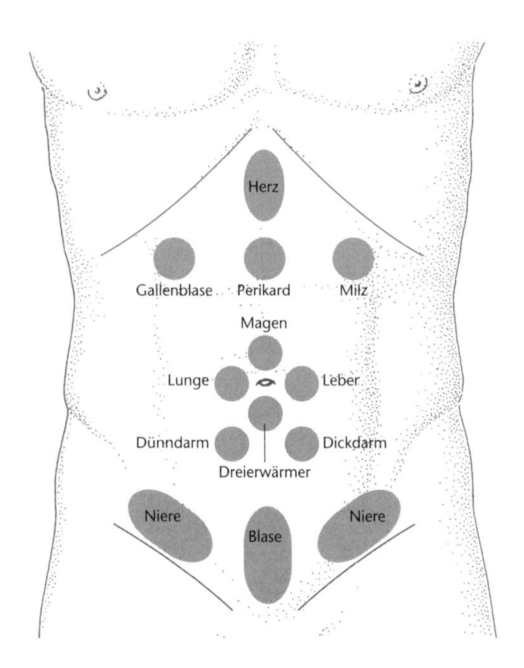

Abb. 15 *Die Bauchdeckenzonen als Repräsentation innerer Organe für die japanische Bauchdeckendiagnostik*

3.3.2 Die Punkte

Ypsilon-Punkte

Die meridianbezogenen MAPS am Schädel tragen die Bezeichnung **Ypsilon-Punkte** (Abb. 16). Nach der zuerst entschlüsselten Schläfen-Somatotopie im Gebiet des M. temporalis fand Yamamoto ein spiegelbildliches Ypsilon-Feld okzipital mit gleichlautenden Korrespondenzen. Auch am Hals, im Gebiet des M. sternocleidomastoideus sowie am vorderen Halsdreieck, entdeckte Yamamoto ein weiteres 12-Punkte-Meridian-Somatotop. Letzteres nutzt er zur Diagnostik, wodurch sich die aufwändige Bauckdeckenpalpation erübrigt.

Das meridianbezogene Ypsilon-Mikrosystem an der Schläfe ist das meistgenutzte. Yamamoto ordnet dieses dem Yin zu, sein okzipitales Spiegelbild dem Yang. Schließlich fand Yamamoto heraus, dass die Spiegelbildung zwischen temporalem und okzipitalem Mikrosystem sich nochmals – wiederum spiegelbildlich – zum Scheitel hin wiederholt. Somit ergibt sich auf jeder Schädelseite eine vierfache Repräsentation des Meridiansystems (s. Abb. 42–45), was an die ähnliche Vierfachprojektion in der Mundhöhle erinnert.

a

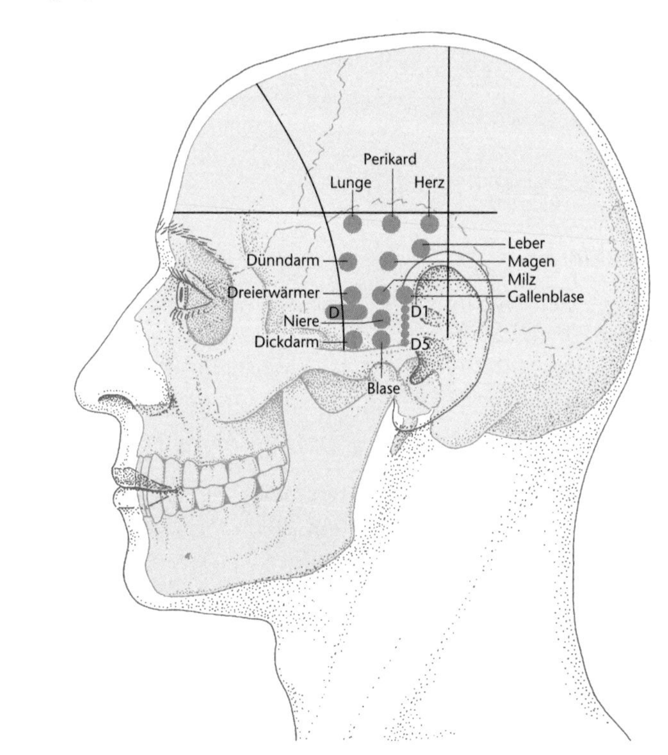

b

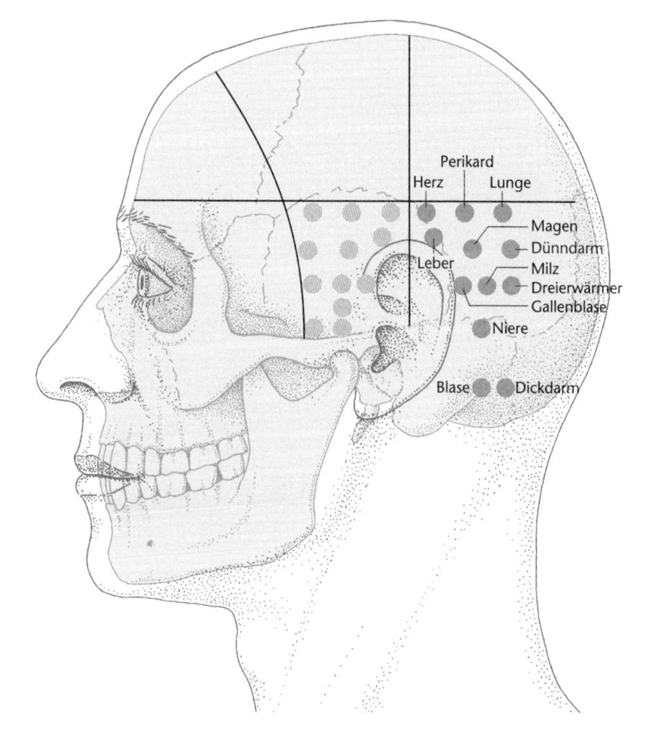

Abb. 16 *Ypsilon-Punkte a) Temporalzone b) Okzipitalzone*

Basis-Punkte

Ein weiteres vorzügliches Therapiegebiet fand Yamamoto an der Grenze zum Gesichtsschädel, speziell an der Stirn-Haargrenze. Er wählte hierfür die Bezeichnung **Basis-Zone** bzw. **Basis-Punkte.** Es handelt sich um ein eigenes Mikrosystem, das im Unterschied zu den Ypsilon-Systemen organbezogen ist, d. h. einzelne Organfunktionen speziell des Bewegungssystems somatotopisch zur Darstellung bringt. Yamamoto unterscheidet Basis-Zonen A bis I, ferner spezielle Punkte für alle Sinnesfunktionen sowie „Brain-Points" (Abb. 17a-d). Auch zu den Basis-Punkten finden sich Spiegelungen in gleicher Anordnung am Okziput.

Therapeutisch besonders relevant sind die an der frontalen Haargrenze lokalisierten Basis-Zonen A, B und C für die Behandlung von Kopf, HWS, Nacken, Schulter, Ellbogen, Hand. Die Zone A, beidseits 1 Querfinger von der Medianen entfernt, repräsentiert die Halswirbelsäule, wobei C1 kranial und C7 kaudal innerhalb der Zone angesiedelt sind. Unterhalb (nasenwärts) der A-Zone finden sich beidseits Punkte für die Sinnesfunktionen von Augen, Nase und Mund; oberhalb

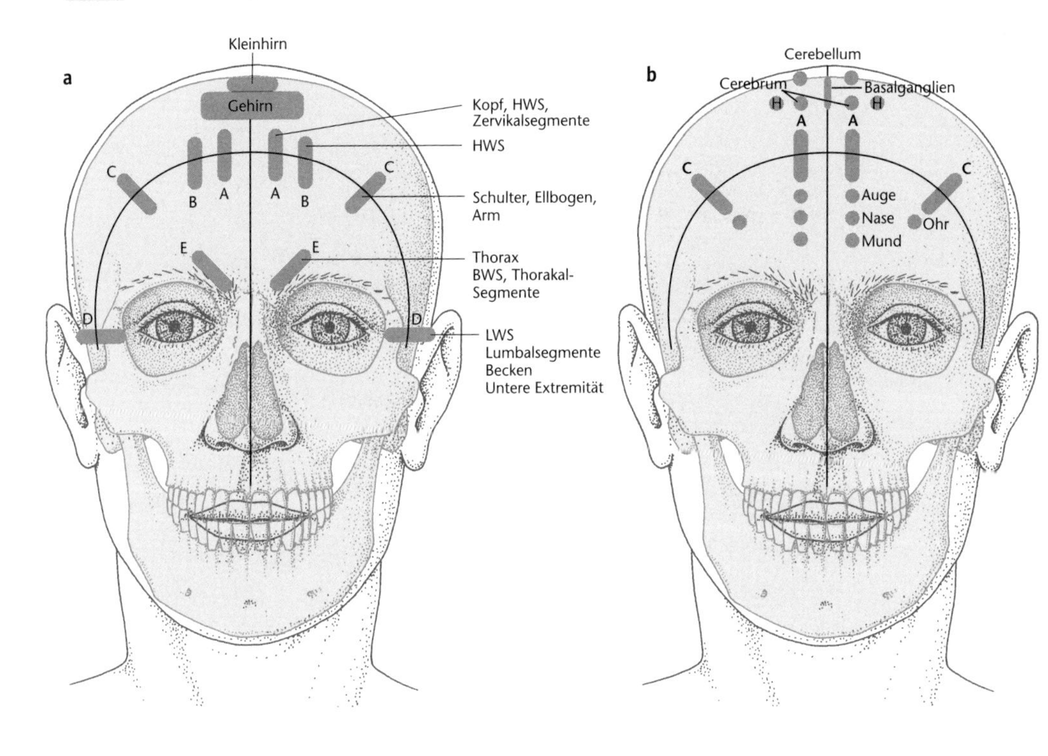

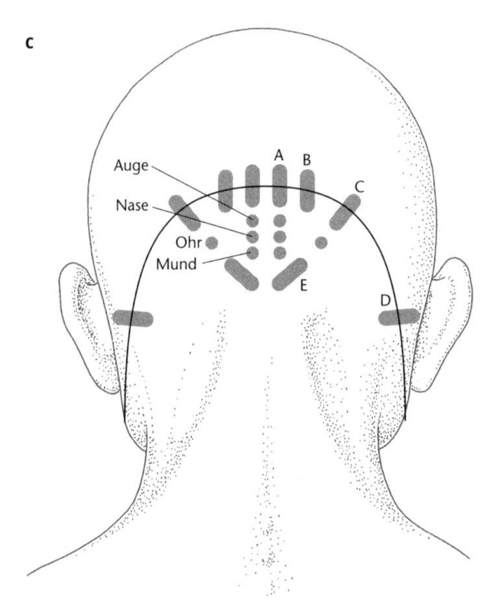

Abb. 17 *Basis-Punkte*
a) Zonen an der Kopf-Haar-Grenze und im Bereich der Schläfe und Stirn (A, B, C, D, E)
b) Repräsentation der Sinnesorgane auf der Stirn sowie Brainpoints
c) Spiegelbildliche Okzipitalrepräsentation der Basispunkte
d) Seitenansicht der Basispunkte

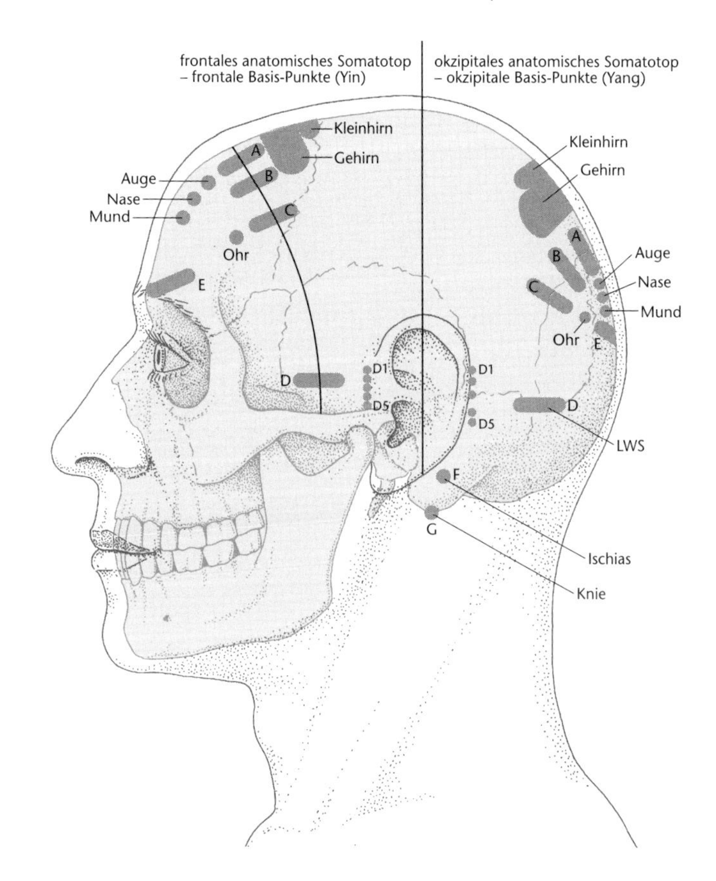

der A-Zone die Cerebrum- und Cerebellum-Punkte („Brain Points"), zwischen diesen beiden gibt es ein Projektionsareal für die Basalganglien.

Direkt über den Basis-Zonen B und C – letztere für Schulter, Ellbogen, Arm – gibt Yamamoto zusätzliche Punkte H und I für die LWS an, speziell zur Therapie der Ischialgie.

Weitere Punkte für den Bewegungsapparat sind die Punkte D an der Schläfenhaargrenze für die Lendenwirbelsäule, E oberhalb der Augenbrauen für die Brustwirbelsäule, F dorsal am Mastoid für Ischias, sowie Zone G um die untere Umgrenzung des Mastoids für das Knie. Fünf unmittelbar vor dem fazialen Ansatz der Ohrmuschel aufgereihte Punkte repräsentieren die LWS-Bereiche für die Segmente L1–L5 (Punkte D1–D5). Therapeutisch sind außer den Basis-Punkten im Stirnbereich auch die jeweiligen spiegelbildlichen Okzipitalpunkte zu bedenken.

3.3.3 Indikationen, praktische Hinweise

Yamamoto setzt seine Schädelakupunktur seit nunmehr dreißig Jahren bei jeder Art von Akupunktur-Indikationen, mit besonderem Erfolg aber bei den verschiedenen Formen von Lähmungen, motorischen und sensorischen Ausfällen ein. Nach seinen Erfahrungen verlangt die Ansprechbarkeit bei neurologischen Ausfällen die möglichst täglich wiederholte Behandlung. Bei Nadelung am Schädel kommt es meist zu einem Periostreiz, was für die Wirkung der Schädelakupunktur bei derartigen Indikationen nicht ohne Bedeutung sein dürfte.

Yamamoto lokalisiert die Punkte palpativ und sticht die Nadel tangential auf den mittels Fingerkuppe markierten Punkt.

Kontraindikationen beziehen sich auch hier auf Anomalien, Dehiszenzen, Traumen und deren Folgen am Schädel.

3.4 Das System terminaler Messpunkte – Elektroakupunktur

Die an den beiden Nagelfalzwinkeln von Fingern und Zehen gelegenen Punkte eignen sich in besonderer Weise für apparative Diagnoseverfahren. Ihre übereinstimmende Lokalisation an sämtlichen Phalangen macht eine vergleichende, systematische Beurteilung möglich (Abb. 18). Die Spezifität dieser sog. Terminal- oder Eckpunkte liegt darin, dass beidseits je zwölf von ihnen teils Anfangs-, teils Endpunkte eines Hauptmeridians der Körperakupunktur sind und somit eine besondere Wechselbeziehung zum jeweils namengebenden Organ des betreffenden Meridians aufweisen.

3.4.1 Vergleichende Testung der Wärmetoleranz

Eine diagnostische Aussage lässt sich zum Beispiel durch vergleichende Testung der Wärmetoleranz der Terminalpunkte gewinnen. Diese Testmethode geht auf den japanischen Arzt Akabane zurück, der die Punkte auf ihre Toleranz gegenüber einer Moxa-Wärmereizung untersuchte. Eine deutlich veränderte Thermo-Reaktion eines Terminalpunkts wertete Akabane als Ausdruck einer gestörten Energetik der mit dem Punkt korrelierenden Organe. Für diese Methode stehen heute technische Messgeräte zur Verfügung.

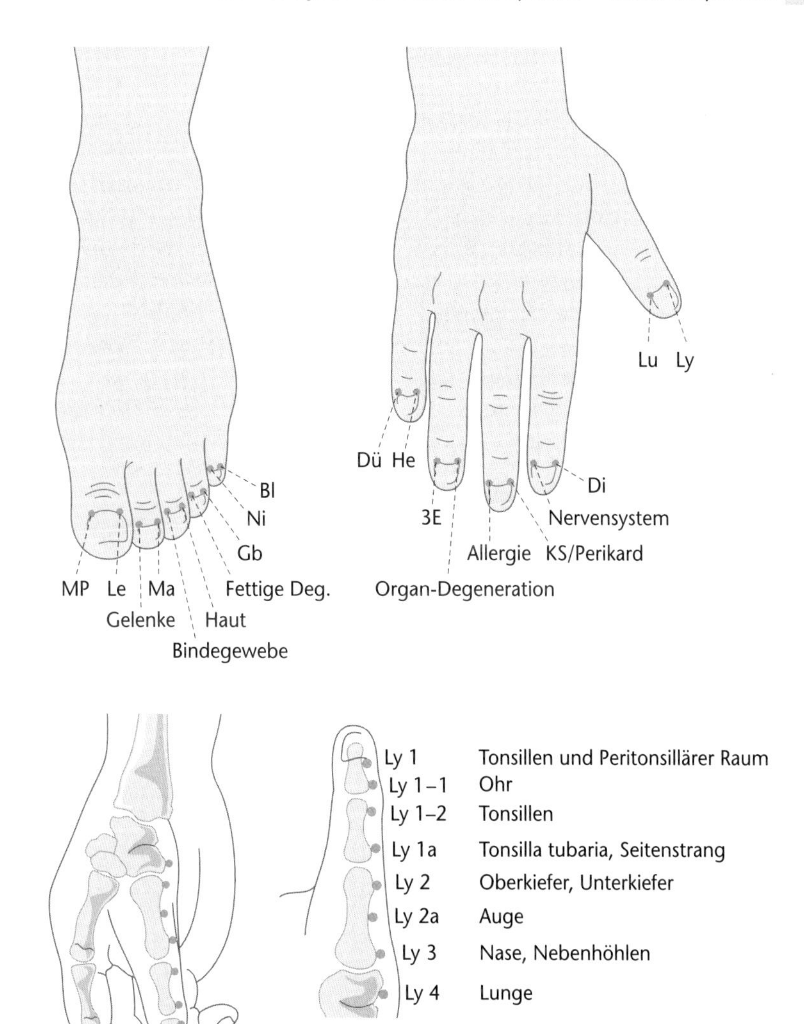

Abb. 18 *Terminalpunkte a) Messpunkte an Fingern und Zehen nach Erfahrungen der Elektroakupunktur (EAV) b) Spezielle Lymph-Punkte am Daumen (Lymph-Meridian nach Voll)*

3.4.2 Bioelektrische Messungen

Weitaus präzisere Aussagen lassen sich auf dem Wege bioelektrischer Hautwiderstandsmessungen erzielen. Die ersten bioelektrischen Vergleichsmessungen an terminalen Akupunkturpunkten unternahm der französische Arzt R. de la Fuye. Hierauf aufbauend entwickelte R. Voll in minutiöser Pionierarbeit die Messmethode der Elektroakupunktur (EAV). Durch Zuführen eines feinen Messstroms mittels einer Punktelektrode wurde eine Reizverstärkung am Punkt erzielt. Die am Punkt abgenommene Signalantwort des Organismus erlaubte eine Aussage über die mit diesem Punkt korrelierenden Organe und Gewebe bzw. deren Funktion.

Voll fand Messergebnisse auch an den übrigen acht Nagelfalzwinkeln, wo keine klassischen Akupunkturpunkte überliefert sind. Als diagnostisch und therapeutisch nützlich haben sich die von Voll gefundenen Lymph- und Allergiepunkte sowie die Messpunkte für endokrine Organe erwiesen. Ein Teil der neu einbezogenen Terminalpunkte dient zur Messung und Beurteilung von systemischen Körperkonditionen, die Voll als nervliche, bindegewebige, fettige, gelenkige und Organ-„Degeneration“ definiert hat.

Die Spezialisierung, die für eine exakte Arbeit mittels der beschriebenen apparativen Technik erforderlich ist, erhebt die Elektroakupunktur und andere verwandte Methoden zum Spezialgebiet. Die diagnostischen Möglichkeiten dieser Verfahren spielen vor allem bei der Störfeldtestung sowie für die Toxin-Ausleitung, z. B. mittels Nosodentherapie, eine Rolle.

3.4.3 System der Zahn-Kiefer-Wechselbeziehungen zum Organismus

Den Testungen der Elektroakupunktur ist eine weitere, wichtige Erkenntnis zu verdanken: der Nachweis von funktionellen Wechselbeziehungen zwischen Gebiss und Gesamtorganismus (Abb. 19).

Spezifische Innen-Außen-Beziehungen findet der Zahnarzt vielfach bestätigt, wenn er entzündliche oder degenerative Veränderungen antrifft, die auf nur ein oder wenige Parodontien begrenzt sind: Die Lokalisation solcher umschriebener Prozesse kann Hinweis auf Funktionsstörungen korrelierender innerer Organe geben und stimmt mit Aussage und Anamnese des Patienten oft überein.

Das einen Zahn umschließende Gingival- und Parodontalgewebe samt Alveolen ist demnach in diese Wechselwirkungen eingeschlossen. Es bildet mit dem Zahn eine funktionelle Einheit, von Voll Odonton genannt.

Nachweis der Zahn-Kiefer-Wechselbeziehungen

R. Voll und F. Kramer haben als Erste die für die einzelnen Zähne geltenden Beziehungen zu inneren Organen detailliert aufgeschlüsselt. Sie beobachteten, dass durch das Schleifen und Bohren von Zähnen messbare bioelektrische Potenzialveränderungen an bestimmten Terminalpunkten auftraten, deren Organbeziehungen bekannt waren. Diese Potenzialveränderungen waren zwar nur temporär, jedoch reproduzierbar. Traumatisieren gleichartiger Zähne, zum Beispiel der verschiedenen Schneidezähme, wirkte sich an Terminalpunkten gleicher Meridianbeziehung aus.

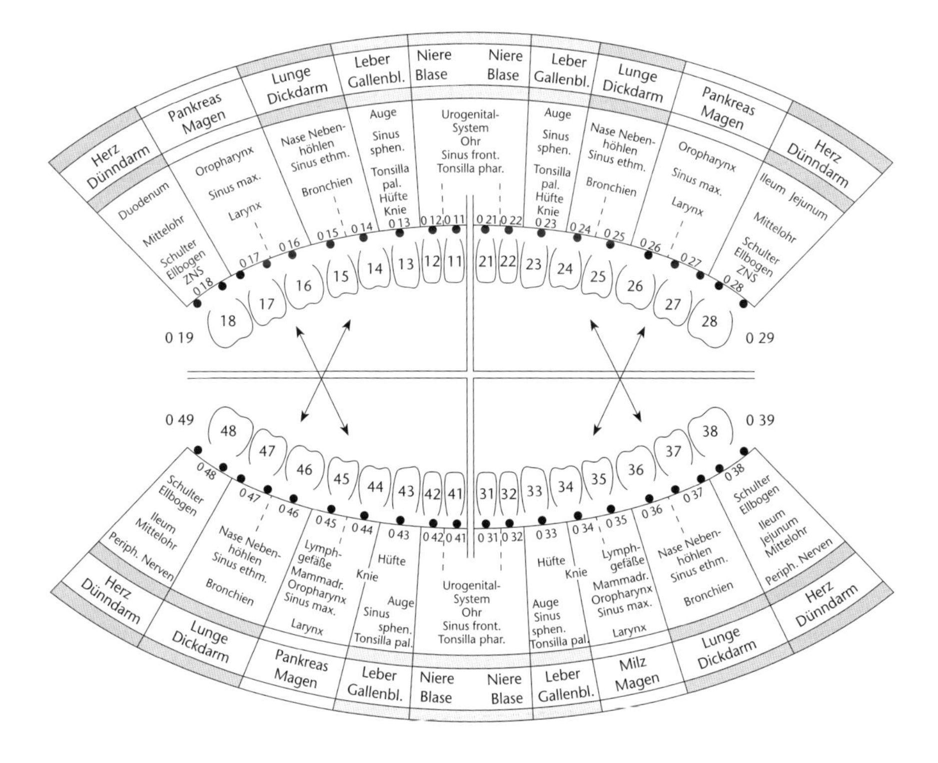

Abb. 19 *Die Zahn-Kiefer-Wechselbeziehungen nach der Erarbeitung von Voll und Kramer (vereinfachtes Schema) mit zusätzlicher Markierung der Mundakupunkturpunkte*

Die Repräsentation der fünf Elemente an den fünf Zahngruppen

Die EAV-Messungen ergaben, dass für alle Zähne einer Zahngruppe jeweils dieselben gemeinschaftlichen Wechselbeziehungen gelten. Da es fünf Zahngruppen gibt – Inzisivi, Canini, Prämolaren, Molaren und Weisheitszähne –, finden sich also fünf unterschiedliche Wechselbeziehungssysteme.

Die Wechselbeziehungen sind sehr umfangreich. Sie beziehen nicht nur einen Meridian ein, sondern jeweils zwei – und zwar solche, die aus Sicht der TCM eine feste Meridiankopplung bilden: ein so genanntes Element. Sämtliche mit dem gekoppelten Meridianpaar bzw. dem Verlauf seiner Meridiane zusammenhängenden Organe sind Teil des Elements. So enthält die bis ins Einzelne gehende Tabelle der Zahn-Kiefer-Wechselbeziehungen nicht nur innere Organe, sondern auch Gelenke, Wirbelsäulenbereiche, Sinnesorgane, Rückenmarksegmente und endokrine Drüsen. Da fünf Elemente überliefert sind, ergeben sich fünf spezifische Verbundsysteme, Regelkreise korrespondierender Organfunktionen mit übereinstimmender Wechselbeziehung zur selben Zahngruppe.

Derartige funktionelle Verbundsysteme verschiedenster Organe erfüllen im Organismus die Aufgabe von Regel- bzw. Funktionskreisen.

Als in den siebziger Jahren die Akupunktur in Europa Fuß fasste, wurde sie ausschließlich wissenschaftlich begründet unter Vermeidung jeglicher philosophischer Andeutungen. Hier wurden die Aufschlüsselung der Zahn-Kiefer-Wechselbeziehungen und die Entdeckung der Mundakupunktur zur unerwarteten Bestätigung der fünf Elemente und zum Anstoß für die Neubelebung traditioneller Erkenntnisse. Das in der TCM von jeher geläufige Funktionskreisdenken erweist sich als hoch aktuell, auch wenn es in tradierter Weise bildhaft verschlüsselt ist. Hier ist eine Umsetzung in moderne Begriffe anzustreben.

Weitere Organzuordnungen

Laut EAV ist jedem Funktionskreis auch je eine der Nasennebenhöhlen und eine der verschiedenen Tonsillen bzw. Lymphgebiete des Rachens und des Kehlkopfes zuzuordnen. Dies bedeutet, dass für diese Kopforgane auch umgekehrt Beziehungen zu spezifischen inneren Organen gelten. Die Differenzierung der Nebenhöhlen und Kopf-Lymphgebiete nach Regelkreisen ist sowohl diagnostisch als auch therapeutisch von Bedeutung, insbesondere für die sich heute häufenden funktionellen Krankheitsbilder des Hals-Nasen-Ohren-Fachs.

Die detailliert erarbeiteten Zahnwechselbeziehungen eröffnen dem Therapeuten, speziell dem Zahnarzt, eine ganzheitliche Beurteilung des Organismus, die bei der Testung von Störfeldern im Zahn-Kiefer-Gebiet sowie bei der sog. Herdsanierung eine unerlässliche Hilfe und Wegweisung bedeutet.

3.5 Mundsomatotopie

Die Entdeckung spezifischer Mundschleimhautpunkte und deren systematische Erfassung als Mikrosystem in den siebziger Jahren geht auf eigene Beobachtungen zurück, die seitdem von zahlreichen Therapeuten bestätigt wurden.

Die Mundschleimhautpunkte korrelieren mit den zwölf Akupunkturmeridianen und ergeben auf diese Weise ein vollständiges Bild der Funktionen des Organismus. Die Fernwirkungen, die von den Mundpunkten auslösbar sind, treten gesetzmäßig und reproduzierbar auf, womit das entscheidende Kriterium einer Somatotopie bzw. eines Mikrosystems gegeben ist.

Es ließen sich mehrere topographisch unterschiedliche Mundpunktsysteme ermitteln: die größte Systematik findet sich bei den Vestibulumpunkten, die eindrucksvollsten Therapiewirkungen bei den Retromolarpunkten.

3.5.1 Die Mundpunkte

Vestibulumpunkte

Die Vestibulumpunkte liegen im Mundvorhof den Zähnen unmittelbar benachbart, und zwar jeweils ein Punkt pro Zahn, bei den Weisheitszähnen evtl. auch zwei. Im Bereich der Lippe finden sich die Schleimhautpunkte den Zahnkronen gegenüber, also weitab von der Umschlagfalte, wo die Zahnärzte ihre Anästhesie-Injektionen setzen (Abb. 20). Im Prämolaren/Molaren-Bereich liegen die Punkte zunehmend dichter am Zahn bzw. am Alveolarrand.

Die Korrelationen der Vestibulumpunkte entsprechen weitgehend den dargestellten Zahn-Kiefer-Wechselbeziehungen: Es gelten also fünf Zahngruppen, die jeweils mit einem der fünf Elemente bzw. Funktionskreise der TCM in Wechselbeziehung stehen. Auf diese Weise sind in der Mundhöhle – anders als an anderen Mikrosystemen, z. B. der YNSA-Schädelakupunktur – an jedem Punkt gleichzeitig zwei Meridiane und aufgrund dieser Koppelung ein ganzes Funktionssystem mit all seinen verschiedenen Inhalten und Bezügen repräsentiert. Dies bedeutet, dass auch die psychische Komponente eines jeden Elements in der Mundhöhle deutlicher repräsentiert ist als in anderen Mikrosystemen.

Die Vestibulumpunkte sind Teil des Odontons. Dieses orale Korrespondenzareal trägt also den jeweiligen Mundpunkt als Schlüssel zur Therapie des angegliederten Funktionskreises.

Entsprechend den Funktionskreis-Korrelationen ergeben sich zum Teil sehr spezifische Indikationen. Die Punkte vor den unteren Eckzähnen, dem Leber-Galle-System zugeordnet, haben sich auf besondere Weise in der Therapie von Hüft- und Kniebeschwerden bewährt. Die Therapie erfolgt bei akuten Beschwerden ipsilateral zum Beschwerdebild. Bei chronischen bzw. psychisch überlagerten Krank-

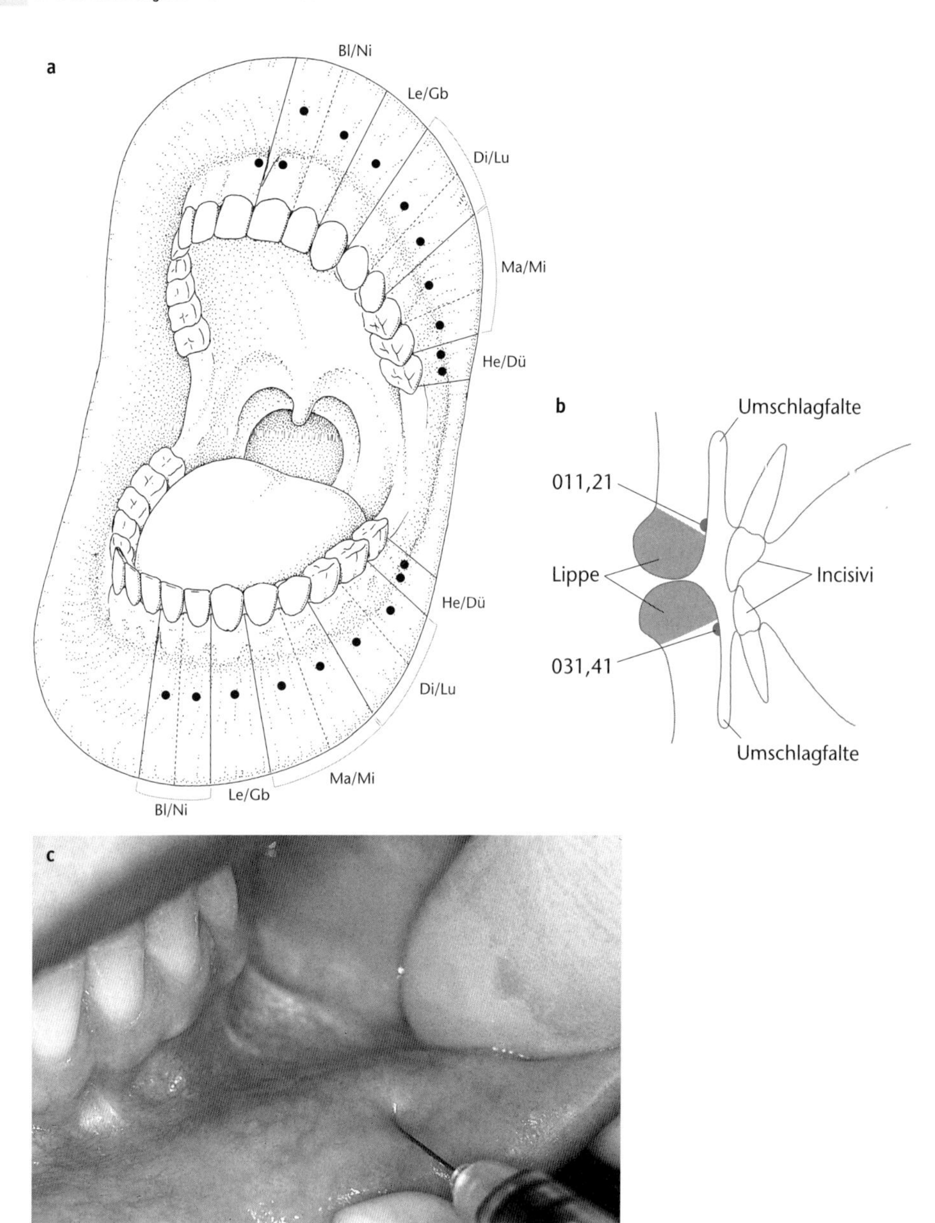

Abb. 20 *Vestibulumbereich a) Schematische Darstellung b) Lage der Inzisivipunkte in Beziehung zu den Lippen c) Detektion eines Punktes im Lippenbereich der unteren Schneidezähne*

heitsbildern ist die bilaterale Therapie vorzuziehen. Dies gilt auch für die im Folgenden zu besprechenden Retromolarpunkte.

Retromolarpunkte

Hier soll unter der Bezeichnung Retromolargebiet dasjenige Kiefergebiet verstanden werden, das sich von den Weisheitszähnen aus bis über die Endwülste der Alveolarfortsätze erstreckt. Der die Zähne bergende Processus alveolaris bildet distal der Weisheitszähne den Tuber maxillae im Oberkiefer und das Trigonum retromolare im Unterkiefer. Im Umkreis um diese sog. Neunerareale, die einem fiktiven 9. Zahn Platz bieten würden, finden sich die wichtigsten Retromolarpunkte (Abb. 21a,b).

21a

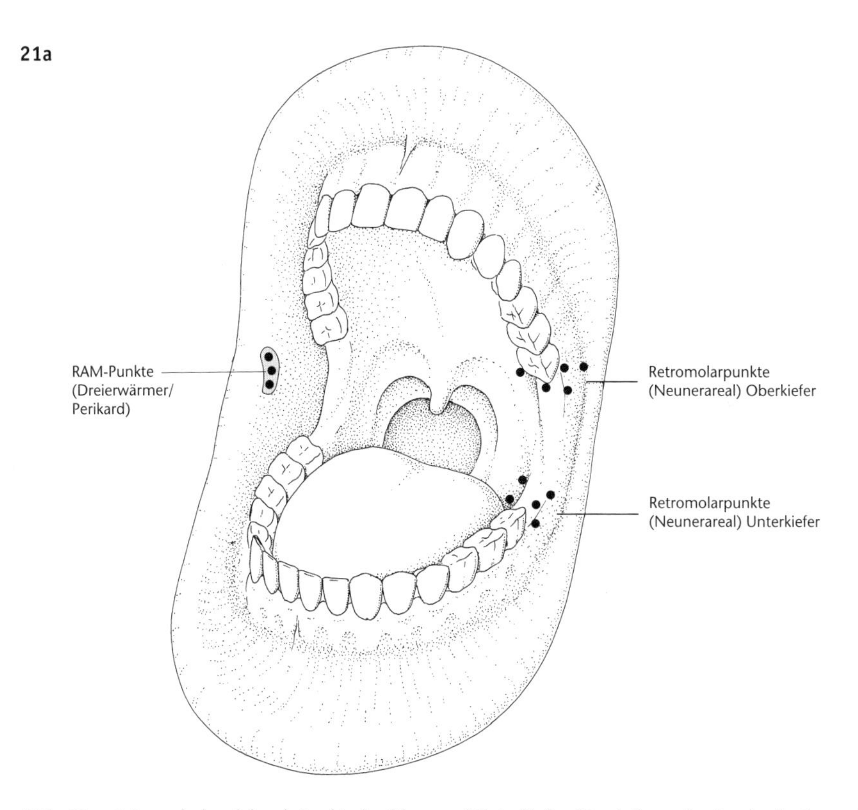

Abb. 21 *Retromolarbereich a) Punkte im Ober- und Unterkiefer (Darstellung der Areale, in denen die Punkte zu suchen sind) (s.a. Abbildung auf der Umschlagseite)*

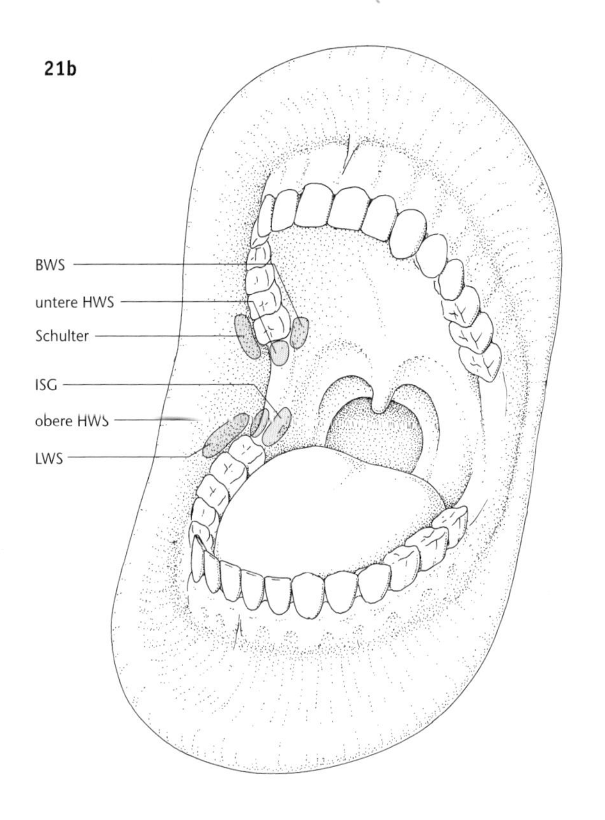
21b
BWS
untere HWS
Schulter
ISG
obere HWS
LWS

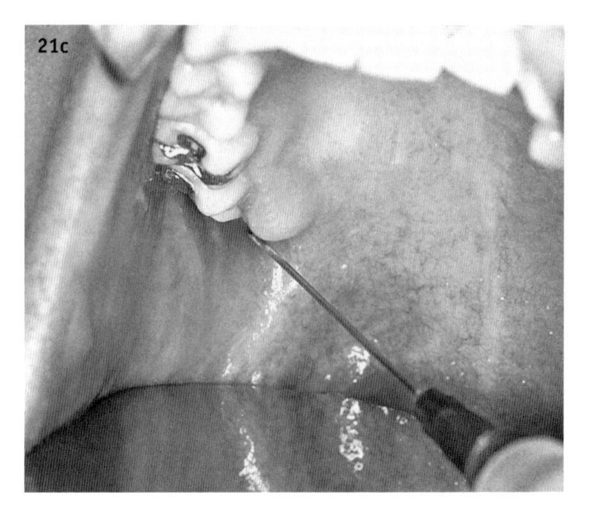
21c

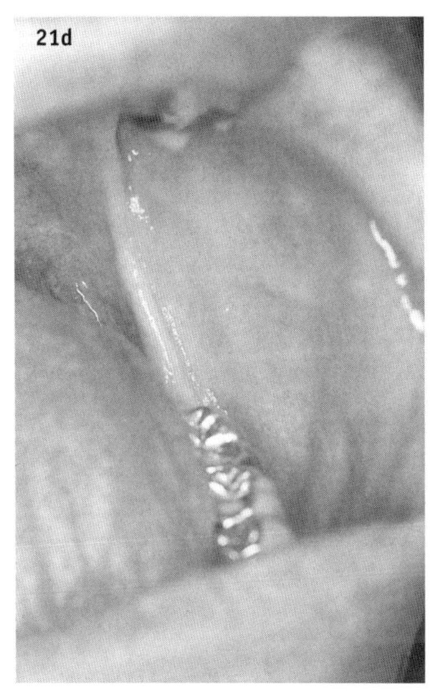

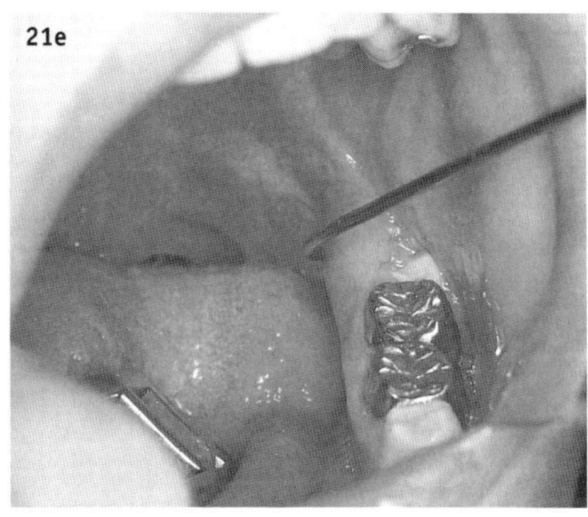

Abb. 21 *Retromolarbereich (Forts.) b) Zonen für die Therapie spezieller Bereiche des Bewegungssystems c) Therapie im Oberkiefer-Retromolargebiet d) Die Plica pterygomandibularis zwischen dem oberen und unteren Weisheitszahn als therapeutisch vorrangiges Reflexgebiet e) Punktareal lingual im Unterkiefer-Retromolargebiet*

Oberkiefer-Retromolarpunkte: Indikationen

Die Oberkiefer-Retromolarpunkte zeichnen sich durch eine hervorragende therapeutische Wirksamkeit und breite Indikationen aus: Zephalgien, vor allem Spannungskopfschmerzen, Migräne, Schwindel und Schulter-Arm-Ellbogen-Beschwerden sind hier die Hauptindikationen (Abb. 21c).

Besonders zu erwähnen sind alle Formen der Sinusitis und Sinubronchitis sowie Rhinitis allergica und Heuschnupfen. Für diese Erkrankungen ist eine palpatorisch feststellbare Druckempfindlichkeit des Oberkiefer-Retromolargebiets geradezu charakteristisch: Die Empfindlichkeit bleibt nach einer mit Antibiotika durchgeführten Sinusitis-Therapie – bei sonstiger Symptomenfreiheit – meist bestehen. In diesen Fällen kommt es nahezu regelmäßig zu Rezidiven. Erst eine Regulationstherapie, die auch die Oberkiefer-Retromolarpunkte „auslöscht“, vermag eine nachhaltige Ausheilung zu bewirken.

Bei kraniomandibulärer Dysfunktion bzw. Beschwerden der Kiefergelenke lässt sich durch Therapie im bukkal-distalen Oberkiefer-Retromolargebiet der M. pterygoideus lateralis entspannen.

Unterkiefer-Retromolarpunkte: Indikationen

Auch die Retromolarpunkte des Unterkiefers weisen vielfältige Fernwirkungen auf. Die Indikationen beziehen sich vor allem auf das Bewegungssystem: Zervikalgien, Lumbalgien und Ischialgien (Abb. 21d, e). Insbesondere lassen sich die Kopfgelenke und das Nackenrezeptorenfeld von diesem Gebiet aus beeinflussen. Die Injektionen werden in das Neunerareal – also distal der Weisheitszähne – gesetzt; bei Lumbalgien/Ischialgien im bukkalen, bei Iliosakralbeschwerden im lingualen Bereich. Auch bei Schwindel, Hörsturz und Tinnitus erweist sich eine Therapie im Neunerareal des Unterkiefers nach bisherigen Erfahrungen als sinnvoll und hilfreich, weil wenigstens die zumeist involvierten Funktionsstörungen von HWS und Kiefergelenk erreicht werden.

Der M. pterygoideus medialis kann bei Kiefergelenksbeschwerden durch eine Injektion lingual-distal im Unterkiefer-Retromolargebiet reflektorisch entspannt werden.

Vorrang der Retromolarpunkte

Irritationen von Vestibulumpunkten lassen sich oft durch Behandlung im Retromolargebiet „auslöschen", jedoch nicht umgekehrt. Die Retromolarpunkte haben offensichtlich gegenüber den Vestibulumpunkten eine Vorrangstellung. Solche hierarchischen Rangordnungen sind in der Systemwissenschaft bekannt.

Aus diesem Grund empfiehlt es sich, irritierte Punkte des Retromolargebiets jeweils zuerst zu therapieren und erst danach, falls erforderlich, noch verbliebene Vestibulumpunkte. Grundsätzlich eignen sich also Vestibulumpunkte bevorzugt zur Diagnostik und Verlaufskontrolle, Retromolarpunkte zur Ersttherapie.

Die Therapie des Retromolargebiets hat offensichtlich auch eine gewisse psychisch harmonisierende Wirkung. Aus der Applied Kinesiology (AK) stammt der Hinweis, dass die so häufige Rechts/Links-Disharmonie zwischen beiden Hirnhemisphären („switching") oft einhergeht mit Spannungen der Kaumuskulatur und Störungen der kraniomandibulären Funktion. Injektionen im Retromolargebiet beidseits – Oberkiefer wie Unterkiefer – vermögen hier Ausgleichsimpulse zu setzen. Auch Oszillationen sowie Lateralitätsinstabilität, die nach Nogier ein Hindernis für eine erfolgreiche Aurikulotherapie darstellen, lassen sich oft durch Therapie der Retromolarpunkte auflösen.

RAM-Punkte (Ramus ascendens mandibulae)

Eine weitere Punktgruppe findet sich an der Vorderkante der aufsteigenden Mandibula. Diese RAM-Punkte korrespondieren mit dem Meridianpaar Dreierwärmer/Perikard, das im Vestibulumsystem nicht repräsentiert ist (Abb. 22). Sie haben sich speziell bei der Migränetherapie sowie bei Schwindel und endokrinen Störungen bewährt.

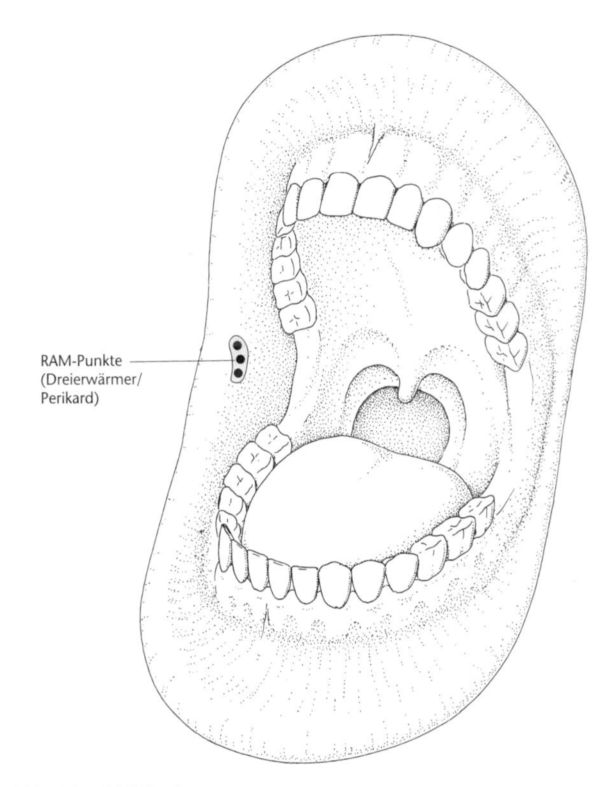

Abb. 22 *RAM-Punkte*

Frenulum-Punkte

Die beiden Mittellinien-Meridiane LG und KG führen jeweils in die Mundhöhle und enden am oberen bzw. unteren Lippenbändchen. Auf diese Weise bestehen Meridianverbindungen zwischen dem analen bzw. genitalen unteren „Pol" mit der

Mundhöhle als oberem „Pol". Dementsprechend sind die Indikationen der dicht am Frenulum liegenden Mundschleimhautpunkte weit gespannt: Vom oberen Frenulum aus können Störungen der Schleimhaut des Analbereichs (Hämorrhoiden, Analfissuren etc.) und vom unteren Frenulum aus genitale Funktionsstörungen beeinflusst werden (Abb. 23). Aber auch Funktionsstörungen der Wirbelsäule, über die der LG-Meridian entlangzieht, können auf Therapie am oberen Frenulumpunkt ansprechen. Entsprechend kann die Behandlung am unteren Frenulumpunkt auf die ventrale Mediane mit ihrer dominierenden Yin-Komponente regulativ einwirken.

a

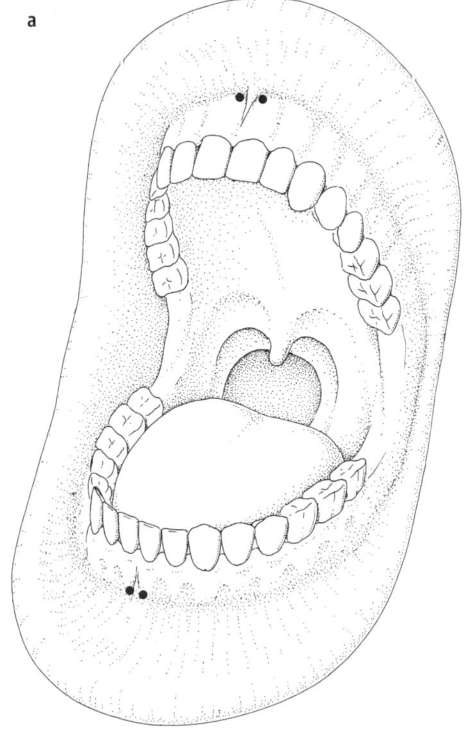

b

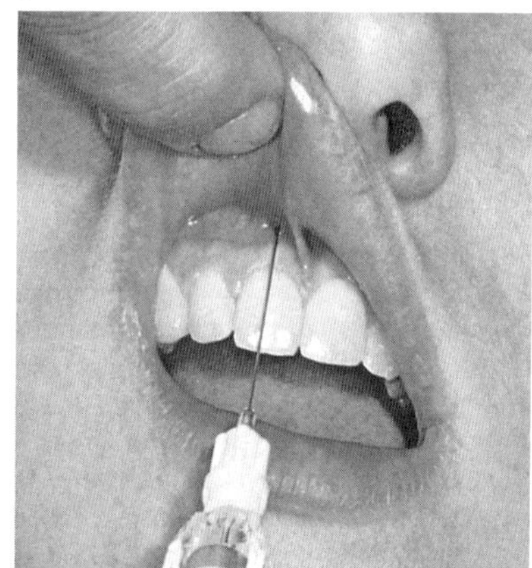

Abb. 23 *Frenulumpunkte a) Schematische Darstellung b) Therapeutische Injektion am Frenulum*

Extraorale Punkte

Extraorale Punkte lassen sich vor allem im Lippengebiet finden, und zwar in analoger Lokalisation zum inneren Schleimhautpunkt (Durchstich-Lokalisation!). Sie weisen gleiche Indikationen auf wie die enoralen Punkte bzw. können diese in ihrer

Wirkung verstärken, so wie es gleichermaßen für die Analogpunkte von Ohrvorder- und -rückseite gilt. Die extraoralen Punkte liegen lippennah jeweils ½ Fingerbreite ober- bzw. unterhalb des Lippensaums und werden am besten mittels der tangential-horizontal entlangstreichenden Very-Point-Nadel geortet. Der vor dem unteren Eckzahn gelegene Extraoralpunkt hat sich als besonders wirksam in der Therapie von Hüft- und Kniebeschwerden erwiesen (Abb. 24a, b).

Auch im Wangenbereich finden sich analoge Extraoralpunkte. Diese können bei der Suche und Aufdeckung von Störfeldern im Zahn-Kiefer-Bereich eine Hilfe sein, denn ihre Nadelung wirkt auf ähnliche Weise wie die in der Neuraltherapie üblichen Testinjektionen am verdächtigen Zahn oder Kieferabschnitt: Tritt eine sofortige Beschwerdeerleichterung ein („Sekundenphänomen" nach Huneke), die mindestens acht Stunden anhält, so ist dies als Hinweis auf ein aktives Störfeld zu werten, das es zu therapieren und ggf. zu sanieren gilt.

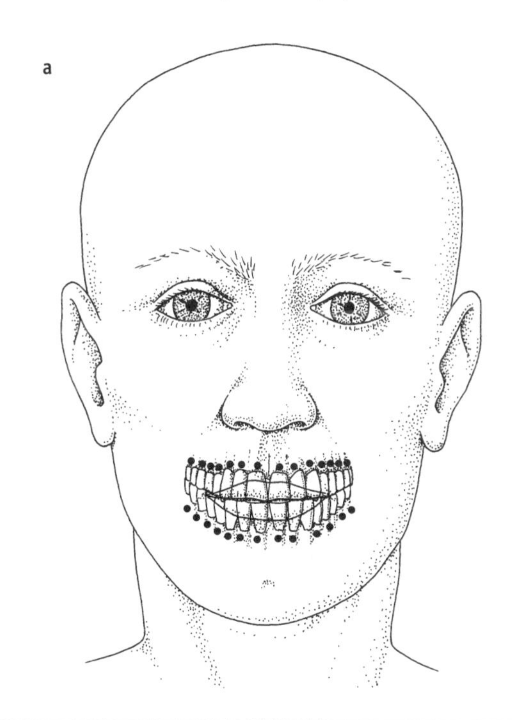

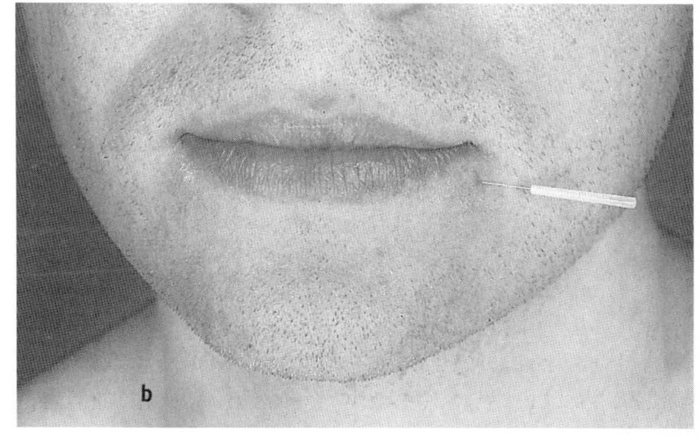

Abb. 24 *Extraorale Punkte*
a) Schematische Darstellung
b) Nadel in situ vor dem Zahn 33

Die Detektion der extraoralen Punkte erfolgt durch sanftes, nicht traumatisierendes Überstreichen des Wangengebiets mit feinster flexibler Akupunkturnadel. Die jeweils aufgespürten Irritationspunkte treten durch Miniblutaustritt und/oder Rötung ihres Umgebungsareals deutlich hervor.

3.5.2 Praktische Durchführung der Mundakupunktur

Eine apparative Lokalisierung der Mundpunkte ist infolge der Feuchtigkeit der Schleimhäute nicht möglich. Die Diagnostik und Abgrenzung irritierter Punktareale erfolgt daher palpatorisch. Dies ist im Gebiet der Vestibulumpunkte leichter durchzuführen als im Retromolargebiet, ebenso wie die Very-Point-Methode. Die Palpation erfolgt rechts oder links beginnend und im Seitenvergleich, indem der Daumen am Lippensaum außen und die tastende Kuppe von Zeige- oder Mittelfinger innen entlanggeführt wird. Zuvor sollten etwaige Mundschleimhautwunden (Aphthen, Prothesendruckstellen etc.) durch Inspektion ausgeschlossen werden.

Die Punkttherapie erfolgt am besten mittels Injektion eines schwachprozentigen Lokalanästhetikums, evtl. verdünnt mit NaCl-Lösung; Zusätze eines Vasokonstringens sind unbedingt zu vermeiden. Es können auch homöopathische Lösungen, Organpräparate etc. zur Anwendung kommen. In schlecht einsehbaren Bereichen verbleibt der palpierende Finger am gefundenen Irritationspunkt und die Injektion wird direkt neben der markierenden Fingerkuppe gesetzt. Zur Entspannung der Muskulatur lässt man bei Therapie im Retromolargebiet den Mund nach Einführen der Spritze wieder leicht schließen.

Nach erfolgter Behandlung sollte nochmals palpierend und massierend nachkontrolliert werden, ob die Druckdolenz bzw. Induration des Punktes aufgelöst ist.

3.6 Reflexzonen und Punkte der äußeren und inneren Nase

3.6.1 Punktsystem der äußeren Nase

Auf das Erfahrungsgut der klassischen Akupunktur geht auch eine Nasenakupunktur zurück, die allerdings wenig verbreitet und nicht gleichermaßen effektiv ist wie zum Beispiel die Ohr- und Schädelakupunktur. Die auf der äußeren Nase definierten Punktlinien bilden ein somatotopisches Punktsystem (Abb. 25).

Die Reaktionspunkte der äußeren Nase lassen sich durch drei Markierungslinien kennzeichnen:

- Die für die Therapie wichtigsten Nasenpunkte liegen am lateralen Rand der Nase und des Nasenflügels: Hier sind die verschiedenen Organe des Bewegungsapparats projiziert (Linie der Motorik).
- Über die Mittellinie der Nase erstreckt sich eine Kette von Punkten, die mit inneren Organen, nämlich Lunge, Herz, Leber, Niere und Milz, in Verbindung stehen. Da diese Organe in der TCM als Yin-Organe gelten, wird die Punktkette auf der Medianen als Yin-Linie bezeichnet.
- In der Mitte zwischen Motoriklinie und Yin-Linie sind Punkte aufgereiht, an denen die so genannten Hohlorgane des Verdauungs- und Urogenitaltrakts repräsentiert sind, nämlich Gallenblase, Magen, Dünndarm, Dickdarm und Blase. Da diese in der TCM als Yang-Organe definiert sind, ergibt sich als dritte eine Yang-Linie.

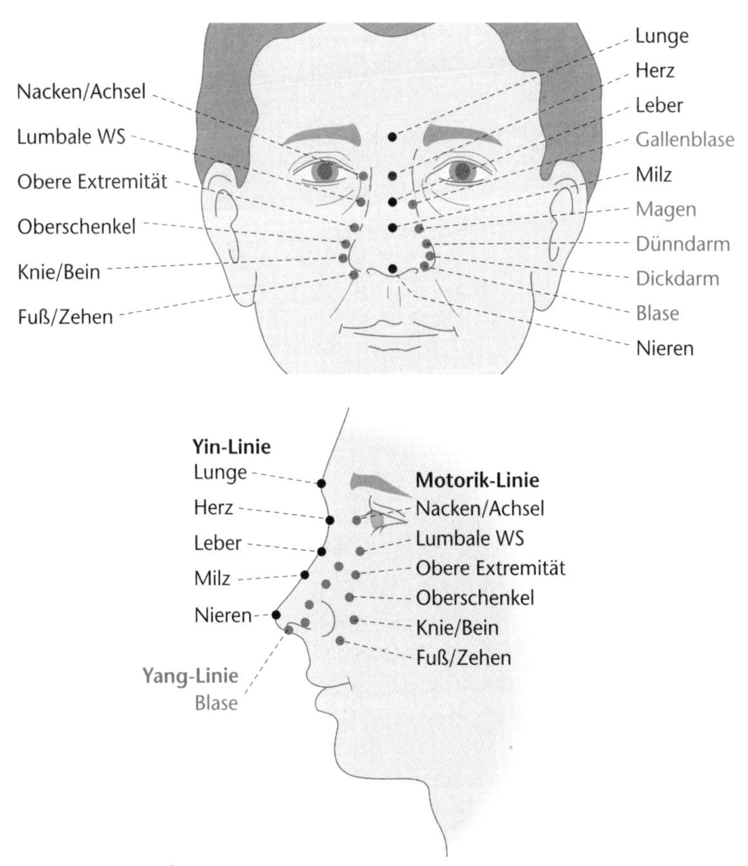

Abb. 25 *Punkte der äußeren Nase*

3.6.2 Wichtige Mittellinienpunkte im Bereich der Nase

Wegen ihrer bemerkenswerten Indikation sind einige Mittellinienpunkte besonders hervorzuheben.

- In der Mitte zwischen den Augenbrauen liegt der in der Körperakupunktur bedeutungsvolle Wunderpunkt (Point de Merveille, Inn Trang). Die zum Teil unterschiedlichen Lagebeschreibungen mögen zwei verschiedenen Punkten gelten: Der untere, dicht am tiefsten Punkt des Nasensattels gelegen, wirkt besonders günstig auf die Nasenschleimhaut selbst; der etwa 0,5–1 cm darüber gelegene Punkt schließt auch vegetativ-psychische Indikationen ein. Dieser obere Punkt ist deshalb bemerkenswert, weil er sich wegen seiner relativen Temperaturkonstanz als Bezugspunkt in der thermographischen Diagnostik eignet. Meist wird die Nadel am oberen Punkt eingestochen, und zwar schräg nach unten gerichtet. Auf diese Weise erreicht die Nadelspitze quasi durch Auffädelung auch den unteren nasenwirksamen Punkt.
- Der Mittellinienpunkt der Nasenspitze ist bei akuter Alkoholintoxikation indiziert; seine Stimulation kann sofortiges Erbrechen auslösen.
- Im Philtrum, etwa in der Mitte zwischen Nase und Oberlippe, ist der so genannte Wiederbelebungspunkt von Bedeutung. Er entspricht dem traditionellen Punkt LG 26. Bei Kollaps wirkt oft schon ein kurzer, kräftiger Stich oder Druck in dieses Areal. Zuweilen kann selbst ein beginnender epileptischer Anfall, speziell bei Kindern, durch kräftige Reizung des Punktes kupiert werden. Dies lässt darauf schließen, dass von diesem Punkt eine zentrale Wirkung ausgeht, bei Kollaps also das Wachbewusstsein angeregt wird und nicht der Kreislauf, wie bei der üblichen Reanimation. Insofern ist dieser Punkt als Ergänzung bei jedem Wiederbelebungsversuch angezeigt.

3.6.3 Reflexzonen der inneren Nase

Angeregt durch die damals neuen Veröffentlichungen von Head, Mackenzie und Voltolini erforschte der Berliner Arzt W. Fliess um 1890 bestimmte Stellen der Nasenschleimhaut in ihrer Wechselbeziehung zum Organismus. Er konnte durch Kokainisieren bzw. durch Kauterisation bestimmter Stellen der Nasenmuscheln spezifische, das heißt voraussehbare Fernwirkungen auslösen (Abb. 26). Es war nahe liegend, diese Reflexstellen in der Nase dem segmentären System von Head zuzuordnen; damit erklärte Fliess auch den weiten Katalog der von der Nasenschleimhaut aus beeinflussbaren Symptome.

E. W. Stiefvater unterscheidet – in Anlehnung an Fliess – vier Reflexzonen:

- Die Urogenital- oder Beckenzone, am Kopf der unteren Muschel gelegen, wird mit dem Ganglion mesenteriale inf. in Verbindung gebracht. Von dieser Zone aus können Uterus, Ureter, Ovarien, Testes, Blase, Analbereich und Schließmuskel therapiert werden. Fliess konnte unter anderem auf Blasenstörungen, Dysmenorrhö, Sterilität und Impotenz einwirken.

- Die Digestions- oder Solarplexuszone, im mittleren Teil der unteren Muschel gelegen, nimmt Einfluss auf die Verdauungsorgane Magen, Darm, Leber, Galle und Pankreas. Als Indikationen gaben Fliess und seine Schüler Funktionsstörungen des Magen-Darm-Trakts an wie Gastritis, Ulzera, Obstipation und Diarrhö.

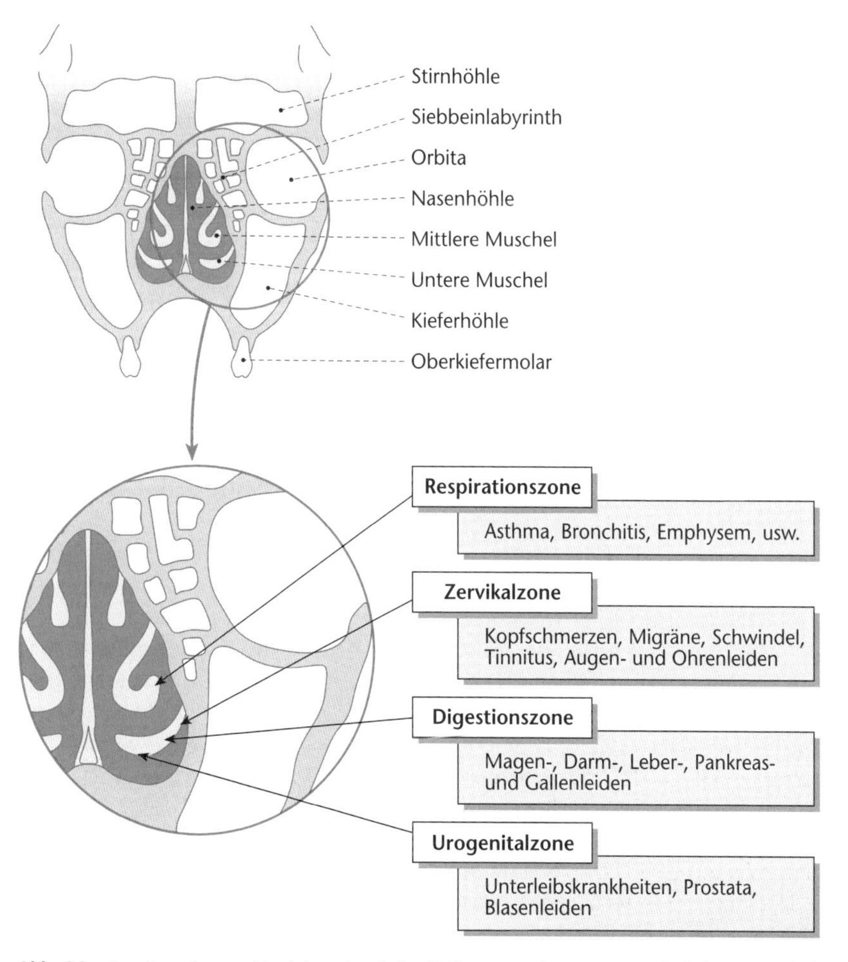

Abb. 26 *Das Naseninnere (dunkelgrau) mit den Reflexzonen der unteren und mittleren Muschel*

- Der Zervikal- oder Kopfzone, am hinteren Ende der unteren Muschel gelegen, wird eine Beziehung zum Ganglion cervicale und damit Einfluss auf die Kopforgane zugesprochen. Als Indikationen werden Schwindel, Kopfschmerzen, Migräne etc. angegeben.
- Für die respiratorische Zone, am Kopf der mittleren Muschel gelegen, wird eine Verbindung zum Plexus pulmonalis angenommen. Von dieser Zone aus können Funktionsstörungen von Bronchien, Lunge und Zwerchfell beeinflusst werden, zum Beispiel chronische Bronchitis, Asthma bronchiale und Lungenemphysem.

Statt Kokainisierung und Kauterisation wird heute eine Therapie mittels Nasen-Reflexzonenmassage bevorzugt; dabei werden ätherische Öle verwendet, die mittels Wattestäbchen appliziert werden. Das Verfahren einer vibrationsmäßigen Massage hat N. Krack beschrieben und weiterentwickelt.

3.7 Zungensomatotopie

Von der Zunge ist seit alters her bekannt, dass sich an ihrer Oberfläche innerkörperliche Zustände und Funktionen somatotopisch spiegeln (Abb. 27). Obgleich hier keine Therapie erfolgt, ist die Bedeutung der Zunge für die Diagnostik bzw. für den diagnostischen Blick nicht zu unterschätzen.

Ärzte im Osten wie im Westen haben schon immer die vielfältigen **Veränderungen der Zungenschleimhaut** – Beläge, Verfärbungen, Austrocknung, Zerklüftung, Impressionen und anderes – in eine diagnostische Aussage zu fassen versucht. Bei akuten Krankheitszuständen betreffen die Veränderungen meist das Gesamtbild der Zunge. Arealbegrenzte Veränderungen finden sich eher bei chronischen Krankheitszuständen und können auf ein bestimmtes Organ hinweisen. In der Deutung dieser Zeichnungen stimmen die Erfahrungen der östlichen wie der westlichen Medizin weitgehend überein. Eine vergleichsweise Nebeneinanderstellung beider Schemata dient daher der gegenseitigen Bestätigung und Ergänzung.

Die Innervation der Zunge scheint für die an ihrer Oberfläche zutage tretenden Veränderungen nicht ohne Bedeutung. Apex und Corpus werden vom N. lingualis versorgt, der über die Chorda tympani und das Ganglion submandibulare Verbindung zum parasympathischen Nervensystem hat. Der N. glossopharyngeus, der den hinteren Teil der Zunge sensibel innerviert, hat über das Ganglion geniculi Verbindung zu den Nn. vagus, facialis und zum Sympathikus. Der hinterste Teil der Zunge wird vom N. vagus versorgt. Es zeigt sich also auch hier – wie bei der Ohrmuschel – eine Mannigfaltigkeit der Innervation. Die Veränderungen können laut A. Strobl auf den trophischen Einfluss der verschiedenen Nerven zurückge-

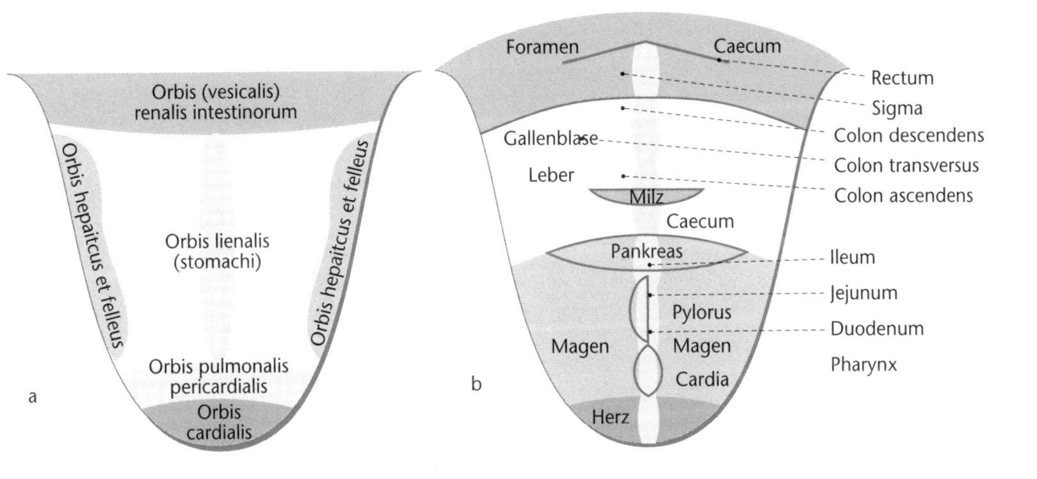

Abb. 27 *Die Zungensomatotopie (a) nach der TCM und (b) nach westlichen therapeutischen Erfahrungen (hier nach Strobl)*

führt werden: Die verschiedenen Beläge und lokalen Zungenveränderungen spiegeln – auf dem Weg über die veränderte Trophik – den gestörten funktionellen Zustand innerer Organe.

So lassen sich auch aus **Zungenverfärbungen** diagnostische Hinweise ableiten. Ein grau-schwärzlicher Belag kann auf Störungen im Niere-Blasen-System hindeuten, ein weißer Belag auf ein gastroduodenales Syndrom, ein gelblicher auf das Leber-Galle-System und ein brauner Belag auf eine enteritische Symptomatik. Der Zungenrand ist zuweilen von girlandenförmigen Impressionen geprägt. Erst in einem leicht gedunsenen, schwammigen Zungenkörper können sich die Zahnkonturen abzeichnen; dies ist oft Ausdruck einer funktionellen Schwäche des Pankreas.

In der TCM beurteilt die Zungendiagnostik auch die Feuchtigkeit bzw. Trockenheit der Zunge sowie die Farbe und Art des Belags.

3.8 Iris-Somatotopie

Angesichts der zahlreichen somatotopischen Mikrosysteme, die sich im Bereich der verschiedenen Sinnesorgane darstellen, kann man folgerichtig annehmen, dass auch das Auge eine Somatotopie aufweist. Der Irisdiagnostik wird von der Wissenschaft immer wieder jedwede Gültigkeit abgesprochen; eine ernsthafte, vorurteilsfreie wissenschaftliche Auseinandersetzung ist allerdings bisher nicht erfolgt.

3.9 Mikrosysteme an den Händen

An der Hand sind sowohl Reflexzonen als auch mehrere Mikrosysteme bekannt. Darüber hinaus gibt es eine unsystematische Überlieferung von Punkten der sog. chinesischen Handakupunktur.

Die Zahl der Mikrosysteme auf der Hand übersteigt bei weitem das Erfahrungsgut am Fuß. Bedenkt man die extrem intensive Innervation der Hand und die übergroße Repräsentation am Homunculus auf den Hirnrindenfeldern, so wird die Besonderheit der Hand augenfällig. Der Mensch ist das einzige Lebewesen, das über Hände und minutiöse Handfertigkeit verfügt – eines der wesentlichen Merkmale, die ihn aus der Evolution herausheben.

Die Vielfalt der auf der Hand anzutreffenden Therapiepunkte, Meridianverläufe und Somatotopien mag verwirrend sein. Ähnlich wie am Fuß steht jedes System für sich mit eigenem Stellenwert und spezieller Wirksamkeit; doch sind manche Nachbarschaften – wie die Nähe des Punkts Di 4 zur Handlinie II – nicht ohne Bedeutung.

3.9.1 Chinesische Handakupunktur

In der TCM sind einige sehr wirksame Einzelpunkte überliefert, deren Nadelung bzw. Druckmassage eine sofortige Beschwerdelinderung herbeiführen kann. Dies gilt für den „Punkt 1“ der chinesischen Handakupunktur mit der Indikation Lumbalgien und Ischialgien. Er besteht aus zwei Parallelpunkten, die in den Metakarpalräumen zwischen 2./3. bzw. 4./5. Strahl gelegen sind. Topographisch gleicht Punkt 1 mit seinen beiden Parallel-Lokalisationen eher zwei schmalen Bändern. Der mit einem gewissen Druck palpierende Finger schiebt sich im Metakarpalraum vor und trifft so auf die für die Therapie optimalen Irritationsstellen.

Bewährt ist ferner Handpunkt 12 zwischen den Grundgelenken von 2. und 3. Finger, mit Wirkung auf Hals/Nacken-Beschwerden.

Weitere Punkte der chinesischen Handakupunktur decken sich mit den an den Metacarpalia entdeckten Extrasystemen und lassen sich dort einordnen (Abb. 28).

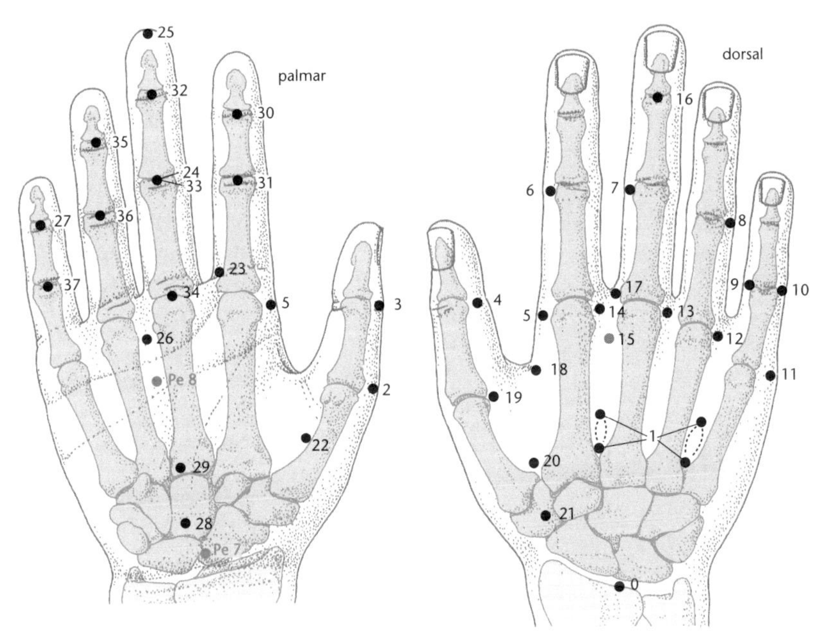

0*	Blutdruckanhebung	16	Singultus	31	Dünndarm
1	Lende und Bein	17	Fiebersenkung	32	Herz
2	Knöchel	18	Nasenbluten	33	Dreierwärmer
3	Thorax	19	Kopf	34	Mund
4	Auge	20	Nase	35	Milz
5	Schulter	21	Handgelenk	36	Leber
6	Stirn	22	Tonsille	37	Niere
7	Scheitel	23	Husten und Asthma		
8	Migräne, seitlicher Kopf	24	Kindliche Verdauungsstörungen		
9	Genitale, Perineum	25	Reanimationspunkt		
10	Hinterkopf	26	Zahnschmerzen		
11	Wirbelsäule	27	Enuresis		
12	N. ischiadicus	28	Krampflösung		
13	Larynx/Pharynx	29	Gastrointestinum		
14	Hals und Nacken	30	Dickdarm		
15	Diarrhö				

* Beginn der Zählung bei 0, da im deutschsprachigen Raum die Handakupunktur meist erst mit Punkt „Lende und Bein" als Handpunkt 1 begonnen wird, in chinesischer Literatur Beginn mit „Blutdruckanhebung"

Abb. 28 *Punkte der chinesischen Handakupunktur*

3.9.2 Handlinie II (ECIWO)

Seit mehr als drei Jahrzehnten bewährt sich ein Mikrosystem am II. Metacarpale (Abb. 29). Es wurde zuerst von Zhang-Yingqin, Biologe und Agrarforscher an der Shandong-Universität in China, beschrieben. Zhang verbindet mit dem sich auf dem Metacarpale II linienförmig darstellenden Punktsystem eine spezielle These, die nach seiner Sicht auch für anderweitige Mikro-Aku-Punkt-Systeme gilt: Er erklärt die Mikrosysteme über den embryologischen Ursprung, und zwar über die sehr früh vollzogene Differenzierung der Zellkomplexe in unterschiedliche Körperbereiche bzw. in jeweils ein spezifisches Organ. In diesem Spezifizierungsprozess bleiben jedoch – so Zhang – die omnipotenten Valenzen bestehen und erhalten so den Teilsystemen zeitlebens die latente Information zur Ausbildung des

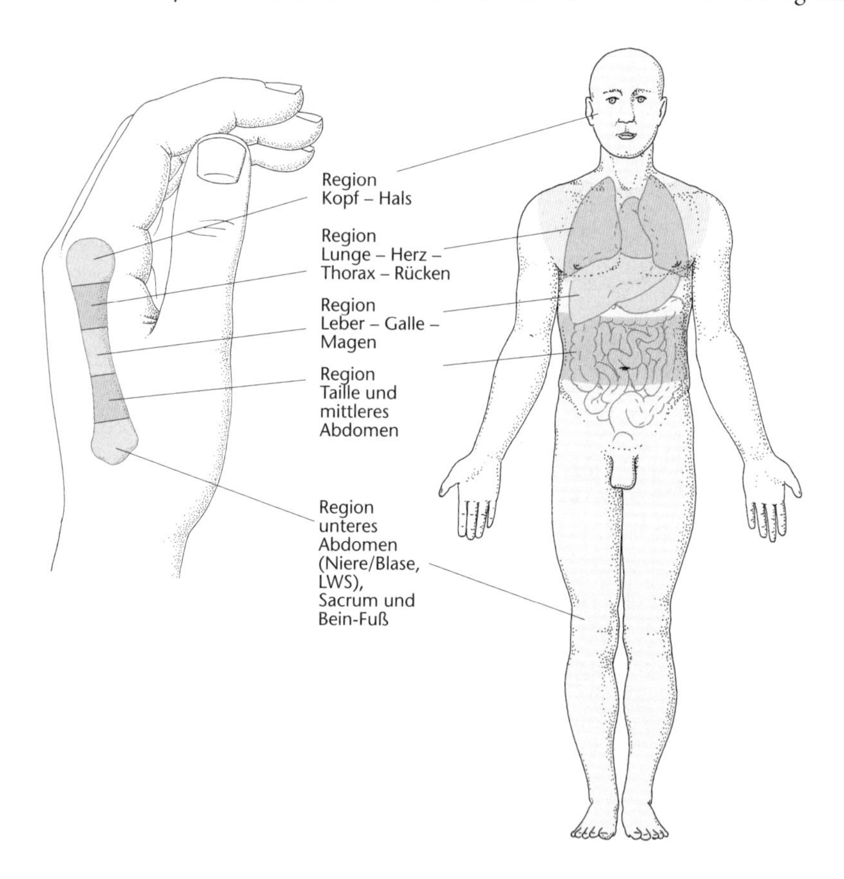

Abb. 29 *Regionen des Somatotops am Metacarpale II (Handlinie II, ECIWO)*

Gesamtorganismus. Auf dieser Erklärung beruht die von ihm gewählte Bezeichnung für das MAPS am II. Metacarpale: ECIWO = Embryo Containing Information of the Whole Organism. Dabei geht er von der Selbstähnlichkeit aus, wie er sie als Biologe im Pflanzen- und Tierreich erkannte. Nach Zhang ist morphologische Similarität ein prinzipielles Phänomen der Natur, das dem jeweiligen Teilbereich des Organismus eine zusätzliche informative und damit potentiell regenerative Kraft verleiht.

Orientierung

Das Somatotop am Metacarpale II stellt sich als Spiegelung des aufrechten Menschen dar, indem es den Rücken mit sämtlichen Segmentetagen und Funktionskreisbezügen wiedergibt. Kopf und Kopforgane finden sich im Bereich des Grundgelenks, Unterleib und untere Extremität im handgelenksnahen Bereich der Handlinie II repräsentiert.

Die Druckpalpation entlang der Strecke des II. Metacarpale ermittelt auffällig oft sehr empfindliche Punkte. Auf der Linie lassen sich mühelos fünf Regionen abgrenzen. Druckschmerzstellen etwa in der Mitte der Metakarpalstrecke sind meist Hinweis auf funktionelle Störungen in der Leibesmitte (Leber, Gallenblase, Magen, Pankreas).

Auch wenn nicht an der Handlinie II therapiert wird, kann der anfangs erhobene Palpationsbefund die Diagnostik ergänzen und bereichern und im weiteren Verlauf zur Therapiekontrolle dienen.

Indikationen

Die zahlreichen Publikationen und Erfahrungsberichte (bisher über 600!) besagen, dass sich die Therapie am ECIWO sogar in über funktionelle Störungen hinausgehenden Indikationen aller Art bewährt, evtl. additiv selbst in der Tumortherapie. Vor allem aber sind die sensiblen Punkte der Handlinie II sehr wirkungsvoll bei Kopf- und Gesichtsschmerzen, speziell bei Trigeminusneuralgie.

Die Nadelung erfolgt durch Insertion radial dicht am Mittelhandknochen, so dass ein gewisser Periostreiz gesetzt wird. In der tieferen Schicht trifft die Nadelspitze ungefähr das Areal, das auch bei einer am Punkt Di 4 (Hegu) eingestochenen Nadel erreicht wird, doch sind Lokalisation und Indikation nicht identisch.

3.9.3 Handlinie V

Auch im Bereich des Metacarpale V ließen sich besonders wirksame Punkte finden mit Immediat- und Fernwirkungen von gleicher Art, wie sie die MikroAkuPunkt-Systeme auszeichnen. Zwar liegen die zu beschreibenden Handpunkte auf dem Dünndarm-Meridian bzw. dicht an seinem Verlauf (Abb. 30). Sie sind jedoch an das zwischen den übrigen MAPS geltende Auslöschphänomen angeschlossen, und die Punktfolge ist der Anordnung der repräsentierten Körperbereiche analog.

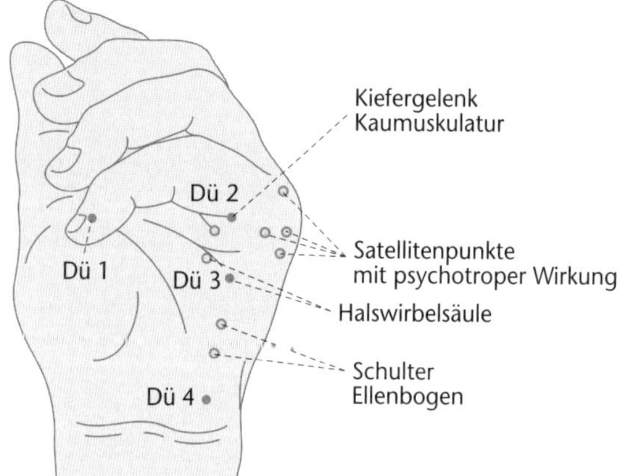

Abb. 30 *Punkte im Bereich des Metacarpale V bzw. im Bereich des Dünndarm-Meridians (Handlinie V)*

Orientierung

Auf der über die Hand ziehenden Teilstrecke im Dünndarm-Meridian, die hier als Handlinie V ausgewiesen wird, konnten bei Feindetektion ergänzende Indikationen aufgeschlüsselt werden. Sie betreffen Kopf, Kiefergelenk, HWS und Schulter.

- Punktareal Dü 2 an der distalen Falte am Grundgelenk: Schmerzen und Funktionsstörungen im stomatognathen System: Kiefergelenk, Kaumuskulatur, z. B. Kieferklemme
- Punktareal Dü 3 am proximalen Wulst der proximalen Falte am Grundgelenk: Schmerzen und Bewegungsstörungen speziell im Hals-Nacken-Bereich und der HWS. Der Punkt Dü 3 (Einschaltpunkt für LG) nimmt bekanntlich auf die Wirbelsäule, speziell die Linie der Dornfortsätze, Einfluss.
- V-förmiges Areal zwischen den beiden Falten am Grundgelenk: Verstärkung der Punktwirkung von Dü 2 und Dü 3 sowie psychotrope Wirkung
- Punktareal zwischen Dü 3 und Dü 4, 1 Querfinger proximal von Dü 3: Punkt für Schulter; benachbart, weiter proximal, Punkte für BWS/Ellbogen

Im Gegensatz zur Handlinie II ist hier eine digitale Palpation nicht ausreichend: Es bedarf der Feindetektion mit einem feinen Instrument oder der Very-Point-Nadel. Die Punkte lassen sich nur dann aufspüren, wenn die mit dem Punkt korrelierende Funktion gestört ist; dies ist ein weiterer Hinweis darauf, dass hier ein MAPS vorliegt.

3.9.4 Koreanische Handakupunktur

Die Idee, dass die Hand ein Bild des ganzen Menschen wiedergibt, mag von der bildhaften Vorstellung herrühren, dass die Finger die Extremitäten repräsentieren.

Su-Jok

Eine nicht nur in Korea, sondern vor allem in Russland verbreitete Version der koreanischen Handakupunktur ist die Su-Jok-Methode, wörtlich: „Hände-Füße". Im Su-Jok werden der Daumen als Repräsentation von Kopf und Hals, die Außenfinger (Zeige- und Kleinfinger) als obere, Mittel- und Ringfinger als untere Extremität interpretiert. An den Grundgelenken finden sich dann jeweils die Projek-

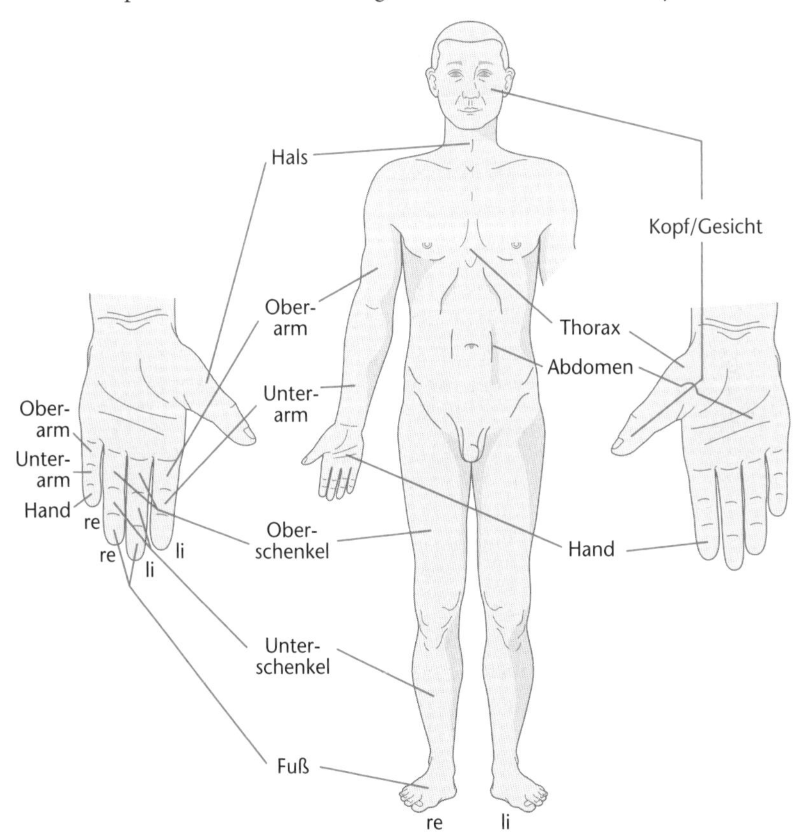

Abb. 31 *Die Repräsentation der Körpervorderseite auf der Palmarseite der Hände beids., die Körperrückseite ist entsprechend auf der Dorsalseite repräsentiert*

tionsareale von Schulter bzw. Hüfte; an den Fingermittelgelenken die von Ellbogen bzw. Knie. Die Endgelenke repräsentieren die Hand- bzw. Fußgelenke. Die viszeralen Organe finden ihre Repräsentation auf der Palmarhand in einer Verteilung, wie sie ähnlich auch in den Handreflexzonen bekannt ist (Abb. 31).

Für die Punktdetektion eignet sich ein Instrument mit einer feinen Kugelspitze; die jeweiligen Irritationspunkte reagieren bei derartiger Feindetektion sehr stark und werden durch den bloßen Instrumentendruck oft schon günstig beeinflusst. Die Nadelung der Palmarpunkte geschieht mit ganz feinen, kurzen Nadeln, die mit Hilfe eines Applikatorgeräts aufgesetzt werden. Allerdings wird diese Methode vom Patienten meist als sehr unangenehm empfunden; durch den Applikator ist auch keine so exakte Nadelinsertion möglich wie bei der Very-Point-Technik.

Die Therapie der Su-Jok-Punkte am Fuß hat sich bisher im Westen nicht durchgesetzt.

Koryo Handtherapie

Diese Form der koreanischen Handakupunktur sieht in der dorsalen und palmaren Medianen der Hand, die sich in den Mittelfinger fortsetzt, die Grundorientierung für ihr System. Dorsale und palmare Mediane entsprechen hier den Mittellinien-Meridianen LG bzw. KG, die Kuppe des Mittelfingers repräsentiert die Scheitelhöhe mit dem Analogpunkt zu LG 20; das Zusammentreffen beider Meridiane im Analogbild der Hand liegt folglich auf der Mittelfingerbeere (Abb. 32).

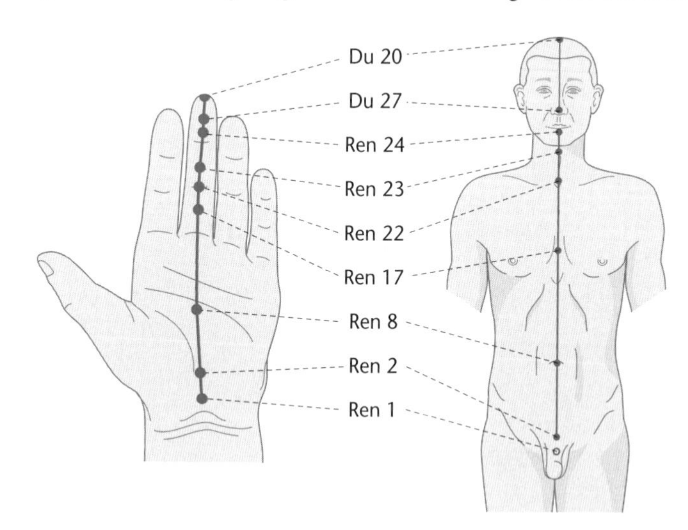

Abb. 32 *Entsprechungen der Mittellinien-Meridiane Ren Mai (KG) und Du Mai (LG) nach der Koryo-Handtherapie*

Aber auch alle zwölf Hauptmeridiane haben mit der Vielzahl ihrer Punkte ihre Repräsentation an Fingern und Hand, die Yang-Meridiane dorsal, die Yin-Meridiane palmar.

Die Finger I und V repräsentieren hier die untere, die Finger II und IV die obere Extremität. Die Projektion der großen Gelenke an den Fingergrund-, -mittel- und -endgelenken ist analog wie beim Su-Jok, jedoch in abweichender Verteilung auf die Phalangen mit Ausnahme des Zeigefingers.

Zu Punktdetektion und Stichtechnik gilt Gleiches wie für Su-Jok.

Wegen der in der Akupunktur auch therapeutisch genutzten Analogie von Schulter- und Hüftgelenk einerseits, Ellbogen und Knie andererseits, kann die grundsätzliche Zuordnung der Handgrundgelenke bzw. der Fingermittelgelenke zu diesen beiden Etagen als Erklärung für die in beiden Varianten erzielbaren Therapiewirkungen dienen. Eine Druckpalpation im Bereich der Handgrund- bzw. Fingermittelgelenke bei Beschwerden der großen Gelenke bestätigt oft die Korrespondenz mit den genannten Extremitätengelenken.

3.10 Mikrosystem der unteren Extremität (NPS-0)

Fußend auf neuraltherapeutischen Erfahrungen, speziell in der Schmerztherapie, entdeckte Rudolf Siener in den achtziger Jahren sehr wirksame Therapiepunkte an der unteren Extremität. Seine Ersterfahrungen bezogen sich auf Fernpunkte im Bereich des inneren und äußeren Malleolus, die sich zur Therapie von Hüft- und Kniebeschwerden eignen (Abb. 33a,b). Sie erweisen sich meist als auffällig drucksensibel, wobei ihre Lokalisation vom Ort der jeweiligen Schmerzregion und den beteiligten Muskelfunktionsketten abhängt: Bei lateralen, dem Verlauf des Gallenblasen-Meridians entsprechenden Primärschmerzen treten auffällig drucksensible Punkte in der Umgebung des Malleolus externus auf; bei Primärschmerzen in der Umgebung des medialen Unterschenkel-Muskelbandes – über den Pes anserinus hinaus – jedoch am medialen Malleolus. Die von Siener beschriebenen Punkte sind nicht identisch mit klassischen Akupunkturpunkten in der Knöchelregion, wie B 60, B 62, N 3 und N 6.

Später entdeckte Siener spezifische Punkte am Knie mit Fernwirkung auf Kopforgane. Daraus konnte er ein Gesamtbild ermitteln, in dem Punkte auf der Patella das Gesicht sowie Punkte am seitlichen Knie – lateral sowie medial – die seitlichen Kopforgane (Tonsillen, Nebenhöhlen, Ohren) repräsentieren. Auf der Medianen der Knierückseite ist die Halswirbelsäule projiziert, die Mitte der HWS in der Poplitea. Die dorsale Mediane des Unterschenkels repräsentiert die einzelnen Etagen der BWS, und die Mediane der Ferse schließlich die LWS und das Os sacrum.

In diesem Fersengebiet finden sich bei Lumbalgien, Ischialgien und speziell bei Bandscheibenbeschwerden meist stark drucksensible Punkte. Sie sind jeweils dicht neben der dorsalen Fersenmedianen zu suchen und zu therapieren.

Nachdem sich das ganze Skelett ab der HWS auf dem Unterschenkel repräsentiert fand, war es nahe liegend, auch die für die Viszera geltenden Punkte segment- und etagenbezogen zu orten. Nach Erarbeitung dieser Organrepräsentationen am

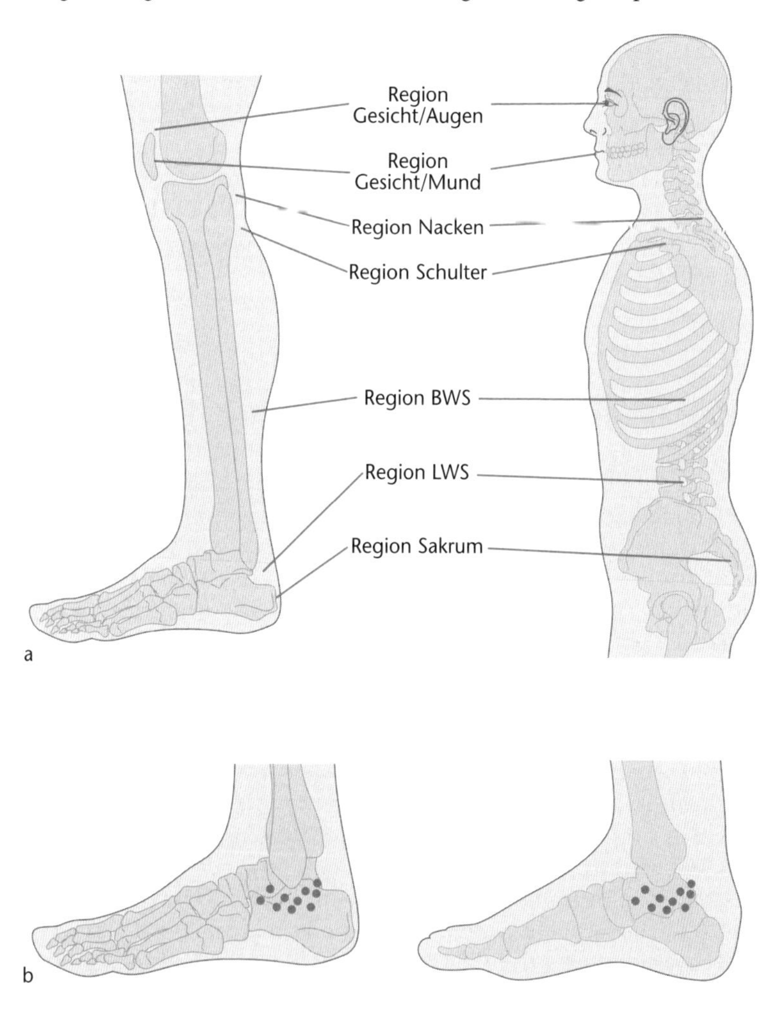

Abb. 33 *Repräsentation des Organismus an der unteren Extremität a) Übersicht der Entsprechungszonen am Unterschenkel/Fuß nach Siener b) Spezielle Punktareale am Innen- und Außenknöchel zur Therapie von Hüft- und Kniebeschwerden*

Unterschenkel ergänzte Siener die Bezeichnung seiner Methode (ursprünglich NPS = Neue Punktuelle Schmerztherapie) um den Buchstaben O für „Organtherapie“ (NPS-O).

Auch an der oberen Extremität konnte Siener spezielle Schmerztherapiepunkte entdecken, wiederum jeweils in peripherer Erstreckung der kinetischen Muskelketten. Diese Punkte sind vorzugsweise an der Hand lokalisiert. Speziell für Ellbogenbeschwerden fand Siener einen Korrespondenzpunkt, und zwar am Ringfinger im Verlauf des Dreierwärmer-Meridians. Dieser Punkt am Fingermittelgelenk hat sich als ein besonders effektiver Therapiepunkt für die verschiedensten Ellbogenschmerzen bewährt.

Siener als Neuraltherapeut führte seine Therapie mit Injektionen eines Lokalanästhetikums durch. Die Erfahrung, dass die Siener-Punkte ebenso wirksam mittels Akupunktur behandelt werden können und die typischen Merkmale einer somatotopischen Repräsentation besitzen, sowie ihre Teilnahme am Auslöschphänomen weisen das NPSO-System als ein eigenständiges Mikrosystem aus.

3.11 Fußreflexzonen

Die Reflexzonen der Fußsohlen sind – neben dem System der Ohrakupunktur – die bekannteste unter den Somatotopien (s. Abb. auf der Umschlagrückseite). Die Wiederentdeckung der Fußreflexzonentherapie in der Neuzeit und ihre Weiterentwicklung ist mit den Namen William Fitzgerald, Eunice Ingham, Hanne Marquardt und Walter Froneberg verbunden. Bereits in der Literatur des 16. Jahrhunderts finden sich Beschreibungen einer Fußpunkttherapie. Es gibt sogar Hinweise, dass solche Methoden in Indien und China vor vier- bis fünftausend Jahren bekannt waren.

Basierend auf den Beobachtungen des amerikanischen Arztes Fitzgerald und der von ihm konzipierten vertikalen Rastereinteilung des Körpers entschlüsselte Ingham am Fuß eng umschriebene Areale als Korrespondenzzonen zu den verschiedenen Organen des Körpers. Marquardt gebührt das Verdienst, die Fußreflexzonentherapie systematisiert und vertieft sowie die hinter diesem Phänomen stehende Ordnung Tausenden von Therapeuten in aller Welt vermittelt zu haben. Froneberg entdeckte die Repräsentation des Nervensystems am Fuß; es gelang ihm die punktuelle Aufschlüsselung sowohl für das motorisch-zerebrospinale als auch für das vegetative Nervensystem.

Die Gesamtprojektion des Organismus wird im Bild des „im Fuß sitzenden Menschen“ am besten veranschaulicht (Abb. 34).

Symmetrische Organe sind an analogen Zonen beider Füße projiziert; einseitig

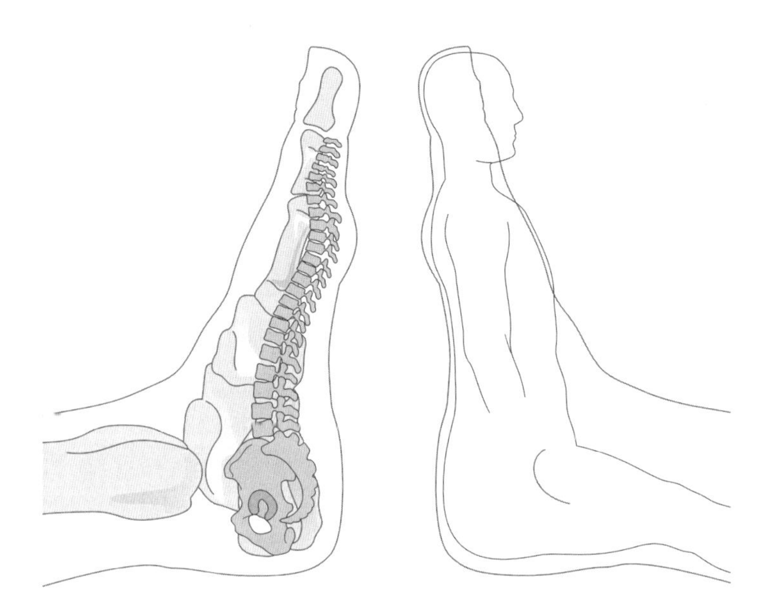

Abb. 34 *Repräsentation der Wirbelsäule im Fuß*

angelegte Organe finden eine ipsilaterale Korrespondenz. Mittellinien-Organe, wie zum Beispiel die Wirbelsäule, sind – quasi aufgeteilt – an der Innenkante beider Füße dargestellt.

Orientierung

Um das Bild des Körpers im Fuß erfassen und systematisieren zu können, sind die fünf Vertikalzonen nach Fitzgerald sowie drei Quer-Unterteilungen nach Marquardt hilfreich. Repräsentationen von Kopf- und Halsorganen liegen „oberhalb" einer gedachten Querlinie, die durch alle Zehengrundgelenke zieht und etwa der Horizontalen des Schultergürtels entspricht. Brust- und Oberbauchorgane sind zwischen dieser ersten Querlinie und der Lisfranc-Gelenklinie, also im Bereich der Basis der Mittelfußknochen, repräsentiert. Diese Lisfranc-Linie entspricht der unteren Begrenzung des Brustkorbs bzw. der Gürtellinie. Im verbleibenden dritten Abschnitt der Fußsohle sind die Organe des unteren Abdomens und des Beckens projiziert.

Die Fußreflexzonentherapie bezieht auch den seitlichen Fuß bis etwa eine Handbreit über die Knöchel ein, wo sich vor allem Muskeln und Nerven der unteren Extremitäten darstellen. Grundsätzlich gilt, dass Muskeln, Nerven und Knochen ihre Projektion mehr auf der Dorsalseite finden, die inneren Organe dagegen mehr auf der Plantarseite.

Überlappung mit anderweitigen Systemen

Es sei betont, dass die Fußreflexzonentherapie ein in sich geschlossenes System bildet, das unabhängig von anderweitigen den Fuß betreffenden Punkt- und Struktursystemen einen eigenen Stellenwert und eigene Wirksamkeit besitzt.

Hanne Marquardt kommentiert dies mit dem Hinweis, dass durchaus mehrere Systeme übereinander projiziert sein dürfen, da der Organismus sich ihrer wahlweise bedienen kann. Sie erinnert an das Bild der verschiedenen, farblich unterschiedenen Markierungen auf dem Boden einer Turnhalle, wo die jeweilige Sportart das gültige Spielfeld bestimmt.

Gemeinsamkeiten und Überschneidungen mit der Körperakupunktur, insbesondere den am Fuß verlaufenden Meridianen, sollten trotzdem bedacht werden.

Indikationen

Die Fußreflexzonentherapie orientiert sich primär an den Organbezügen. Indirekt können besonders häufig anzutreffende Druckdolenzen, zum Beispiel im Bereich der Sonnengeflechtsprojektion, weiterführende Hinweise auf vegetative bzw. psychosomatische Zusammenhänge bedeuten. Die gezielt und in adäquater Stärke gesetzten therapeutischen Reize wirken daher oft nicht nur organbezogen, sondern allgemein regulierend und vegetativ-psychisch harmonisierend.

Überhaupt scheinen die Füße manchen unverarbeiteten und verdrängten Eindrücken und Informationen, bildlich gesprochen, als eine Art „psychisches Depot“ zu dienen.

An dieser Stelle sei auch auf die durch Akupunkturmassage an Hand und Fuß erzielten Therapieerfolge bei Kindern mit zerebralen Entwicklungsstörungen hingewiesen. Mit Hilfe der von der Wiener Kinderärztin H. Tenk praktizierten Methode, einer sanften Massage von Akupunkturpunkten, werden zuweilen überraschende Besserungen erzielt.

3.12 Der Lymph-Belt am oberen Thorax

Als Lymph-Belt (engl. belt = gürtelartiges Band) werden am oberen Thorax auftretende, sich zum Teil kettenartig horizontal ausbreitende Reaktionspunkte bezeichnet, die meist Zeichen einer funktionellen Störung des Lymphsystems sind (Abb. 35a). Die Beobachtung solcher spezifischer Punktreaktionen am Sternum, infraklavikulär sowie am Nacken stammt nicht aus der TCM, sondern ist eine in der siebziger Jahren im Westen gewonnene Palpationserfahrung (Abb. 35b).

Das Lymphsystem des Kopf- und Halsbereichs spielt bei entzündlichen Erkrankungen von Zähnen und Kiefer, Nase, Nebenhöhlen, Tonsillen und Rachen eine bestimmende Rolle. Die mehr oder minder starke Behinderung oder Stauung des Lymphflusses ist oft schon palpatorisch an aktivierten Punkten des Lymph-Belts ablesbar.

a

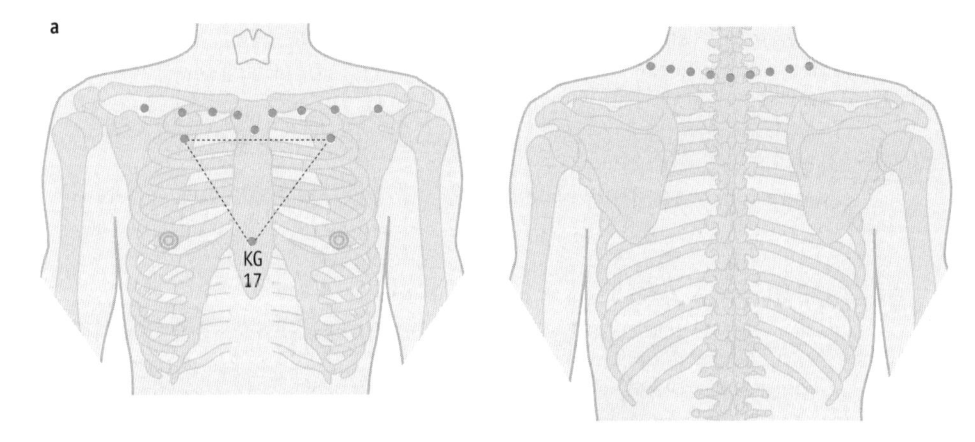

b

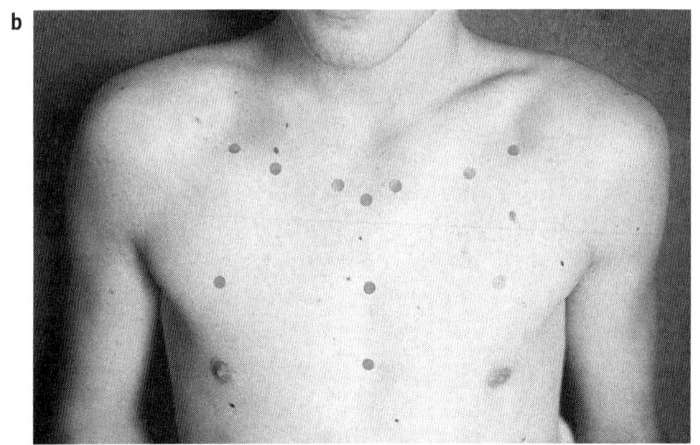

Abb. 35 *Lymph-Belt*
a) Schematische Darstellung ventral und dorsal
b) Markierung der Punkte am Patienten; beachte auch die Punkte auf der Medianen des Sternums

Sofortwirkungen

Durch Therapie der drucksensiblen Lymph-Belt-Punkte tritt oft eine reflektorische Sofortwirkung ein: der Lymphabfluss von der Kopf-Halsregion wird freier, was zumeist an der Schmerz- und Schwellungsminderung im Kieferwinkelgebiet nachvollziehbar ist. Diese offenbar durch Entspannung eines vorherigen Lymphangiospasmus erklärbare Sofortreaktion wird am ehesten durch die Punkte auf der ventralen bzw. dorsalen Medianen erreicht. Mit der Lymphaktivierung geht bekanntlich auch eine das Immunsystem optimierende Wirkung einher.

Zugleich tritt als weiterer Soforteffekt eine Entspannung der ventralen Halsmuskulatur ein (Mm. hyoidales sup. et inf., M. biventer, Platysma, Faszien etc.), was ebenfalls für einen besseren Lymphabfluss von Bedeutung sein dürfte. Eindrucksvoll ist die sofort freiere Retroflexion des Kopfes nach Druckmassage (Akupressur) oder Nadelung des Schmerzpunktes am oberen Sternum (KG 20 bzw. 21). Ebenso wird die Anteflexion durch Akupressur bzw. Nadelung des dorsalen Medianpunktes LG 14 verbessert.

Orientierung

Die zuerst und am häufigsten auftretenden Punkte des Lymph-Belts liegen jeweils auf der Medianen, also auf dem Konzeptions- bzw. dem Lenkergefäß: ventral etwa in Höhe von KG 20/21 auf dem Sternum, dorsal in Höhe von LG 14 am Dornfortsatz des 7. Halswirkelkörpers. Drucksensible Irritationspunkte bleiben jedoch nicht auf die ventrale und/oder dorsale Mediane beschränkt. Je nach Reizzustand treten nach Art einer Halskette weitere Punkte ventral und/oder dorsal auf, in engeren oder weiteren Abständen. Nächst häufig zeigen sich paramediane Reaktionspunkte als drucksensibel: ventral am Sternoklavikulargelenk, am Punkt N 27 bzw. in dessen näherer Umgebung; dorsal meist 1 Querfinger lateral der Medianen, entsprechend der Linie der Hua-Tuo-Punkte. Bei langanhaltenden Störungen – so zum Beispiel bei akuten Störfeldern im Kopfbereich – kann sich der Lymph-Belt über N 27 hinaus infraklavikulär-horizontal fortsetzen, ebenso auch dorsal. Die zusätzlich aktivierten Punkte können bekannte Meridianpunkte sein, zum Beispiel des Magen- und/oder Lungen-Meridians ventral bzw. des Blasen- und/oder Dünndarm-Meridians dorsal. Auch A-Shi-Punkte, die keinen Meridianen zuzuordnen sind, treten nicht selten im Verlauf der Belt-Linie auf (Abb. 35a).

Diagnostik am Lymph-Belt

Die Reaktionspunkte des Lymph-Belts sind als Hinweis auf Störfelder im Kopfbereich von gleicher diagnostischer Bedeutung wie die Adler-Langer-Punkte (s. Kap. 4.13) und treten ipsilateral zum Störfeld auf.

Es bewährt sich, bei Erstuntersuchung jeweils die Palpation des Lymph-Belts einzubeziehen, um sich anhand etwaiger Irritationspunkte über die Lymph- bzw. Immunsituation oder aber über eventuelle Störfelder einen Eindruck zu verschaffen. Die ventralen Punkte des Lymph-Belts treten meist deutlicher entgegen und sind vorrangig zu behandeln.

Die Horizontale in Höhe des Sternoklavikulargelenks bzw. der 1. Rippe stellt in mehrfacher Hinsicht eine Trennlinie dar: hier markiert der Punkt N 27 die kranialste Yin-Position, denn oberhalb gibt es an Hals und Kopf nur noch yang-bezogene Hauptmeridiane. Vor allem aber findet in Höhe des Belts ein Ausgleich zwischen der Sympathiko- und Vagotonie statt, indem hier unterschiedlich autonom dominierte Körperzonen aufeinandertreffen. Der Kopf, aus Sicht der Meridianlehre ausschließlich yang-betont, neigt zur Überreizung, zur Über-Yangisierung, zur Sympathikotonie, nach Nogier als „Inversion“ definiert. Die Lymphbelt-Horizontale erscheint wie eine Yin-Barriere, die dem entgegenzuwirken versucht.

Auch in der manuellen Medizin gilt die „Störung“ der 1. Rippe als ein wichtiges diagnostisches Zeichen.

Therapie am Lymph-Belt

Die Therapie am Lymph-Belt erfolgt am besten durch Nadelung. Oft bietet sich eine Dreipunkt-Nadelung an („Triplet“), indem zusätzlich zu dem stärkst betroffenen Mittellinien-Punkt zwei symmetrische drucksensible Paramedianpunkte genadelt werden. Statt Nadelung ist auch die Injektionstherapie, zum Beispiel mit einem Lymphmittel, bewährt.

Weitere lymphwirksame Punkte am Thorax

Bei Palpation finden sich lymphwirksame Irritationspunkte oft auch im übrigen Thoraxbereich: paravertebral der oberen Brustwirbelsäule auf der Dorsalseite, parasternal sowie im Bereich der Mammillarlinien auf der Ventralseite. Besonders bedeutsam sind die Punkte auf der Medianen zwischen Jugulum und Processus xyphoides, insbesondere Punkt KG 17 der Körperakupunktur (Abb. 35b). Die Irritation solcher Sternumpunkte weist im Allgemeinen auf eine psychogene Atemdepression hin, die Ausdruck einer larvierten depressiven Verstimmung sein kann.

J. Diamond, der die Kinesiologie für den psychischen Bereich erforschte, bringt die Sternumpunkte mit der Thymusdrüse in Zusammenhang. Nach seiner Erfahrung steht der energetische Zustand des Organismus in besonderer Wechselwirkung mit der Thymusdrüse, was wiederum für die Immunsituation bedeutsam ist.

3.13 Adler-Langer-Druckpunkte

Wichtige, vor allem diagnostisch verwertbare Punkte, paravertebral neben den Dornfortsätzen der Halswirbelsäule gelegen, hat Ernesto Adler, Barcelona, beschrieben (Abb. 36).

Adler erkannte, dass ein Druckschmerz an spezifischen Nackenpunkten oft im Zusammenhang mit einem Störfeld des Kopfgebiets steht. Aus der jeweiligen Etage der druckschmerzhaften Zone kann auf das in Frage kommende Störfeld geschlossen werden: Nebenhöhlen, Ober-/Unterkiefer-Zähne, Tonsillen etc. Adler betonte jedoch, dass diese parazervikalen Druckpunkte lediglich als Hinweis und nicht als Beweis für ein Störfeld anzusehen sind. Die Erfahrungen Adlers wurden durch H. Langer ergänzt und präzisiert.

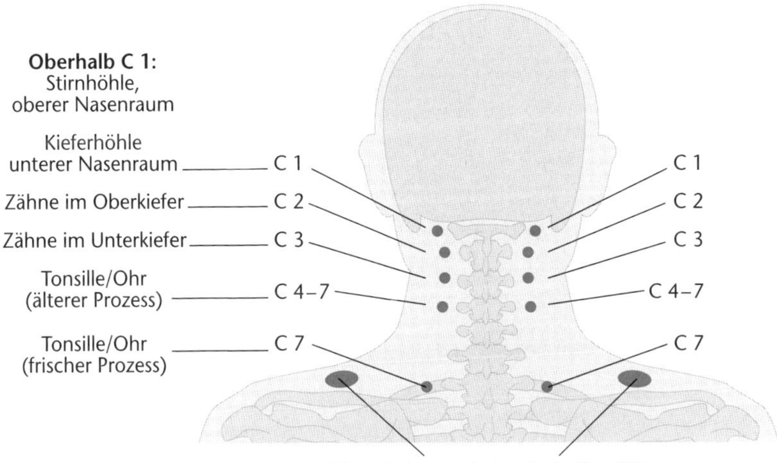

Abb. 36 *Die parazervikalen Druckpunkte nach Adler-Langer als Hinweis auf eventuelle Störfelder im Kopfbereich*

3.14 Alarmpunkte und Zustimmungspunkte

Die im Folgenden zu beschreibenden Punkte haben einen so eigenen diagnostischen und therapeutischen Stellenwert, dass sie auch ohne tiefere Kenntnis der Akupunktur in der Praxis genutzt werden können. Sie bilden Systeme eigener Art und weisen darüber hinaus eine Beziehung zur westlichen Segmenttherapie auf.

Alarmpunkte

Von besonderer Bedeutung sind die auf der Ventralseite gelegenen sog. Alarmpunkte (Abb. 37). Wie ihr Name andeutet, liegt in ihrer Irritation ein Signal: Im Falle der akuten Funktionsstörung des jeweils verknüpften inneren Organs werden diese Punkte druck- oder sogar spontanempfindlich.

Die Alarmpunkte finden sich zum Teil in der Medianen, zum Teil bilateral unsystematisch verteilt und meist nicht auf dem zugehörigen Meridian gelegen.

Die Gesamtheit der zwölf meridianbezogenen Alarmpunkte hat eine somatotopieartige Aussage.

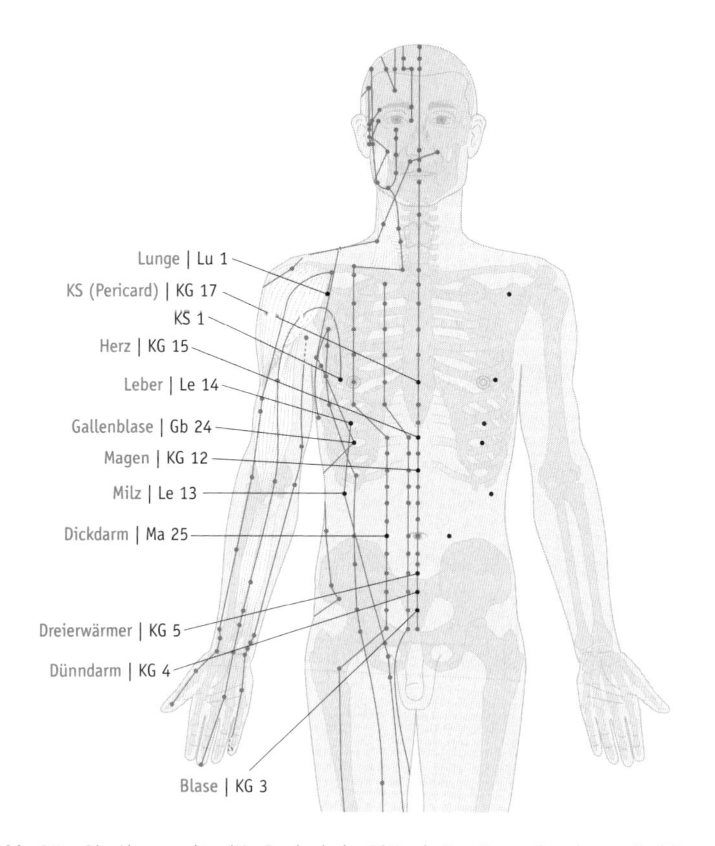

Abb. 37 *Die Alarmpunkte (Mu-Punkte) der TCM mit Repräsentation der 12 Meridiane*

Zustimmungspunkte

Ein weiteres System von Punkten, über die der energetische Zustand eines Meridians bzw. des korrelierenden Organs beurteilt und auch beeinflusst werden kann, sind die Zustimmungspunkte (Shu-Punkte). Sie bilden die dorsale Teilstrecke (zwischen T2 und S2) des Blasen-Meridians und haben jeweils einen spezifischen Bezug zu einem der zwölf Hauptmeridiane (Abb. 38a). Die beiderseits zwei Querfinger weiter lateral verlaufende Parallel-Linie (äußerer Ast des Blasen-Meridians) weist nochmals dieselben Indikationen auf, und zwar mit stärkerer Betonung der psychischen Komponente.

Die Zustimmungspunkte, deren Organbezug in der klassischen Akupunktur schon vor 2000 Jahren bekannt war, liegen jeweils innerhalb derjenigen Segmente, die nach Head Projektionsort für eben dieses Organ sind (Abb. 38b). Diese Übereinstimmung traditionell östlicher und modern westlicher Empirie bestätigt die Bedeutung der Therapie über paravertebrale Punkte. Hier erweisen sich die Zustimmungspunkte der TCM als in ihrer Lokalisation konstant und bewähren sich dadurch als Referenzpunkte. So zeigt sich im Falle einer Hepatitis – akut wie chronisch – der Zustimmungspunkt der Leber stets auffällig. Bei lang anhaltender bzw. chronischer Erkrankung treten sogar weitere Punkte in horizontaler Fortsetzung auf, und zwar in jeweils gleichem Abstand von 2 Querfingern, ein- oder auch beidseits. Solche sich in derselben Etage fortpflanzenden Reaktionspunkte („belts") erweisen sich als besonders effektiv in der Therapie (Abb. 38c).

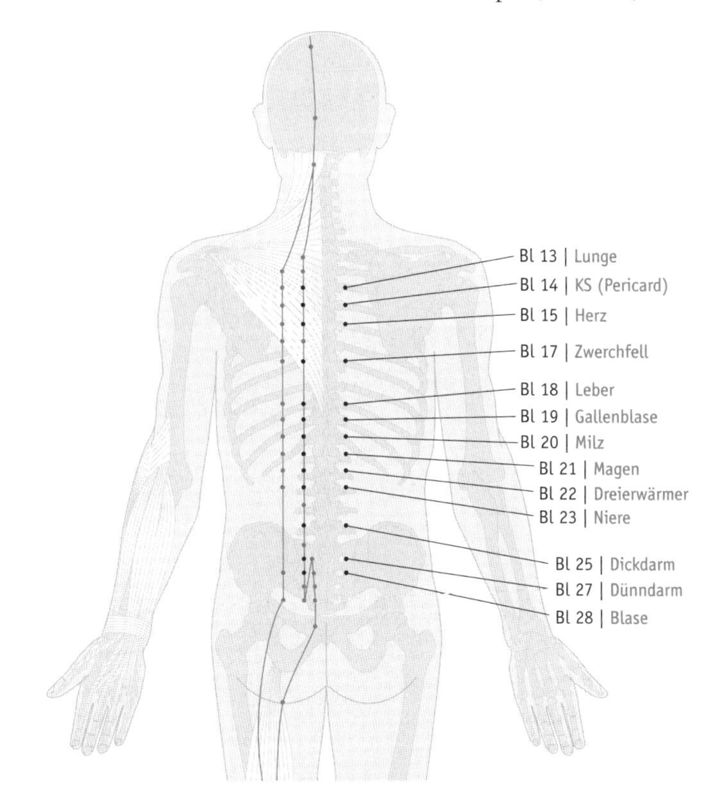

Abb. 38a *Die Zustimmungspunkte (Shu-Punkte) der TCM mit Repräsentation der 12 Meridiane*

Die Gesamtheit der Zustimmungspunkte kann als Somatotopie gedeutet werden. Hierfür spricht nicht nur die Vollständigkeit der repräsentierten Meridian- bzw. Organbezüge, sondern auch das über diese Punkte erzielbare „Auslöschphänomen" für analoge Punkte anderer Mikrosysteme. Somit bilden die Shu-Punkte ein Bindeglied zwischen der Meridian-Akupunktur und den Mikrosystemen und sind zudem durch ihre segmentale Einbindung an die Diagnostik und Therapie der westlichen Medizin angeschlossen.

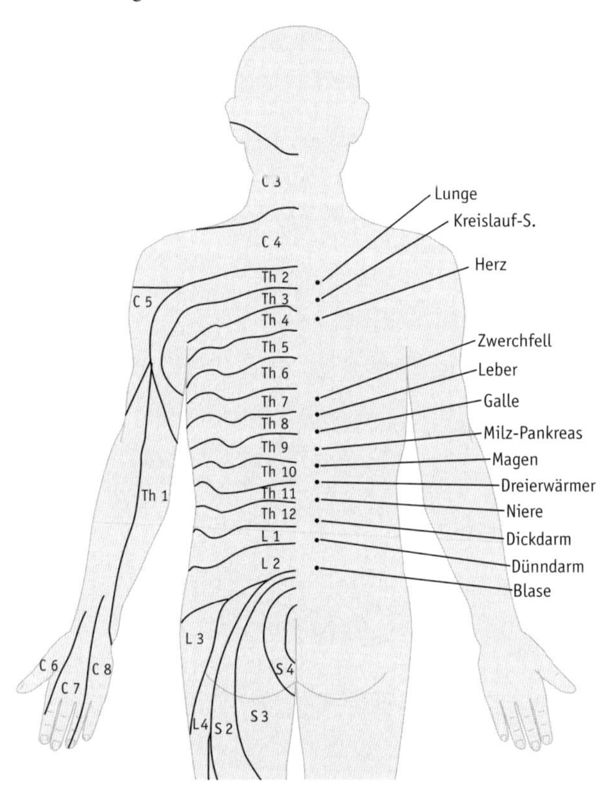

Abb. 38b *Die Zustimmungspunkte (Shu-Punkte) der TCM in Bezug zu den Segmenten der westlichen Medizin*

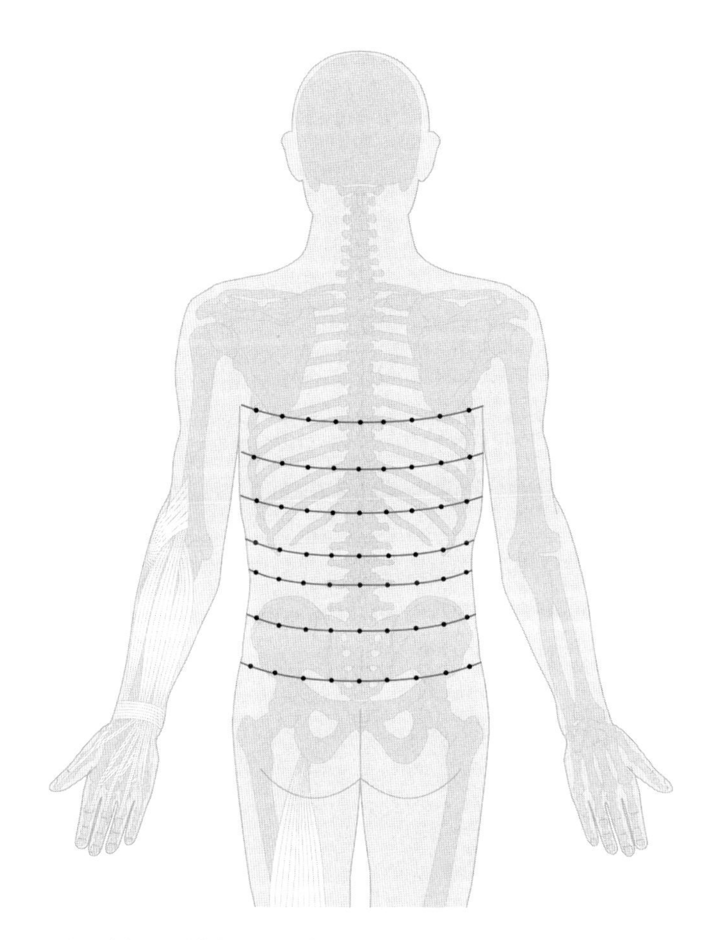

Abb. 38c *Die Erfahrung sich horizontal fortsetzender Punkte im jeweils gleichen Abstand („belts"): in manchen Fällen akuter wie chronischer Erkrankung eines Viszeralorgans lassen sich durch Very-Point-Technik vom irritierten Shu-Punkt ausgehende weitere aktive Punkte ermitteln, bei Hepatitis nur rechtsseitig*

4 Charakteristika der traditionellen Akupunktur

Seit dem Erscheinen der Erstauflage dieses Buches Anfang der achtziger Jahre hat sich die uns zugängliche Literatur über die chinesische Medizin vervielfacht. Einerseits finden sich streng und detailliert auf den klassischen Quellen fußende Lehrinhalte, andererseits westliche Interpretationen der Akupunktur, die einem naturwissenschaftlichen Verständnis entgegenzukommen suchen. Bei der Darstellung der Mikrosysteme wurde schon deutlich, dass unter dem Begriff Akupunktur heute keineswegs mehr ein einheitliches Grundkonzept gegeben ist. So gilt sowohl für die Praxis als auch für die zugrunde liegende Theorie und wissenschaftliche Erklärung, dass immer wieder neue, zeitgemäße Zugänge gefunden werden müssen.

Der Gewinn in der transkulturellen Begegnung mit der chinesischen Tradition und Medizin liegt in deren besonderem Erkenntnisweg: gegenüber dem westlichen, vorwiegend kausalanalytisch geprägten Ansatz finden wir in der TCM einen grundsätzlich andersartigen Zugang. Dieser ist primär **phänomenologisch,** das heißt er entnimmt dem äußeren Erscheinungsbild die darin verschlüsselte Aussage und Botschaft; dies führt weg vom Detail zu einem eher ganzheitlichen Erfassen. Des weiteren werden **Analogien** beachtet, das heißt man berücksichtigt solche Übereinstimmungen zwischen unterschiedlichen Faktoren und Bereichen, welche sich jeweils auf das Prinzipielle, Wesentliche beziehen. Je klarer Analogien hervortreten, desto prinzipieller ist ihre einheitliche Aussage. Drittens werden **Polaritäten** zugrunde gelegt, das heißt für jede Erscheinung wird ein polarer Konterpart erkannt, wobei beide Pole auf gegenseitige Ergänzung angelegt sind. Je stärker jeder Pol seine Eigenart herausstellt, desto zwingender ist die Anziehung des Antagonisten. Schließlich ergibt sich die Erfahrung, dass aus **zyklisch-periodischem** Fortschreiten und Werden eine Eigendynamik aufkommt, die Wandlungen provoziert. Dies lässt sich bildlich sowohl in Form des Kreises als auch der Spirale darstellen.

Diese vier Kriterien, die den asiatischen Kulturen und Philosophien selbstverständlich sind, beruhen auf den Wahrnehmungswegen der rechten Hirnhemisphäre. Wie heute aus vielfachen Forschungen bekannt ist, haben sich die verschiedenen Kulturen in bezug auf die Hirnhemisphärenaktivität unterschiedlich entwickelt: Die westliche Kultur mit ihrem abstrakt-rationalen Denkvermögen ist von einem Überwiegen der Linkshirntätigkeit geprägt. So bedeutet die Konfrontation mit der fremden Kultur eine Bereicherung und Ergänzung für beide Seiten in dem Sinne, dass die Einseitigkeit ausgeglichen werden kann, wenn die Akzeptanz für das Fremde offen ist.

Die in diesem Buch zur Darstellung gelangenden Grundlagen der Akupunktur und der Fünf-Elemente-Lehre sind bewusst auf die eher rechtshemisphärischen Erkenntniswege bezogen. Auf diese Weise kann Wesentliches aus dem traditionellen Wissensgut übernommen werden. Hingegen sollen solche in der Literatur immer wieder angeführten klassischen Begriffe außer acht bleiben, die ohne schlüssige Zuordnung dogmatisch postuliert werden.

In diesem Buch soll kein ins Einzelne gehender Lernstoff vermittelt werden, zumal dafür heute eine umfangreiche deutschsprachige Literatur vorliegt. Vielmehr geht es darum, das Prinzipielle und Systemische der Akupunktur transparent zu machen. Ein solcher Zugang eröffnet dem Leser die Möglichkeit, aus den klassischen Inhalten heraus eigene weiterführende Gedanken und Assoziationen zu entwickeln. Gerade über die psychischen Analogien lässt sich eine Brücke schlagen zu der modernen westlichen Psychosomatik.

4.1 Philosophische und praktische Grundlagen

Das faszinierende Konzept der TCM beruht auf mehr als nur auf einer in Jahrtausenden entwickelten und bestätigten therapeutischen Praxis. Das Wissen um eine den Kosmos wie den Menschen gleichermaßen bestimmenden Ordnung schuf – unabhängig von aller Empirie – die Voraussetzung für das Erkennen der Gesetzmäßigkeiten, die in der TCM zum Ausdruck kommen.

P. Unschuld, der bekannte Medizinhistoriker und Sinologe, weist darauf hin, dass die TCM keinen so einheitlichen Ursprung hat, wie heute im Westen allgemein angenommen wird. Aber selbst wenn in den vielen Zeitepochen der chinesischen Medizingeschichte unterschiedliche Strömungen und Konzepte aufkamen, so liegt doch hinter aller Theorie und Philosophie ein relativ homogenes und vor allem praktikables Grundkonzept. Die Medizingeschichte weist weltweit keine andere Methode auf, die in solcher Kontinuität bis auf den heutigen Tag bestätigt und bewährt ist.

4.1.1 Das funktionelle Konzept der Akupunktur

Nach klassischem Verständnis der TCM ist der Mensch in einen Kreis von Wechselbeziehungen eingebettet. Diese Verkettung mag als Abhängigkeit erscheinen, kann aber auch als Zielsetzung verstanden werden.

In der Funktion – das ist definitionsgemäß die Beziehung eines Faktors zum anderen – werden die Einzelfaktoren relativiert. Jede Veränderung des einen Faktors bezieht den anderen ein; jede Veränderung der einen Qualität bringt notwendig eine Wandlung der anderen Qualität mit sich.

In der Akupunktur ist das Dynamische der Funktion gegenüber dem statisch-anatomisch Abgegrenzten absolut vorrangig. In der TCM werden die Organe primär als Funktionsträger verstanden und nicht so sehr als anatomische Untereinheiten des Organismus. Eine histologisch-biochemische Sicht, wie die westliche, analysiert und reduziert auf immer feinere und kleinere Strukturen bis hin zur DNS als letztem Baustein des Körpers. Eine funktionelle Sicht, wie die der Akupunktur, geht induktiv-synthetisch vor und spannt durch Affinitäten, Analogien und Verknüpfungen einen umfassenderen Rahmen.

So kennt die TCM funktionelle Verbindungen zwischen den verschiedensten, durchaus nicht benachbart gelegenen Organen, an denen korrespondierende Funktionen offensichtlich sind. Das Zusammenwirken der Funktionen in ihrer Wechselbeziehung dient dem Ziel des Ganzen, der Aufrechterhaltung der Homöostase.

In dem funktionellen, wechselwirksamen Zusammenschluss unterschiedlicher Organe sind die Bedingungen eines **Regelkreises** gegeben. Innerhalb solcher Regelkreise ist ein gegenseitiges Absichern und kompensatorisches Ausgleichen der beteiligten Faktoren gewährleistet.

4.1.2 Autoregulation und Prävention

Die Akupunktur gründet auf der Beobachtung, dass manifesten organischen Krankheiten funktionelle Störungen vorauszugehen pflegen. Sie verursachen oft eine merkliche Beeinträchtigung des subjektiven Befindens, ohne dass ein objektiver Befund vorliegen muss. In diesem prämorbiden Stadium schöpft der Organismus mit Hilfe seiner eigenen Regelmechanismen alle Möglichkeiten zur Wiederherstellung der regelrechten Funktionen aus.

In der TCM sind der objektive Befund und das subjektive Befinden von gleicher Wichtigkeit für den diagnostischen Ansatz: Erst bei Berücksichtigung beider Komponenten kann der Patient in seiner Krankheit wie auch in seinem individuellen Kranksein erfasst werden.

Von ihrem therapeutischen Ansatz her sucht die TCM die Eigenregulation des Organismus zu unterstützen. Erfahrungsgemäß kann sich nämlich bei länger bestehenden Belastungen, auch unter psychischem Dauerstress, die Eigenregulation erschöpfen. Die Regelmechanismen des Körpers lassen sich jedoch oft schon durch geringfügige, aber gezielte Stimuli aktivieren und restabilisieren. Diese therapeutische Unterstützung soll möglichst schon präventiv, vor dem Auftreten gravierender Krankheitssymptome stattfinden und körpereigene Ressourcen mobilisieren. Bekanntlich wurde im alten China der Arzt nur dann honoriert, wenn seine ärztliche Kunst dank vorbeugender Behandlung den Patienten vor ernsthaften Krankheiten bewahrte.

Der Organismus als Gesamtsystem scheint auf eine optimale Harmonie seiner vielfältigen Funktionen angelegt zu sein. Dies gilt gleichermaßen für die Funktionen im Einzelnen wie für ihre Wechselwirkung untereinander.

Der Begriff Funktion ist seit C. G. Jung auch für den Bereich des Psychischen, also die Reaktions- und Ausdrucksweisen der Seele, eingeführt. Das erwähnte Wechselspiel und gegenseitige Bedingen im Organismus schließt offensichtlich auch die psychischen Funktionen ein im Sinne einer somatopsychischen Autoregulation. Kommt einer der somatisch-funktionellen oder psychisch-funktionellen Faktoren zur Regulation, so wird damit zugleich das gesamte, komplexe System beeinflusst. So kann Äquifinalität auch als Zielsetzung einer ausgewogenen Balance zwischen Soma und Psyche interpretiert werden.

4.2 Indikationen – Kontraindikationen

Die Akupunkturbehandlung von Krankheitszuständen ist ohne schulmedizinische Befundabklärung grundsätzlich kontraindiziert.

4.2.1 Wirkungsweisen

Die Wirkungen der Körperakupunktur wie auch der Mikrosystem-Therapie sind breit gefächert:

- analgetisch
- funktionsregulierend, speziell am respiratorischen, digestiven, urogenitalen und endokrinen System
- motorisch regulierend am Bewegungssystem
- modulierend am Immunsystem
- antiphlogistisch und antiallergisch
- psychovegetativ harmonisierend.

Eine regulative Therapie vermag vor allem gestörte Funktionen zu normalisieren; Gewebsdestruktionen können jedoch nicht regeneriert werden.

Besonders wichtige und bewährte Indikationen enthält der umfangreiche Indikationskatalog der Weltgesundheitsorganisation, der auszugsweise folgt.

4.2.2 Indikationenkatalog der WHO

Indikationen der Akupunktur nach Angaben der WHO (Weltgesundheitsorganisation):

- Erkrankungen des Atmungstraktes (akute/chron. Rhinitis, Sinusitis, Tonsillitis, akute/chron. Bronchitis, Asthma bronchiale)
- Augenerkrankungen (Konjunktivitis, Katarakt)
- Erkrankungen der Mundhöhle (Zahnschmerzen, dolor post extractionem)
- Erkrankungen des Verdauungstraktes (akute/chron. Gastritis, Ulcus, Obstipation, Spasmen)
- Neurologische Erkrankungen (Kopfschmerzen, Migräne, Trigeminusneuralgie, Fazialisparese, Lähmungen nach Schlaganfall, periphere Neuropathien)
- Orthopädische Erkrankungen (Schmerzen und Dysfunktionen des Bewegungssystems)
- Hauterkrankungen (Ekzeme, Neurodermitis, Herpes simplex/zoster)
- Allergien jeder Art (Heuschnupfen, Hausstauballergie, Tierhaarallergie)

4.2.3 Kontraindikationen

Kontraindikationen sind:

- Erkrankungen, bei denen eine Operation angezeigt ist
- generell lebensbedrohende Erkrankungen
- gravierende Infektionserkrankungen
- ernsthafte neurologische Erkrankungen
- Tumorerkrankungen
- Erbkrankheiten
- Als relative Kontraindikationen gelten extreme Erschöpfungs- und Schwächezustände des Patienten (zum Beispiel nach Fastenkur).
- Die Therapie an endokrin wirksamen Punkten ist in der Schwangerschaft kontraindiziert.

Mögliche Komplikation:

- unbedingt zu vermeiden ist ein Pneumothorax bei Nadelung im Bereich des oberen Thorax. (Tangentiale Nadelinsertion bei Bildung einer Hautfalte ist geboten.)
- Bei Patienten, die unter Antikoagulantien stehen, gilt besondere Vorsicht (kleine, kurze Nadeln verwenden).
- Selbstverständlich darf nicht in ein entzündetes Gewebe eingestochen werden.

Wie bei allen Regulationstherapien kann vor allem nach der ersten Behandlung eine sog. Erstverschlimmerung eintreten. Diese Art der Überreaktion besagt grundsätzlich, dass der Organismus auf die regulativen Impulse anspricht. Erfahrungsgemäß klingen solche Erstverschlimmerungen binnen ein bis zwei Tagen ab. Es ist jedoch sinnvoll, den Patienten auf die Möglichkeit einer solchen Reaktion bei Beginn der Behandlung hinzuweisen.

4.2.4 Nichtansprechen auf Akupunktur

Metaanalysen besagen, dass ca. 10–15 Prozent der Patienten auf eine Regulationstherapie wie Akupunktur nicht ansprechen („Non-Responder").

Zu den besonders gravierenden Faktoren, die die Regulation völlig oder teilweise blockieren können, zählen:

- toxische Belastungen, z. B. durch Nahrungsmittel- und Umweltgifte, zahnärztliche Werkstoffe
- Medikamente mit hemmender Wirkung auf die Eigenregulation (z. B. Kortikoide)
- Störfelder im Sinne der Neuraltherapie
- psychische Blockierungen
- spezielle Therapiehindernisse, wie sie in der Aurikulotherapie und auch in der Applied Kinesiology (AK) bekannt wurden.

Bei schlechtem Ansprechen auf Körperakupunktur ist es nach therapeutischer Erfahrung sinnvoll, an bestimmten Mikrosystemen zu beginnen, speziell an Arealen mit psychotroper Wirkung (Ohrmuschel, Handlinie V, Handlinie II, Retromolarregion enoral).

4.3 Die Akupunkturpunkte

Zur Einwirkung auf die körpereigenen Regulationsmechanismen bedient sich die TCM bekanntlich der Akupunkturpunkte. Diese Punkte sind meist durch bestimmte Muskel-, Sehnen- oder Knochensituationen topographisch definiert, können jedoch in ihrer Lokalisation individuell geringfügig variieren. Die Existenz der Akupunkturpunkte ist heute bewiesen: Die Punkte heben sich durch ihr abweichendes elektrisches Verhalten von der Umgebung ab; ihre elektrische Leitfähigkeit ist erhöht, der Hautwiderstand vermindert. Auch im thermischen Verhalten unterscheiden sich die Akupunkturpunkte von ihrer Nachbarschaft, was sich durch Bolometrie nachweisen ließ.

Anatomisch-morphologisch finden sich Akupunkturpunkte bevorzugt an den Perforationsstellen der oberflächlichen Hautfaszie, wie der Anatom H. Heine nachweisen konnte. Diese Öffnungen dienen jeweils dem Durchtritt eines feinen Gefäß-Nerven-Bündels zur Versorgung der Epidermis. Die weiche, voluminöse bindegewebige Umhüllung des Gefäß-Nerven-Bündels begünstigt ein relativ widerstandsloses Hineingleiten der Akupunkturnadel am Punkt. Interessanterweise ist die chinesische Bezeichnung für den Punkt „Öffnung“ (foramen).

G. Kellner hat in einer umfangreichen histologischen Studie nachgewiesen, dass im Bereich der meisten Akupunkturpunkte die zum nervösen Kontrollsystem der Haut gehörenden Rezeptoren (Meissner- und Krause-Körperchen) vermehrt vorkommen.

Die Realität des Akupunkturpunkts ist somit morphologisch-histologisch und biophysikalisch belegt.

4.4 Die Meridiane und der Energiebegriff

Für die auf der Körperoberfläche verteilten Punkte hat die TCM systemische Zusammengehörigkeiten erkannt, nämlich Punktketten, die jeweils beidseitig vorhanden sind und sich im Wesentlichen vertikal erstrecken.

Ein anatomisches Substrat für die Meridiane konnte bisher nicht nachgewiesen werden. Als „Punkte in Anordnung“ markieren sie jedoch eine gesetzmäßige, nicht umkehrbare Aufeinanderfolge, so dass das Bild von den Körper überziehenden Linien oder Bahnen entsteht. Telethermographische Aufnahmen lassen erkennen, dass nach einer Akupunkturbehandlung zuweilen auffällige, dem Meridianverlauf analoge Farbstreifen auftreten. Manche extrem sensiblen Personen, z. B. Blinde, können nach Nadelung eines Akupunkturpunktes den Verlauf des zugehörigen Meridians am Körper exakt nachzeichnen.

4.4.1 Die zwölf Hauptmeridiane

Von den zwölf beidseitig angelegten Hauptmeridianen sind zehn nach verschiedenen Viszeralorganen des Körpers benannt, nämlich Niere, Blase, Leber, Gallenblase, Milz (zusammen mit Pankreas als funktionelle Einheit verstanden), Magen, Lunge, Dickdarm, Herz und Dünndarm. Jeder Meridian steht als Oberbegriff für eine Anzahl funktioneller Zusammengehörigkeiten, die über den Organbezug hinausgehen. In diesem Sinne definierte M. Porkert die Meridiane als Orbes (Kreise). Die zwei verbleibenden Hauptmeridiane sind nicht organbezogen, sondern rein funktionell zu verstehen; sie tragen die tradierten Namen „Dreierwärmer“ und „Perikard“.

Außer diesen zwölf bilateralen Hauptmeridianen gibt es acht außerordentliche („Wunder"-) Meridiane, von denen die beiden unpaarigen Mittellinien-Meridiane, das Lenkergefäß sowie das Konzeptionsgefäß, besonders wichtig sind. Das Lenkergefäß (Du Mai) verläuft auf der dorsalen Medianen, vom Damm zur Oberlippenmitte, das Konzeptionsgefäß (Ren Mai) auf der ventralen Medianen, vom Damm zur Unterlippenmitte.

4.4.2 Das energetische Akupunktur-Konzept

Die Vorstellung von Meridian-Bahnen hängt damit zusammen, dass die TCM in diesen „Leitbahnen" einen Energiekreislauf postuliert. Allerdings liegen der energetischen Sicht der Akupunktur andere Kriterien zugrunde als dem Energieverständnis der Physik. Nach klassischer Lehre zirkuliert im Meridiansystem eine als Qi bezeichnete Vitalkraft. Damit gewinnt die TCM eine Arbeitshypothese, die das funktionelle, räumlich-zeitliche Zusammenspiel der Punkte und Meridiane in ein Ordnungsschema bringt. Für die diagnostischen und therapeutischen Regeln der Körperakupunktur ist die Vorstellung eines in den Meridianen zirkulierenden Qi unerlässlich.

Unregelmäßigkeiten im Qi-Fluss – Fülle, Mangel, Stau etc. – können zu funktionellen Störungen im Organismus führen und bilden die Hauptindikationen der Akupunktur.

Selbst wenn das energetische Konzept theoretisch und hypothetisch erscheinen mag, so ist es doch seit Jahrtausenden in Diagnostik und Therapie empirisch bestätigt.

Traditionell werden mehrere Qi-Aspekte unterschieden: Zum einen steht dem Menschen von Geburt an ein bestimmtes Energiequantum zur Verfügung, die sog. Erb-Energie, zum anderen bedarf der Organismus zur Ausübung seiner vielfältigen Funktionen einer über Nahrungsaufnahme und Atmung täglich neu zu gewinnenden Betriebsenergie. In der TCM wird die dynamische yang-betonte Qi-Energie ergänzt durch eine yin-betonte Strukturkraft, als Xue bezeichnet.

4.4.3 Der 24-Stunden-Rhythmus

Außer der räumlichen Anordnung der Meridiane im Organismus kennt die TCM eine zeitliche Ordnung: In geregelter Sequenz durchläuft das Qi einmal in 24 Stunden nacheinander alle zwölf Hauptmeridiane. Die einzelnen Meridiane stellen demnach Teilstücke des zirkadianen Gesamtumlaufs dar. Jedem der zwölf beidseitigen Meridiane fällt somit eine zweistündige „Maximalzeit" zu, wie an der so genannten Organuhr der TCM ablesbar.

Die Zirkadianität entspricht der Erfahrung des praktischen Arztes, dass nämlich

Gallenkoliken am ehesten nach Mitternacht, Hypoglykämien meist gegen Mittag auftreten. In der Therapie können solche Zeitbezüge allerdings nur selten berücksichtigt werden.

Die grundsätzliche Bedeutung der Periodik, speziell von Tagesrhythmen, ist in den letzten Jahrzehnten durch wissenschaftliche Arbeiten des Max-Planck-Instituts für Biorhythmik bestätigt worden.

4.4.4 Die drei Umläufe

Zeitlich wie räumlich bilden vier aufeinander folgende Meridiane jeweils einen „Umlauf". Drei solche Meridianschleifen zu je acht Stunden machen also den 24-stündigen Gesamtumlauf aus.

Der Ausgangspunkt eines Umlaufs liegt jeweils am oberen Thorax. Von hier aus strömt das Qi zu den Fingerspitzen, von dort zum Gesicht, dann den ganzen Körper hinab bis zu den Zehenspitzen und schließlich zum Thorax zurück (Abb. 39a). Der längste Meridian – der Abschnitt vom Kopf zum Fuß – ist jeweils bestimmend für den betreffenden Umlauf, sowohl topographisch als auch phänomenologisch:

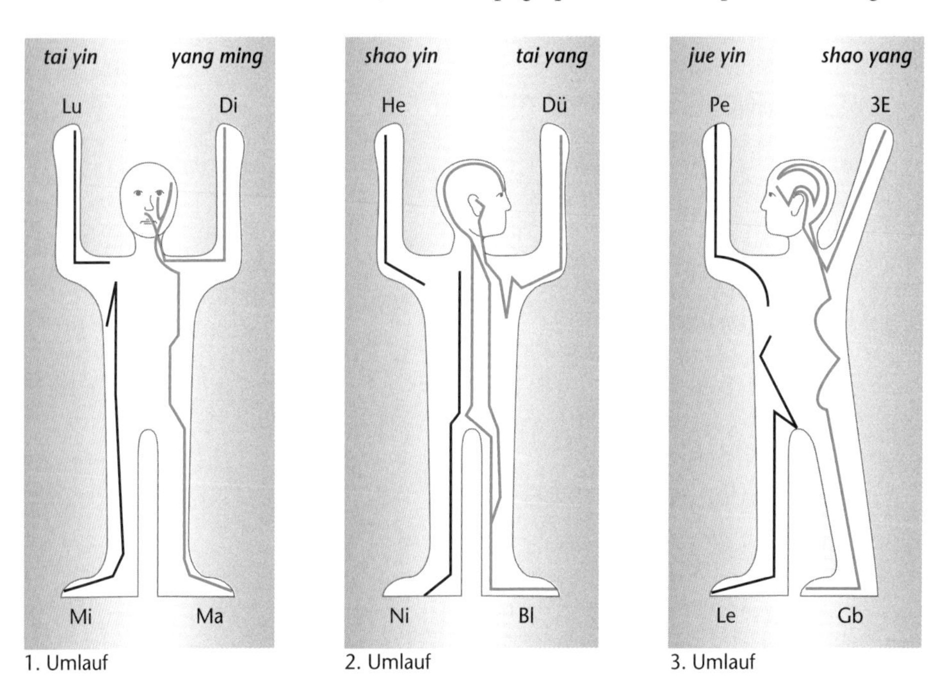

Abb. 39a *Meridianumläufe. Schematische Übersicht der drei Umläufe: 1. Umlauf: Lunge-Dickdarm-Magen-Milz; 2. Umlauf: Herz-Dünndarm-Blase-Niere; 3. Umlauf: Perikard-Dreierwärmer-Gallenblase-Leber*

So ist der erste Umlauf durch die ventrale Punktkette des Magen-Meridians, der zweite Umlauf durch die über das ganze Dorsum verlaufende Punktkette des Blasen-Meridians und der dritte Umlauf durch die den Körper lateral überziehende Kette des Gallenblasen-Meridians geprägt. Diese drei unverwechselbaren Topographien der Umläufe sind für die therapeutischen Erwägungen der Akupunktur nicht unwesentlich.

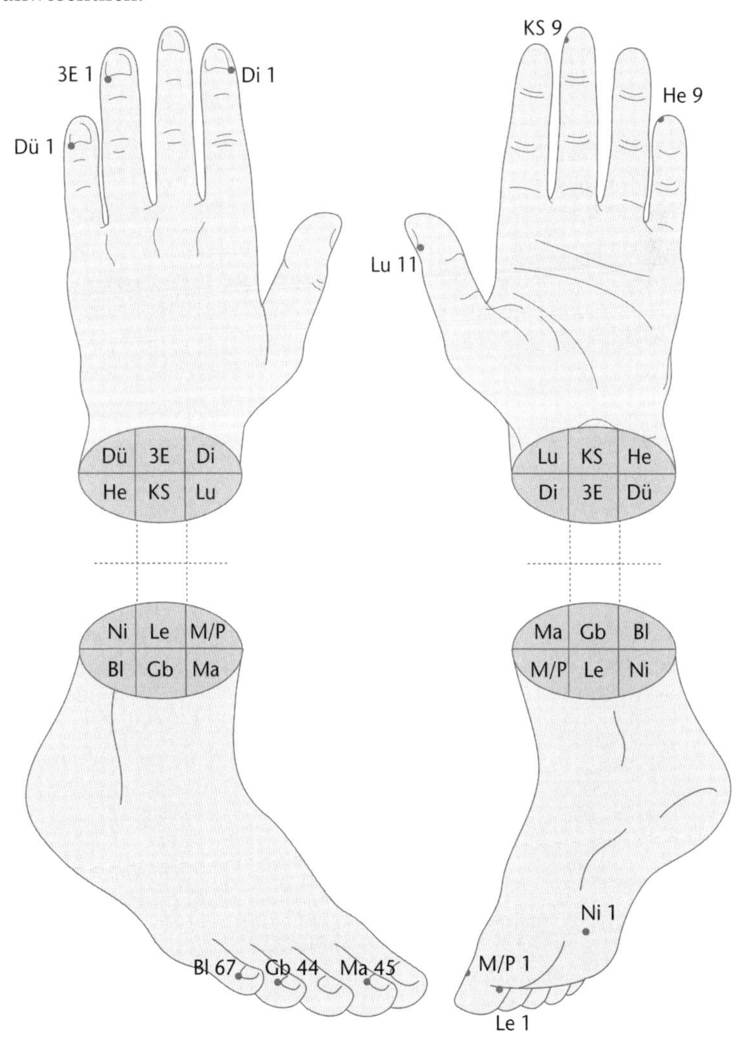

Abb. 39b *Die Aufteilung der Yin- und Yang-Meridiane an Händen und Füßen, schematisiert im Sinne einer Metamer-Gliederung*

Die Differenzierung der drei Umläufe in einen **dorsalbetonten**, einen **lateralbetonten** und einen **ventralbetonten** findet ihre Entsprechung in metameren Abschnitten der Extremitäten (Abb. 39b). Schematisiert lassen sich nämlich die Meridianverläufe an den Extremitäten als Metamere darstellen, was analoge Bereiche an Händen und Füßen hervorhebt. Die vier auf der Kleinfinger/Kleinzehen-Seite verlaufenden Meridiane gehören tatsächlich dem selben, nämlich dem dorsalbetonten Umlauf an, die der Daumen/Großzehen-Seite dem ventralbetonten; dazwischen liegen sowohl am Körper als auch an den Phalangen die Meridiane des lateralbetonten Umlaufs (vgl. Abb. 55, S. 166).

4.5 Yin und Yang als zwei Aspekte eines Ganzen

Die klassische chinesische Philosophie und Medizin hat sich intensiv mit dem Phänomen der Polarität auseinandergesetzt. Begrifflich wie symbolhaft steht hierfür das Gegensatzpaar Yin und Yang. Je klarer die beiden Pole differenziert werden, desto deutlicher tritt ihr Antagonismus hervor. Je extremer die Polarisierung, desto stärker wird die erzeugte Spannung und drängt zum Ausgleich.

Polarität ist jedoch nicht als unvereinbarer Gegensatz zu verstehen, im Gegenteil: „Contraria sunt complementa"; unter diesem Motto wählte Niels Bohr die Monade als sein persönliches Wappen. In kausal-analytischer Sicht würden zwei Antagonismen als unvereinbar gelten und daher in einer Grafik getrennt dargestellt werden. Hingegen zeigt das Bild der Monade, des klassischen Akupunktursymbols, ein gegenseitiges Umschlingen (Abb. 40). Es weist sogar einen im Antagonisten schlummernden dualen Wesenskern auf. Da letztlich alles veränderlich ist, trägt die eine Polarität immer die andere in sich und ist in einer Verwandlung zur anderen hin begriffen; solche Wandlung vollzieht sich im gegenseitigen Raumgewähren.

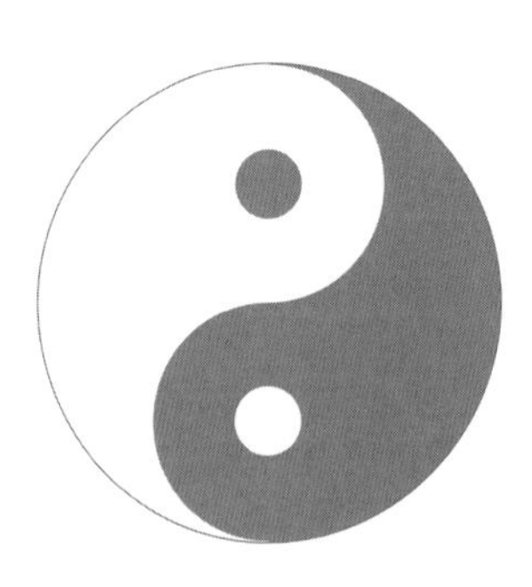

Abb. 40 *Die Yin-Yang-Monade*

Alle denkbaren Yang/Yin-Polaritäten sind als gleichrangige Teilaspekte einer übergeordneten Einheit zu werten, zum Beispiel: Mann/Frau, Tag/Nacht, Licht/Dunkel, Geist/Materie, aktiv/passiv, dynamisch/statisch.

Auch Sympathikus (Yang) und Parasympathikus (Yin), Inspirium (Yang) und Exspirium (Yin), Dissimilation (Yang) und Assimilation (Yin), katabol (Yang) und anabol (Yin) lassen sich eindeutig den Polaritäten zuordnen.

Die Interpretation der gegensätzlichen Qualitäten führt allzu leicht zu einer Verherrlichung des

Yang; Dynamik, Aktivität, auffällige Aufmachung und Selbstverwirklichung entsprechen dem Leitbild der heutigen Gesellschaft und Kultur. Demgegenüber erfahren die Qualitäten des Yin oft eine Abwertung. In Wirklichkeit meint Yin das Beschützende, Bewahrende, Strukturierende und Stabilisierende des Gewonnenen. Nacht und Dunkel stehen für das Unbewusste, für die regenerierende Kraft von Schlaf und Traum, für Reduktion auf das Wesentliche. Bertrand Russell definierte das Yin als „Harmonie auf Kosten des Fortschritts" und das Yang als „Dynamik auf Kosten der Stabilität".

Nach Nager, dem Schweizer Medizinphilosophen, leidet die heutige zivilisierte Gesellschaft, selbst auch die moderne Medizin an einem extremen Mangel an Yin-Qualitäten.

Unabhängig von allen Regeln der TCM sollte daher der Therapeut dieses Ungleichgewicht in der Lebensführung vieler seiner Patienten im Auge haben.

4.5.1 Yin und Yang im Organismus

Die yang-bezogenen Meridiane verlaufen sämtlich von oben nach unten, die yin-bezogenen von unten nach oben. In der TCM ist der Kopf, das Kraniale des Organismus dem Yang und das Untere, Erdnahe dem Yin zugeordnet. In diesem Sinne findet sich auch das Geistig-Bewusste im Yang des Kopfes repräsentiert. Kopf und Hals werden nur von yang-bezogenen Hauptmeridianen erreicht. Darum muss diese Yang-Kraft zum Yin hin, also bodenwärts strömen, und die erdbezogene Yin-Kraft muss aufsteigen. So ist nach traditioneller Lehre im Menschen ein ständiger Austausch und Spannungsausgleich zwischen oben und unten im Gange, der das Gleichgewicht garantiert – letztlich ein Gleichgewicht zwischen Geist (Kopf, Bewusstsein) und Körper (Materie, Stoff, Erde). Dem Menschen obliegt die Aufgabe, auch in seiner Lebensführung die Balance zwischen diesen so entgegengesetzten Qualitäten anzustreben. Jede Einseitigkeit bedeutet Disharmonie für den Organismus in seiner Geist-Seele-Leib-Beschaffenheit.

4.5.2 Polarisierungen als Kriterien der Akupunkturdiagnostik

In der TCM wird Krankheit als Yin-Yang-Disharmonie aufgefasst. Die Yang-Yin-Polarisierung bezieht sich dabei sowohl auf die Krankheit als solche, als auch auf den Kranken selbst. In der diagnostischen und therapeutischen Entscheidung hat hier die Beurteilung des Patientenzustandes Vorrang vor dem der jeweiligen Krankheit.

Aus energetischer Sicht beruht die Gleichgewichtsverschiebung jeweils auf pathologischen Fülle-(Überschuss-) oder Leere-(Schwäche-)Zuständen. Um den energetischen Ausgleich wieder herzustellen, muss zuerst diagnostisch geklärt werden, in welche Richtung das polare Gleichgewicht verschoben ist.

Es ist zuweilen schwierig, Yang- und Yin-Zustände bzw. Fülle- und Leere-Status zu unterscheiden, zumal es sich oft nur um graduelle Unterschiede handelt. Kriterien der Differenzierung sind unter anderem äußere Zeichen wie Tonus, Turgor, Hautfarbe, Gestik und Stimme, Zungenbild etc.

Die energetische Situation der einzelnen Meridiane wird traditionell mit Hilfe der Pulsdiagnostik an den beidseitigen Radialispuls-Taststellen beurteilt. Ein weiteres, leichter erlernbares palpatorisches Verfahren ist die erwähnte japanische Bauchdeckendiagnostik (s. Kap. 3.3.1), die sich zur Hinweisdiagnostik auf gestörte Meridiane eignet. Doch auch durch Detektion von meridianbezogenen Mikrosystempunkten, z. B. Ypsilon-Punkten der YNSA oder Vestibulumpunkten im Mund, können entsprechende diagnostische Hinweise gewonnen werden.

Außer der Differenzierung in Yin und Yang sowie in Fülle und Leere wird in der Akupunkturdiagnostik auch die Beziehung des Beschwerdebildes zur Oberflächen/Innen-Manifestation sowie zur Wärme/Kälte-Modalität unterschieden. Erkrankungen der Haut, aber auch von Muskeln und Sehnen – also des Bewegungssystems – gelten in der TCM als Oberflächenerkrankungen, im Unterschied zu inneren Erkrankungen sowie Beschwerdebildern mit psychischen Prägungen. Wärme bzw. Kältedifferenzierung wird aus dem Gegensatz zwischen akut (calor, tumor, rubor) und chronisch abgeleitet.

Die traditionelle Ba-Gang-Diagnostik sucht aus diesen vier Gegensatzpaaren – Yang/Yin, Fülle/Leere, Außen/Innen und Wärme/Kälte – die jeweilige Tendenz der Krankheitsentwicklung graduell zu ermitteln. Damit spiegelt sie den funktionell-prozessualen Ansatz der TCM mit seiner besonderen Sensibilität für Entwicklungen und Wandlungen wider.

4.6 Die Fünf Elemente oder Wandlungsphasen

Aufgrund ihrer funktionellen Wechselwirkung werden den Meridianen je nach Bezugsorgan unterschiedliche polare Wertigkeiten zugesprochen. Bestimmte innere Organe werden als Speicherorgane aufgefasst (Nieren, Leber, Milz/Pankreas, Lunge, Herz) und sind samt ihren Meridianen dem Yin-Prinzip zugeordnet. Die Hohlorgane des Verdauungs- und Urogenitaltrakts samt ihren Meridianen (Blase, Gallenblase, Magen, Dickdarm, Dünndarm) zählen zum Yang-Prinzip. Von den beiden nicht organ-bezogenen Meridianen wird der Dreierwärmer dem Yang, der Perikard-Meridian dem Yin zugeordnet.

Je zwei organ-bezogene Meridiane – eine Yin- und eine Yang-Punktkette –, die im Energieumlauf unmittelbar hintereinander geschaltet sind, bilden miteinander ein **gekoppeltes, d.h. sich funktionell ergänzendes Yin-Yang-Paar,** nämlich:

Niere	Blase
Leber	Gallenblase
Milz/Pankreas	Magen
Lunge	Dickdarm
Herz	Dünndarm

Jedes dieser Meridianpaare ist die Grundlage eines spezifischen Verbundsystems im Organismus, traditionell eines **Elements**. Allerdings bildet das Meridianpaar Dreierwärmer–Perikard kein eigenes Element, statt dessen ist es dem Herz-Element angeschlossen.

In der TCM gelten die Fünf Elemente als konstituierende Aspekte des Ganzen. Die auch als **Wandlungsphasen** bezeichneten Elemente werden jeweils nach dem beteiligten Yin-Organ benannt. Die Fünf Elemente der TCM besitzen Regelkreis-Charakter und werden daher in moderner Terminologie als **Funktionskreise** des Organismus definiert.

4.6.1 Das Gesamtsystem als dynamisches Wechselwirkungssystem

Die Fünf Funktionskreise sind nicht isoliert zu betrachten, sondern untereinander in einem Ring spezifischer Wechselbeziehungen vernetzt, dem Fünf-Elemente-Kreis. Dieses wechselwirksame Fünfersystem dient der Eigenregulation des Organismus, vordergründig im Somatischen, aber – wie noch darzustellen sein wird – auch im Psychischen.

Der Fünf-Elemente-Kreis trägt in sich gleichermaßen Impulse der Hervorbringung wie auch Kräfte der Bezwingung (Einschränkung). Hervorbringung hat Yang-Charakter, ist evolutiv und schafft Neues. Die Gegenkraft Yin ist involutiv, sie bringt das Gewonnene „in die Mitte", in die Bewahrung, die auch Ausgleich und Harmonie bedeutet. In der wechselseitigen Dynamik des Fünf-Elemente-Kreises sind die einzelnen Elemente jeweils sowohl Hervorbringende, die den evolutiven Impuls in den Zyklus tragen, als auch Opponenten, die einem bestimmten Element aktiv kontrollierend gegenüberstehen, wobei sie von einem anderen wiederum kontrolliert werden (Abb. 41).

Dass keine gerade Anzahl – etwa vier –, sondern fünf Elemente den Zyklus bilden, hat zur Folge, dass keine festgelegten Polaritäten zustandekommen. Ein Fünferkreis kann nie statisch gesehen werden: er gewinnt seine Eigendynamik durch wechselnd auftretende polare Spannungen. Die fortlaufende gegenseitige Beeinflussung erzeugt den Wandlungskreis aus fünf Wandlungsphasen.

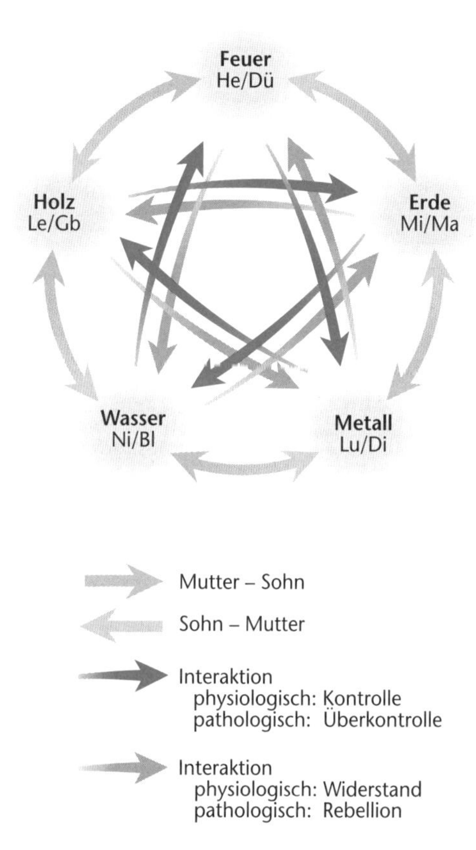

Abb. 41 *Die Fünf Elemente im Wandlungszyklus*

In einem solchen auf Wechselwirkung angelegten Verbund muss ein funktionsgestörtes Element nicht notwendig selbst behandelt werden. Aufgrund der Dynamik des Gesamtsystems kommt die Regulation oft besser in Gang, wenn die Therapie – nach bestimmten Regeln – an einem der anderen Faktoren ansetzt.

Die Regulierung erfolgt zum Beispiel nach der klassischen „Mutter-Kind-Regel", die gleichermaßen für den zirkadianen wie für den Fünf-Elemente-Kreis gilt. Sie basiert auf der normalen, d. h. evolutiven Reihenfolge der Elemente in der jedes Element Mutter des im Uhrzeigersinn nachfolgenden „Kindes" ist. Dasjenige Glied im Kreislauf wird zum Energiespender aufgebaut, das einem energieschwächeren im Zyklus vorangeht (sog. Tonisierung). Dasjenige Glied im Kreislauf wird geschwächt („hungrig gemacht"), das als Kind einem Element in Fülle (Mutter) im Zyklus nachfolgt (sog. Sedierung, Dispergierung).

Eine zweite klassische Therapieregel ist die der „Opposition": Im Fünf-Elemente-Kreis ist jedes Element der Opponent des übernächsten; somit ist letztlich jedes Element mit zwei anderen entweder in einer aktiven Kontroll- oder passiven Gegensteuerungsfunktion verbunden.

Kehren sich die normalen evolutiven Sequenzen bzw. die Oppositionsbeziehungen durch ein extremes Ungleichgewicht um, so treten als „Verachtung" oder als „Destruktion" bzw. „Übergriff" bezeichnete pathologische Zustände ein.

4.6.2 Die fünf Wandlungsphasen im Jahreszeitenzyklus

Im Kreis der fünf Wandlungsphasen gilt eine vorgegebene Reihenfolge. Sie ergibt sich aus der jeweiligen Analogie zu bestimmten Jahreszeiten. Deren Zuordnung gibt den Elementen eine natürliche Sequenz: nämlich Niere, Leber, Herz, Milz/ Pankreas, Lunge. Indem der jahreszeitliche Rhythmus auf den Gesamtorganismus Einfluss nimmt, ist auch der Mensch selbst der Dynamik dieses evolutiven Impulses, dem ständigen Wandlungsprozess des Naturgeschehens unterworfen.

Das Bild von der periodischen Wiederkehr der Jahreszeiten unterstreicht den Charakter des Zyklischen und Progressiven im Zusammenspiel der Funktionskreise. Auch erfährt jeder Funktionskreis periodisch wiederkehrende Maximalphasen zur Regulierung und Vitalisierung der ihm zugehörenden Organe und Funktionen. Während seiner analogen Jahreszeit ist jedes Element gegenüber den jeweiligen formenden und fordernden Bedingungen offenbar besonders empfänglich. Die herrschenden Klimamodalitäten bieten dem analogen Element spezifische Herausforderungen, aber auch optimale Trainings- und Regenerationsbedingungen.

Ursprünglich richtete sich die TCM nach einem Vierer-Modell, entsprechend den bekannten vier Jahreszeiten: Das Element „Niere" wurde mit dem Winter und dessen Kälte und Wassern in Verbindung gebracht, das Element „Leber" mit dem Frühjahr und dessen stürmischen Winden, das Element „Herz" mit Sommer und Hitze und das Element „Lunge" mit dem Herbst und dessen klarer, trockener Luft. Dem verbleibenden Element „Milz", dem Erd-Element, fiel ursprünglich der Platz in der Mitte zu, denn für den Menschen im Reich der Mitte ist die „Erde" der zentrale Standort. Später wurde, wohl aus pragmatisch-therapeutischen Gründen, das Erd-Element in den jahreszeitlichen Zyklus einbezogen und ihm der „Spätsommer" mit seiner üppigen Feuchtigkeit zugesprochen.

Die klimatischen Modalitäten sind nicht zuletzt eine äußere Analogie innerer Zustände und umgekehrt, zumal sie nicht ohne Einfluss auf das subjektive Befinden bleiben.

5 Die fünf Funktionskreise

Seit der zunehmenden Rezeption der Akupunktur im Westen stellte sich immer wieder die Frage, ob die klassische Fünf-Elemente-Lehre nicht als ein antiquierter philosophischer Hintergrund der TCM abgetan werden sollte. Diesem Trend muss jedoch entgegengehalten werden, dass die Fünf-Elemente-Lehre sich in der Praxis als ein brauchbares und sinnvolles Instrument bewährt hat, sowohl für die Diagnostik als auch für die Therapie.

Wie aus den späteren Kapiteln noch hervorgehen wird, soll in diesem Buch vor allem der Beitrag untersucht und erläutert werden, den die TCM – und insbesondere das Fünf-Elemente-Modell – für ein transkulturell konzipiertes Verständnis des Menschen einbringen kann. Dank der vielfältigen Parallelen und Übereinstimmungen zwischen östlichen und westlichen Modellen kann ein tragfähiges Menschenbild entworfen werden, wie es heute vor allem der modernen Medizin ermangelt.

In den folgenden Darstellungen soll veranschaulicht werden, dass sich in diesem Elementenkreis ein Schlüssel zum besseren Verständnis des Menschen in seiner somatischen wie auch psychischen Beschaffenheit verbirgt. Die offensichtlichen Analogien und Phänomenologien weisen einen Weg in ein ganzheitlicheres Erfassen des Menschen. Zum Verständnis psychischer Verhaltensmuster ebenso wie zum Erkennen der in vielen Krankheiten verschlüsselten Botschaft bezieht sich auch die moderne psychosomatische Medizin auf Phänomenologie und Analogien. Die Beschäftigung mit der TCM – und hier speziell mit den fünf Wandlungsphasen – bietet geradezu ein Trainingsfeld für den westlichen Arzt, sich mit phänomenologischen und analogen Bildern vertraut zu machen.

Vor allem die Analogsetzung von somatischen und psychischen Zuständen ist eine Besonderheit der Fünf-Elemente-Lehre. Hier öffnen sich Wege, das Somatische und das Psychische im Menschen in noch engerer Verknüpfung zu durchschauen. Legt man die traditionellen Erkenntnisse zugrunde, so bieten sich konkrete Brücken, wie sie die Psychosomatik bisher noch immer sucht.

Die spezifischen somatischen Wechselbezüge eines Funktionskreises lassen sich meist schon aus den beiden zugehörigen Meridianen ableiten, aus ihrem Verlauf über spezifische Körperbereiche hinweg bzw. ihrem Kontakt mit speziellen Segmenten. Meist erlauben schon die beiden namengebenden Viszeralorgane schlüssige Hinweise auf die besondere funktionelle Aufgabe, die in dem betreffenden Funktionskreis bewältigt bzw. reguliert wird.

In diesem Sinne erweisen sich die **fünf Funktionskreise als fundamentale Ordnungsbereiche des Organismus,** die **selbstregulierend, stabilisierend** und **regenerierend** wirken. Sie können für die immer vordergründiger werdenden psychosomatischen Krankheitsbilder unserer Zeit als diagnostischer und therapeutischer Schlüssel dienen.

In die Darstellung der einzelnen Elemente sollen auch westliche Akupunkturerfahrungen – wie die Mikrosysteme – einbezogen werden. Die sich ergebenden fünf prinzipiellen Funktionsbilder umfassen somit tradierte wie moderne Erkenntnisse. Vor allem sollen die in den Funktionskreisen wirksamen Valenzen und Potenziale aufgedeckt werden. Aus traditionell vorgegebenen Inhalten weitere schlüssige Folgerungen zu ziehen, ist seit Jahren ein Zugang des Westens zur östlichen Traditionsmedizin: Wancura und König haben schon in den siebziger Jahren auf diesem Gebiet Pionierarbeit geleistet. Inzwischen gibt es auch in der englisch-amerikanischen Literatur viele weiterführende Aussagen zur TCM, so z. B. bei I. M. Teeguarden. Auch in der Kinesiologie wurden viele Folgerungen aus der Akupunkturlehre abgeleitet und dabei die psychischen Aussagen bestätigt bzw. erweitert. Die tradierten psychischen Entsprechungen wurden also zum Ausgangspunkt verschiedener Interpretationen, die im wesentlichen übereinstimmen, in Teilaspekten allerdings auch differieren. Eben deshalb wird bei der folgenden Darstellung besonderer Wert darauf gelegt, die psychischen Inhalte der Elemente – und zwar auf der Grundlage der Analogien und Phänomenologien – so stringent wie möglich zu präzisieren.

5.1 Sinnes- und Gewebefunktionen als Schlüsselbegriffe

Für die spezielle Thematik der einzelnen Funktionskreise sind die jeweils zugeordnete **Sinnesfunktion** sowie eine **spezifische Gewebefunktion** charakteristisch. In diesen beiden Funktionen und deren Besonderheit wird die dem ganzen Funktionskreis gemeinsame Zielsetzung anschaulich. Sämtliche Zuordnungen und Analogien eines Funktionskreises folgen demselben unverwechselbaren Funktionsprinzip. Das sich daraus ergebende einheitliche Funktionsbild ist jeweils die übergreifende Klammer für den Zusammenschluss so unterschiedlicher Organe, Bereiche und Faktoren zu einem Funktionskreis.

In dem jeweiligen Sinnesorgan und dem spezifischen Gewebe liegt der Schlüssel zu dem betreffenden Funktionsprinzip.

Als spezifische Gewebe bzw. Gewebefunktionen dienen

dem Nieren-Element	Knochen und Skelett
dem Leber-Element	Muskeln und Sehnen
dem Milz-Element	Bindegewebe und Interstitium („Fleisch")
dem Lungen-Element	Haut und Respirationsschleimhaut
dem Herz-Element	Blutgefäße und Blut

In der TCM wurden die Sinnesfunktionen als „Öffner" ihres jeweiligen Elements aufgefasst. „Öffnen" meint hier weniger die Sinneswahrnehmung als solche, sondern die für jedes Sinnesorgan spezifische Art, die Außenwelt zu erschließen bzw. bewusst werden zu lassen. Zugeordnet werden:

dem Nieren-Element	das Ohr, das Horchen
dem Leber-Element	das Auge, Schauen und Blicken
dem Milz-Element	Mund samt Lippen als Kontaktorgan
dem Lungen-Element	die Nase, der Spürsinn
dem Herz-Element	die Zunge als das Organ der sprachlichen Mitteilung

5.2 Analogien auf psychischer Ebene

Im Gesamtkomplex der vielfältigen Zuordnungen spielen die psychischen Entsprechungen der fünf Funktionskreise eine besondere Rolle. Denn nicht nur äußere Faktoren und Bedingungen spiegeln sich in den Funktionskreisen bzw. treten mit ihnen in Resonanz, sondern auch innere: für jedes der fünf Elemente ist eine typische psychische Verhaltensform überliefert.

Die Psyche als ein eigener Bereich des menschlichen Wesens tritt interessanterweise in der TCM nicht in Erscheinung. Lediglich werden spezifische psychische Verhaltensformen erwähnt und jeweils einem der fünf Elemente zugeordnet.

Auf pragmatische Weise ordnet die TCM jedem Element eine inhaltlich dem Somatischen analoge psychische Verhaltensweise zu. Als psychische Entsprechungen gelten:

für die Niere	Angst und Schreck
für die Leber	Zorn und Wut
für Milz/Pankreas	Grübeln und Besorgnis
für die Lunge	Traurigkeit und Resignation
für das Herz	Freude

Eigenartigerweise werden also in der Fünf-Elemente-Lehre die psychischen Korrelate – mit Ausnahme des Herzens – als disharmonische psychische Muster beschrieben. Dies mag darin begründet sein, dass psychische Verhaltensformen meist erst im Falle einer Fehlhaltung auffällig werden.

Im Folgenden wird sich zeigen, dass sich aus dem funktionellen Gesamtbild der einzelnen Elemente auch inhaltlich schlüssige, harmonische Verhaltensmuster ableiten lassen. Voraussetzung hierfür ist allerdings eine sich streng an der phänomenologischen Ähnlichkeit orientierende Analogfindung.

5.3 Die Funktionskreise im Einzelnen

5.3.1 Der Funktionskreis „Niere"

Der Nieren-Blasen-Funktionskreis (Abb. 42, S. 106/107) reguliert in erster Linie die Funktionen des Urogenitaltrakts. Im Mittelpunkt stehen also diejenigen Organe, die die Arterhaltung und damit die Kontinuität sichern. In diesen Körperteilen und Funktionen erfährt der Mensch seine Leiblichkeit am stärksten.

Die Sinnesfunktion des Ohres sowie die Funktion des zugehörigen Gewebes Knochen geben Aufschluss über das hinter diesem Funktionskreis stehende Prinzip.

Das zugehörige Sinnesorgan Ohr ist in seiner Sinneswahrnehmung – verglichen mit den übrigen Sinnesorganen – rein perzeptiv. Es scheint eher passiv, ist jedoch ständig bereit und streckt sich horchend und lauschend der Sinneswahrnehmung entgegen (im Volksmund: „Ohren spitzen"). Gegenüber den von außen kommenden Reizen lässt sich das Ohr nicht verschließen, doch spielt die für alle Sinnesfunktionen gültige filterartige Reduktion des Wahrgenommenen durch das Gehirn beim Hören bekanntlich eine besondere Rolle. Das selektive Hören, z. B. der Mutter eines Säuglings, wird hierdurch möglich, wie überhaupt Geräusche die Bewusstseinsschwelle eines Schlafenden oft erst dann durchbrechen, wenn die signalisierte Situation seine Reaktion erfordert. Umgekehrt kann die akustische Wahrnehmung auch Geborgenheit vermitteln, zum Beispiel die schon pränatal aufgenommene Frequenz der Stimme der Mutter. Der Pariser Arzt Alfred A. Tomatis nutzt diese Erfahrung in seiner Therapie.

Im Tierreich wird die Warn- und Sicherungsfunktion des Gehörs besonders deutlich: Hören als das sichernde Lauschen zur selektiven Wahrnehmung einer Gefahr. Das gehörte Signal vermag das Lebewesen in eine höhere Reaktionsbereitschaft zu versetzen, in gesteigerte Vigilanz.

Die hier zugeordnete spezifische Gewebefunktion bezieht sich auf Knochen und

Skelett. Sie vermittelt ebenfalls Sicherheit, im Gegensatz zur yang-haften Sinnesfunktion allerdings durch ein konstant vorhandenes yin-haftes Festgerüst. Es garantiert Halt, Schutz, Rückendeckung. Von allen Körpergeweben ist der Knochen am meisten auf Permanenz, Stabilität und Struktur angelegt und manifestiert das in sich ruhende, statische, den Menschen überdauernde Prinzip. Die Schutzfunktion des Knochens wird besonders anschaulich bei den Wirbelkörpern und der Schädelkalotte, die die Weichteilmasse von Mark und Gehirn umschließen.

Der das Dorsum in vier streng linearen Bahnen überziehende Blasen-Meridian drückt sowohl die Geradlinigkeit als auch die Rückendeckung aus. Durch diesen Meridian ist auch die dorsale Vertikalachse („Haltungsachse“) wesentlich geprägt (Abb. 42).

Stabilität, Halt, Sicherung, Dauer sind Schlüsselbegriffe des Funktionskreises Niere.

Psychische Entsprechungen

Stabilität, Sicherung und Halt im Somatischen finden ihre psychische Analogie in Festigkeit, Vertrauen und Beständigkeit. Das somatische In-sich- und Zu-sich-Stehen gilt auch seelisch und gibt Rückhalt, wie umgekehrt innere Festigkeit den Menschen aufrichtet.

Die TCM ordnet dem Nieren-Blasen-Funktionskreis allerdings die **Angst** sowie Schreck und Starre zu. Was „an die Nieren geht“, geht tief in den Leib, durchdringt Mark und Bein. Die existenzielle „Nieren-Angst“ ist immer auch Enge, Beklemmung und Verklemmung. Sie kann die vitalen Funktionen einschüchtern bis hin zu Frigidität und Impotenz. Aber Angst kann auch Leben retten im Falle extremer Gefahr. Werden die dem Funktionsbild Niere entsprechenden psychischen Qualitäten – aus welchen Gründen auch immer – nicht verwirklicht, so entsteht ein übertriebenes Sicherheitsbedürfnis, ein Mangel an Vertrauen, eben Angst. Ursache von Dauerängsten, die der Betroffene oft gar nicht näher definieren kann, ist meist ein in der Vergangenheit erlittener Schock. Angst ist die Antwort auf Bedrohung, auf einen als existenziell erlebten Einbruch in die Sicherheit und Geborgenheit des Lebens. Sie lässt den Menschen zurückweichen, Zuflucht suchen. Nur solange der Rücken gedeckt ist, wird Schutz und Rückhalt empfunden. Nur solange das Gehör intakt ist, fühlt sich der Mensch in sicherer Umgebung, daher das sprichwörtliche Misstrauen der Schwerhörigen.

Menschen, die aus der Urkraft des Funktionsbildes Niere schöpfen, zeichnen sich durch Standhaftigkeit, Durchhaltevermögen, Verlässlichkeit, Treue und Geradlinigkeit aus. Bedürfnis nach stabilen Verhältnissen, nach Bestärkung durch feste Bezugspersonen sowie nach Kontinuität, die Pflege von Tradition und Vergangenem sind typische Wesenszüge. Die Bindung bezieht sich nicht nur auf das

Selbsterlebte, die eigene Vergangenheit, sondern ist auch Verankerung in den kollektiven Erfahrungen.

Dem Sich-Ängstigen des Funktionsbildes Niere steht als Gegenkraft und Ressource das Urvertrauen gegenüber. Es ist letztlich ein angeborener Rückhalt, der in Geborgenheit gedeiht, aber – falls er abrupt zerstört wird – nur sehr behutsam wieder aufgebaut werden kann.

Weitere Aspekte

Gemäß der energetischen Sicht der TCM birgt das Nierensystem eine angeborene Ur-Energie („Essenz"), die als Energiebasis und konstitutionell vorgegebener „Vorrat" die individuelle Lebensspanne und Vitalität bestimmt.

Das Funktionsbild „Niere" dient der Lebenserhaltung (engl. survival), selbst angesichts vielfacher Gefahren und Bedrohungen, ebenso wie der Arterhaltung. Hierfür finden sich endokrine Vorgaben: in den Sexualhormonen einerseits, in der Adrenalinproduktion andererseits. Die sog. Yang-Niere, die in der TCM eine besondere Rolle spielt, entspricht nach den Erfahrungen der EAV weitgehend der Funktion der Nebennieren.

Der Leib verlangt das Hören, Gehorchen auf seine Signale – nicht nur auf die Triebe, sondern auch auf Warnungen, auf Mahnungen zur Ruhe und zur Regeneration.

Die aus dem Leib unbewusst, quasi instinkthaft drängenden Grundbedürfnisse bringen die Leiblichkeit mit ihren Trieben und Sinnesempfindungen zur Verwirklichung. Die hier zum Ausdruck kommende intentionale Bestimmtheit wird in der TCM als **Wille** definiert und folgerichtig dem Nieren-Element zugeordnet.

Der ursprüngliche Name des Elements lautet **Wasser.** Gemeint ist das stehende, dunkle Gewässer, das aber in der Tiefe aus verborgener Quelle gespeist wird.

Als jahreszeitliche Zuordnung gilt der **Winter**. Er versinnbildlicht die „harten" Lebensbedingungen, allem voran **Kälte**. Diese bewirkt ein Zusammenziehen, eine Erstarrung, den Rückzug vitaler Funktionen, entsprechend der Überwinterung in der Natur.

Kältesymptome sind eine ernst zu nehmende Befindlichkeitsstörung, die sehr verbreitet ist. Der Klimafaktor „Kälte" wird oft schon aus der Anamnese als besondere Kälteempfindlichkeit ersichtlich.

Im übertragenen Sinne gilt dies auch im Psychischen. Innere Kälte kann sich in vielfacher Art äußern: Hemmungen, Verklemmungen, Frigidität und Impotenz. Oft können schon die Härte des Lebens, menschliche Kälte, falsche Scham oder Schüchternheit ein inneres Frieren und „Eingefrorensein" bedingen. Gerade hier bedarf es des „Auftauens" durch Zuwendung, menschliche Wärme. Therapeutisch wird in der TCM außer durch Nadelung mittels punktueller Moxibustion Wärme in der Tiefe angeregt.

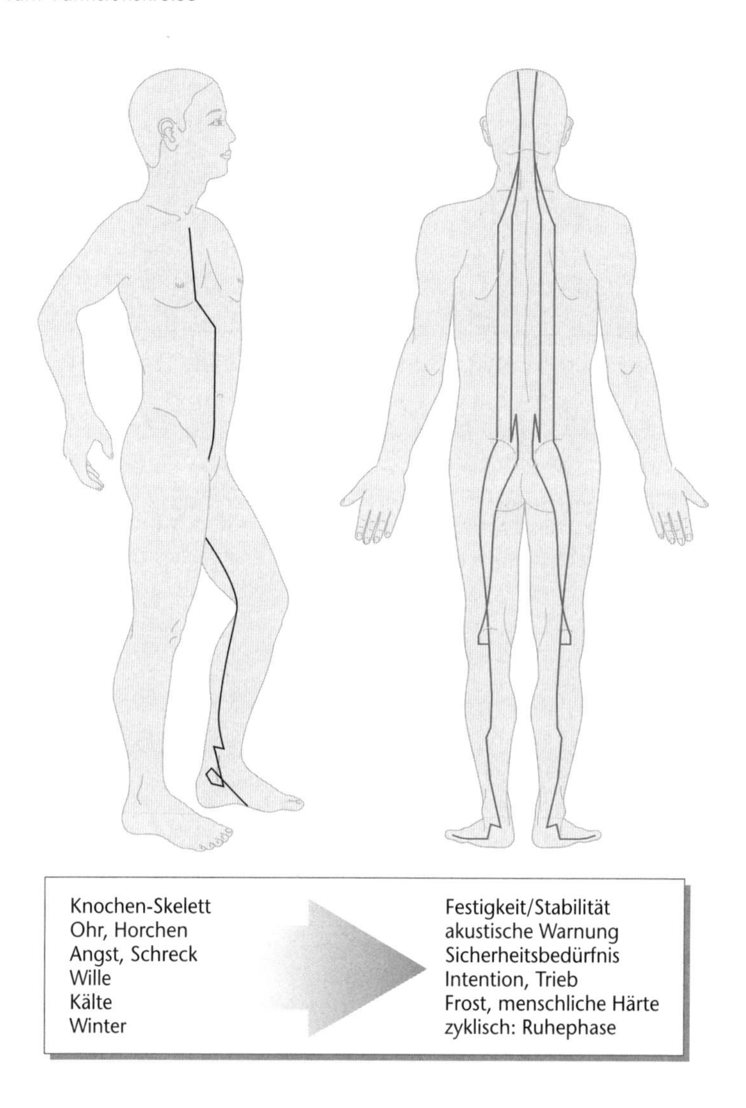

Knochen-Skelett	Festigkeit/Stabilität
Ohr, Horchen	akustische Warnung
Angst, Schreck	Sicherheitsbedürfnis
Wille	Intention, Trieb
Kälte	Frost, menschliche Härte
Winter	zyklisch: Ruhephase

Abb. 42a *Funktionskreis Niere mit den zugehörigen Organen und weiteren Zuordnungen nach TCM*

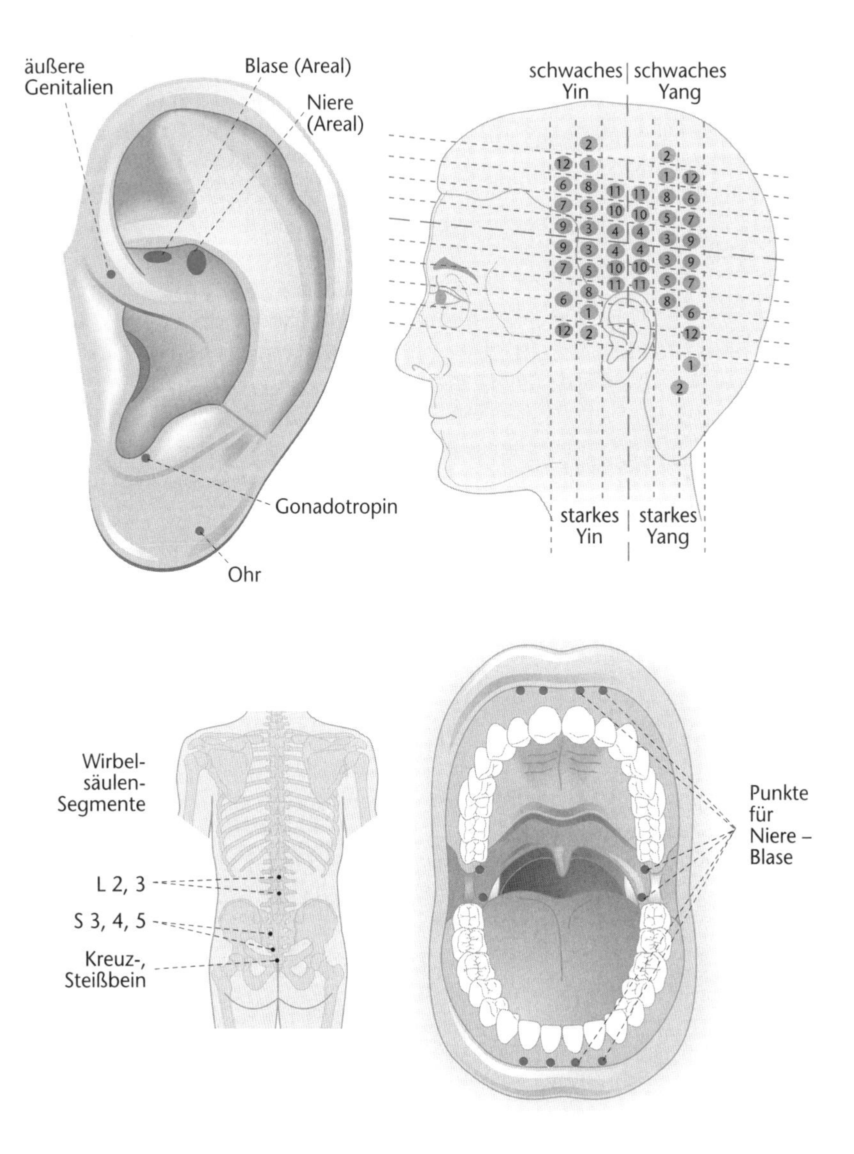

Abb. 42b *Funktionskreis Niere nach westlichen Erfahrungen (Mikrosysteme und Segmente)*

Die vier Zuordnungskriterien

Phänomenologisches ist ausgedrückt im Verlauf des Blasen-Meridians: er überzieht den Rücken beidseits in doppelter Bahnung. Daraus ist symbolisch eine „Rückendeckung" ablesbar. Der Gesamtverlauf des Meridians vom Augenwinkel bis zum Zeh stellt sich wie ein Stützgerüst dar, den Kopf umgreifend, den Rücken schützend und zum Erdkontakt hinführend. Übrigens ist Punkt 1 des Nieren-Meridians der einzige TCM-Punkt, der auf der Fußsohle gelegen ist!

Der Blasen-Meridian ist zugleich Basis der dorsalen Vertikalachse, die durch die Yang/Yang-Verbindung mit dem Dünndarm-Meridian gebildet wird. Auch hier kann die Betonung des Dorsalen als Gewähr von Sicherheit und Festigkeit gelten.

Analoges: Knochen bzw. das Skelett stehen für das Harte, Feste, Unbewegte, Dauerhafte, „Durchzustehende": Daraus erwachsen die Energien zu körperlicher und seelischer Stabilität und Standfestigkeit, zum „In-sich-Stehen".

Polares: Der Funktionskreis ist zwischen die Tendenzen „hinten-rückwärts" = Yin und „Aufbruch, Vorwärtsdrang" = Yang gestellt. Ablesbar ist das Überwiegen der einen oder anderen Tendenz oft schon an der Beckenhaltung: „Hinten" symbolisiert Geborgenheit, Ruhe und Regeneration, „vorn" den Drang zur Lebens- und Leiberfüllung. Angst und Schreck wirken sich wie ein Zusammenziehen, ein Fliehen, ein Rückzug aus. Das Leben will gelebt sein, und der Funktionskreis Niere bietet die Energie dazu: Sie „fließt" allerdings erst bei voller Zusage an den Leib.

Zyklisches: So wie das „Überwintern" mit Rücknahme der vitalen Funktionen und Aktionen einhergeht, ist auch der Schlaf für die Regeneration unerlässlich. Während das „Durchstehen" des Tages in aufrechter Haltung vitale Kraft einfordert, ist das Liegen und Ruhen für den Organismus wie eine Aufladezeit. Allerdings gilt es, den von der Natur vorgegebenen Rhythmus von Tag und Nacht einzuhalten, wenn die Nieren-Energie („Essenz") ausreichend zur Verfügung stehen soll.

5.3.2 Der Funktionskreis „Leber"

Die Zusammenfassung von Leber und Gallenblase in einem gemeinschaftlichen Funktionskreis (Abb. 43) ist auch dem westlichen Arzt nachvollziehbar.

Anschaulich wird das hinter diesem Funktionskreis stehende Prinzip in der zugehörigen Sinnesfunktion des Auges sowie der Muskel- und Sehnenfunktion. Das Auge als „Öffner" und Zugang zur Außenwelt dient dem Blicken und Bemessen; es eröffnet den Gesichtskreis. Wie keines der anderen Sinnesorgane ist es durch eine dauernde dynamische Aktivität gekennzeichnet: Akkomodation, Adaptation und Fokussieren ermöglichen die optimale Betrachtung des Objekts. Schärfe im Augenmaß erlaubt die Klarheit der Orientierung, das genaue Ermessen die Treffsicherheit in der Aktion. Jede Präzisionsarbeit ist nur mit Augenmaß möglich.

Die zugeordnete Gewebefunktion von Muskeln und Sehnen ist speziell auf Dynamik und Bewegung angelegt und Inbegriff des aktiven, motorischen Prinzips.

Bewegung vollzieht sich in laufender Koordination von Anspannen und Abspannen, von Schwungholen und Aktion. Der aktive Impuls der Bewegung treibt die Eigenentfaltung voran und erobert den Umkreis. Die Fähigkeiten des Steuerns und Balancierens sind Ausdruck einer koordinierten, fein abgestimmten Motorik. Elastizität und Anpassungsfähigkeit erlauben die Orientierung unter den ständig wechselnden Bedingungen. Aus jeder Situation die erfolgversprechendste Entscheidung zu treffen, kennzeichnet den siegreichen Feldherrn. Der General steht in der TCM daher als Symbol für die verwirklichten Kräfte des Leber-Elements.

Lebhaftigkeit und Lebendigkeit, die in Muskelspiel, Mimik und Gestik zum Ausdruck drängen, machen die Individualität des Menschen aus, die sich sogar im typischen Gang und den Ausdrucksvarianten des Blickes zeigt. Der die Seitenlinie des Körpers umspringende Gallenblasen-Meridian prägt wesentlich die laterale Vertikalachse („Spannungsachse“) (Abb. 43).

Spannkraft, Dynamik, Elastizität, Anpassungsfähigkeit sind Schlüsselbegriffe des Funktionskreises Leber.

Psychische Entsprechungen

Die psychische Entsprechung ist als **Wut, Zorn** überliefert. Das hier zugrunde liegende psychische „Normbild“ ist abzuleiten aus der Analogie zur somatischen Beweglichkeit. Es äußert sich als Bewegtheit: in den Gefühlsregungen, den Affekten, in der Emotion. Mit den aus dem Unterbewussten gespeisten Affekten steht dem Menschen eine nahezu unerschöpfliche Kraftquelle zur Verfügung. Im fröhlichen und beschwingten Leben, aber auch im Weinen und Seufzen werden die Gefühlswallungen spontan abreagiert und damit das psychische Gleichgewicht austariert. Kraft wie auch Lockerheit sind wichtig für ein positives Lebensgefühl. Die Entscheidungskraft des Gefühls – „aus dem Bauch“ – richtet sich nach der aktuellen Situation, nach Sympathie und Antipathie, und ist oft von erstaunlicher Treffsicherheit.

Dynamik und Spannkraft im Somatischen entsprechen der Wendigkeit und dem Wagemut im Psychischen. Mutige Inangriffnahme und situative Entschlusskraft garantieren dem Menschen das Gelingen seiner spontanen Reaktionen. Immer geht es um das richtige Ermessen und Einnehmen des möglichen Spielraums. All dies führt den Menschen voran in seinem dynamischen Entwicklungsprozess, der ihn aus dem Kollektiven herausheben, ihm Selbstwertgefühl verleihen und ihn zu Autonomie und Eigenverantwortung führen soll. Spontaneität und Impulsivität zeichnen die individuelle, ich-starke Persönlichkeit aus.

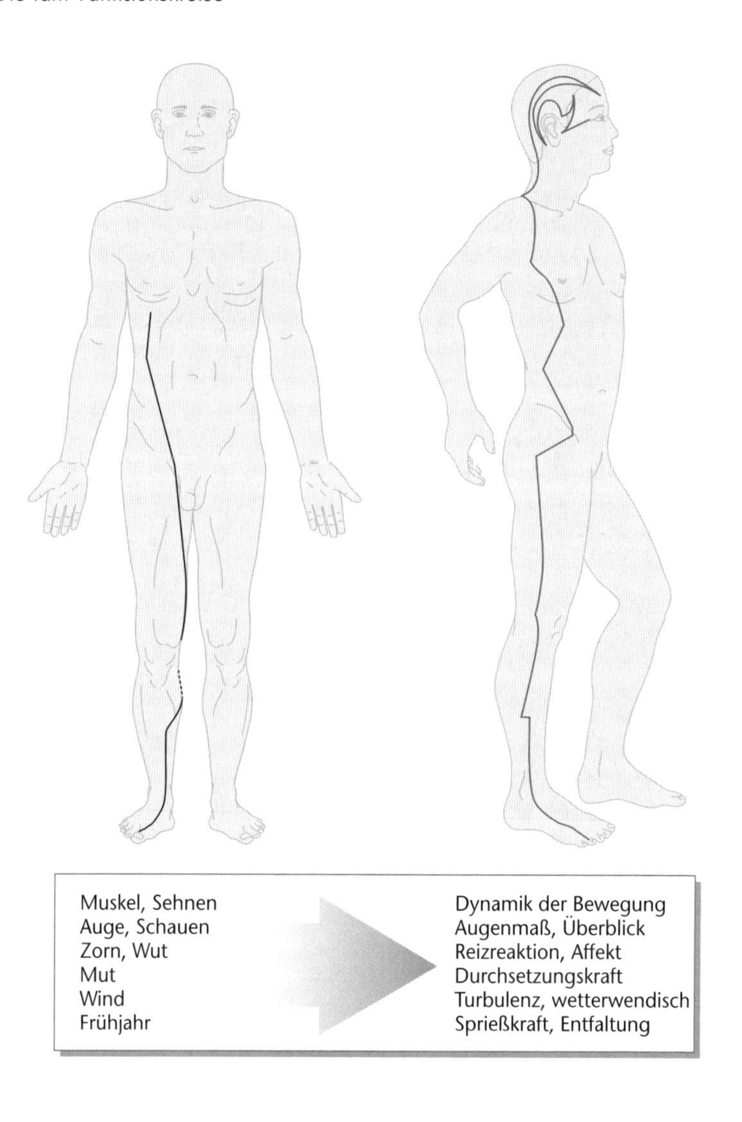

Abb. 43a *Funktionskreis Leber mit den zugehörigen Organen und weiteren Zuordnungen nach TCM*

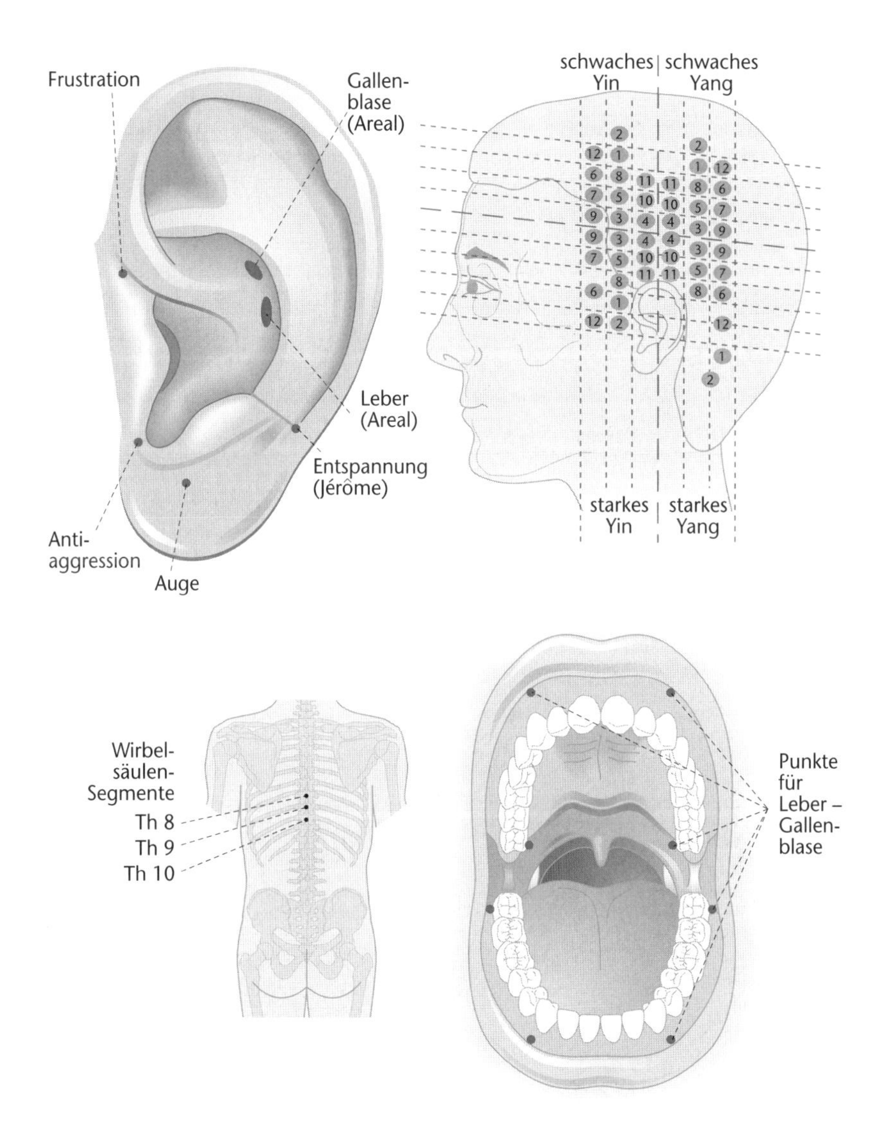

Abb. 43b *Funktionskreis Leber nach westlichen Erfahrungen (Mikrosysteme und Segmente)*

Der dem Leber-Element traditionell zugesprochene **Mut** äußert sich auch in Unternehmungslust, Draufgängertum, Risikofreudigkeit. Sport und Spiel sind die adäquaten Ventile und Trainingsfelder für diese Fähigkeiten.

Die Unbeschwertheit des Leber-Elements bezeichnet der amerikanische Kinesiologe J. Diamond als „happiness". Diese muntere Fröhlichkeit reicht allerdings nicht an die „Freude" des Herz-Elements heran.

Die im Funktionsbild Leber angesprochene Gefühlsebene des Menschen schlägt rasch um in Richtung Launenhaftigkeit und Gereiztheit. Der Volksmund spricht zu Recht von „überlaufender Galle" und von der „Laus auf der Leber". Hier bewahrheitet sich die aus der TCM überlieferte Analogie „Wut, Zorn", die auch dem cholerischen Temperament der hippokratischen Medizin entspricht. Die gereizte Stimmungslage weist viele Facetten auf: Ärger, Schmollen, Beleidigtsein, Platzen vor Wut, Jähzorn, Aggression. Angestautes will abreagiert sein, wie auch der angespannte Muskel entkrampft werden will. Somatische Motorik und psychische E-motio agieren in gegenseitigem Ausgleich bzw. Kompensation – in Eskalation wie auch in Entladung, in Spannungslösung.

Weitere Aspekte

Der ursprüngliche Name des Elements lautet **Holz** – eine dem westlichen Verständnis schwer nachvollziehbare Elementen-Vorstellung. Gemeint ist das vitale, von der Kraft des Frühjahrs strotzende, junge Holz – zum Beispiel eine biegsame Gerte.

Die für das Leber-Prinzip typische Unruhe, Turbulenz und Bewegtheit spiegelt sich in der zugeordneten Jahreszeit: **Frühling** und **Wind** sind Inbegriff der Wechselhaftigkeit und verlangen dem Menschen erhebliche Anpassung ab. Die heute zunehmenden Klimaschwankungen und instabilen Jahreszeiten beanspruchen die körpereigene Anpassungskraft und müssen vom Menschen somatisch wie psychisch aufgefangen werden.

Es gibt eine Vielzahl von Beschwerden, die den Therapeuten an den Leber-Galle-Funktionskreis denken lassen sollten: z. B. Schwindelbeschwerden, die ja als rotierendes Geschehen erlebt werden. Selbstverständlich ist hier fachärztliche Abklärung Voraussetzung für eine Akupunktur-Therapie. Manche Unruhezustände, inneres Zittern, vor allem aber der labile Hypertonus können mit einer Störung dieses Systems zusammenhängen. Immer ist eine Dämpfung der Übererregbarkeit, eine emotionale Balance anzustreben, die allerdings die Kooperation von Seiten des Patienten und Änderung von Lebensgewohnheiten verlangt. Bekanntlich führt jede Aufregung zu einer Blutdrucksteigerung, sogar beim Überholmanöver auf der Straße. Akupunktur-Therapie vermag zwar die Überreagibilität zu mindern, doch muss der Patient selbst aktiv beitragen, will er einer Gefährdung durch Herzinfarkt oder Schlaganfall vorbeugen. Ausreichende Bewegung und Verzicht auf fette

Mahlzeiten sind bekanntlich weitere Präventionsmaßnahmen, die den Leber-Funktionskreis betreffen und im Gleichgewicht halten können.

Die vier Zuordnungskriterien

Phänomenologisches lässt sich aus dem Zickzackverlauf des Gallenblasen-Meridians ablesen: Seine elastischen Schwünge um die „Seitennaht" veranschaulichen Beweglichkeit wie auch Betonung des Lateralen. Das Laterale steht für die Ausdehnung in die Breite, das Einnehmen des eigenen Spielraums, das „Platz-Beanspruchen".

Analoges ist in der Flexibilität und Elastizität von Muskel und Sehnen ablesbar: Diese Eigenschaften kennzeichnen den Funktionskreis gleichermaßen im Psychischen: im Emotional-Affektiven wie auch in der Fähigkeit, in wechselnden Situationen angepasst und adäquat zu reagieren. Entsprechend den äußeren und inneren Bedingungen weisen hier die Aktivitäten – aber auch die Symptome, Schmerzen etc. – einen unsteten Wechsel auf: „einmal dies" – „einmal das"! Frühling und Wind sind ebenso Bilder für die Unruhe und Turbulenz, die Neues hervorbringen kann aus dem chaotisch erscheinendem Wechselgeschehen. Der klimatische Wind findet seine Analogie im Menschen, „der einen Wind macht".

Polares wird hier offensichtlich im Zusammenziehen und Ausdehnen, im Anspannen und Entspannen von Muskel und Sehnen. Die Polarität im Bewegungsmuster wird erkennbar im Balancespiel von Seite und Gegenseite. Beim lockeren Gehen kommt es gleichzeitig zu einer Pendel- und Rotationsbewegung in den Schulter- und Hüftgelenken. Die Knie erweisen sich als federnde Elemente, bemerkbar beim Treppen- oder Bergabsteigen.

Zyklisches findet sich in der Zugehörigkeit zum Frühling, zum „spring": Es sagt das Spontane, sprunghaft Wechselnde aus, einen Drang zum Neuanfang, die Belebung erschlaffter Zyklen und Aktivitäten.

5.3.3 Der Funktionskreis „Milz"

Der traditionellen Auffassung entsprechend, dass der Yin-Partner des Magens die Milz ist, wird hier die Bezeichnung Funktionskreis Milz gewählt (Abb. 44, S. 114/115). Doch sollte man im Sinne behalten, dass nach westlichen Erfahrungen, so auch laut EAV-Messungen, das Pankreas diesen Regelkreis weit mehr bestimmt als die Milz. In der Literatur findet sich daher ebenso häufig die Bezeichnung Milz/Pankreas-Magen-Funktionskreis. Gemäß EAV entsprechen nur die linksseitigen Messpunkte am Großzeh der Milz selbst, die rechtsseitigen hingegen dem Pankreas. Diese erweiterte Zuordnung kann das Verständnis für den Funktionskreis erleichtern.

Von den beteiligten Viszeralorganen sind vor allem die Funktionen von Magen

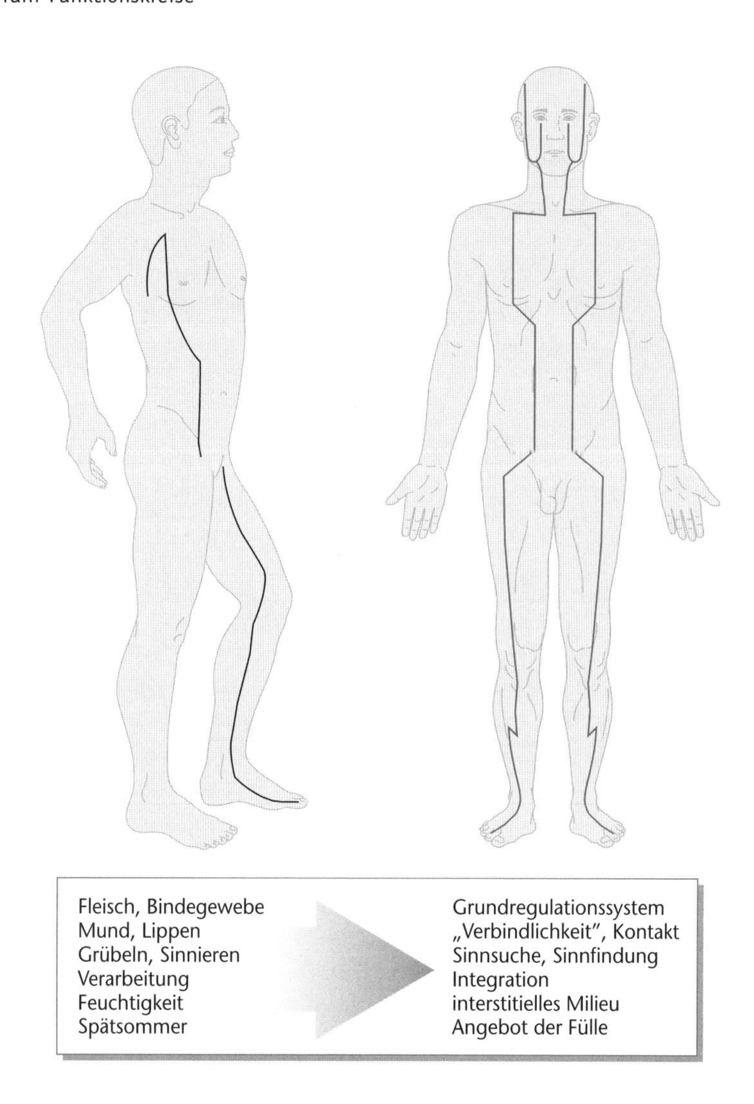

Abb. 44a *Funktionskreis Milz mit den zugehörigen Organen und weiteren Zuordnungen nach TCM*

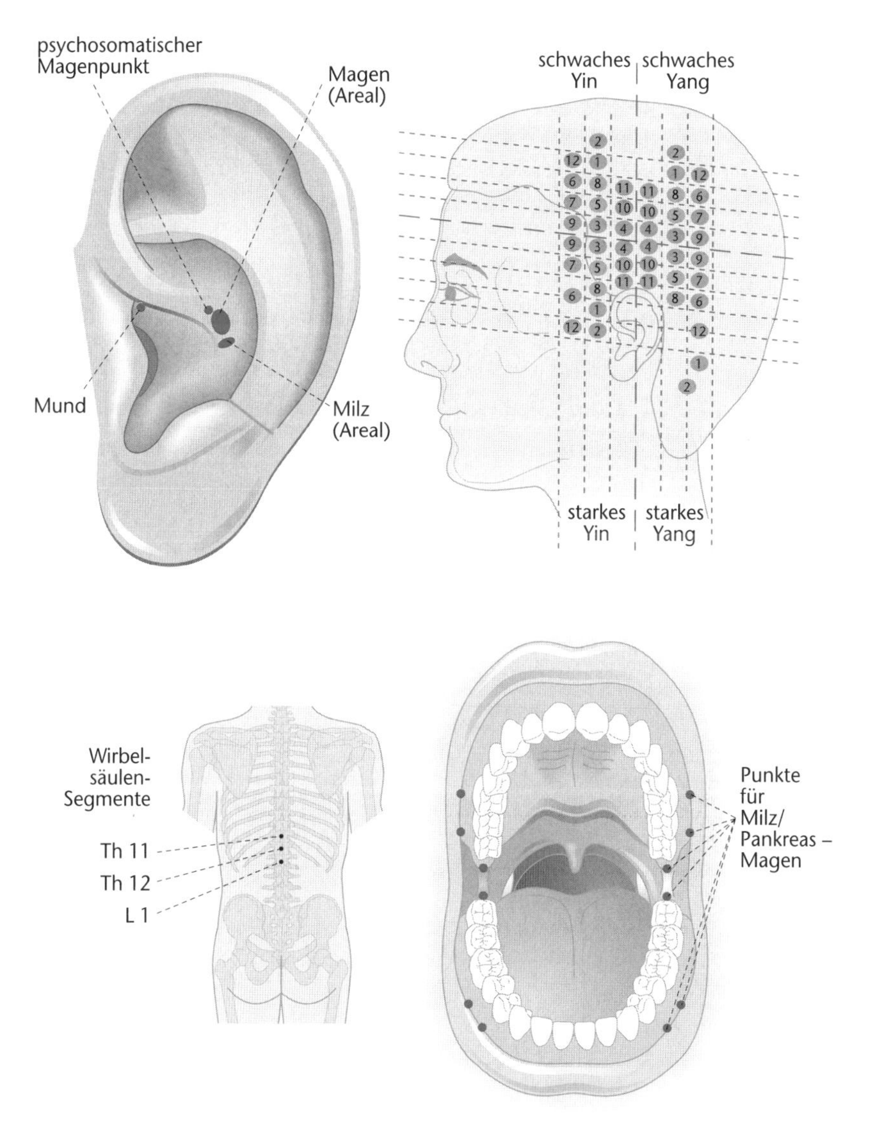

Abb. 44b *Funktionskreis Milz nach westlichen Erfahrungen (Mikrosysteme und Segmente)*

und Pankreas repräsentativ. Verdauung ist ein vielstufiger, konsequenter Verarbeitungsprozess. Die ersten Schritte werden bereits im zugeordneten Sinnesorgan Mund vollzogen. Die „Sinnesfunktion“ von Mund samt Zähnen und Lippen ist ein Berühren, Betasten, Er- und Begreifen, Aufnehmen und Zerlegen und gipfelt in dem Erkennen und Bewerten (engl. taste = schmecken). Es ist die Kontaktaufnahme mit dem, was das Individuum außerhalb seiner selbst vorfindet. Stufenweise muss das Objekt hereingenommen, durchdrungen, analysiert, assimiliert und einverleibt werden, bis die Verbindung von Subjekt und Objekt – die Integration – vollzogen ist.

Als spezifisches Gewebe wird dem Funktionsbild traditionell das „Fleisch“ zugeordnet, das passive Füllgewebe auch als Depot mancher Ablagerungen und Schlacken. „Fleisch“ steht aber weit mehr für die Funktion des Bindegewebes, der alles verbindenden Interzellularsubstanz. Sämtliche Organzellen werden über das Interstitium versorgt und entsorgt; hier wird reguliert und gespeichert. Pischinger bezeichnet dies als das Grundsystem bzw. Zelle-Milieu-System, das die Funktion der „Grundregulation“ vollzieht.

Die Fähigkeit zur Regulation in einem wechselseitigen Verbund von Organen, und dies in stufenweisen, quasi linear ablaufenden Prozessen kennzeichnet den Funktionskreis, der durchaus unterschiedliche Körperbereiche und Gewebe unter dem Symbolnamen „Milz“ in sich vereint. So ist dieser Funktionskreis auch involviert bei jeder Auseinandersetzung mit körperfremden Stoffen – nicht nur der Nahrung, sondern auch Allergenen, Toxinen, Krankheitserregern. Er bewerkstelligt folgerichtig die notwendigen Schritte über Analyse und Differenzierung, Dissimilation und Assimilation hin zur Umwandlung von Artfremdem in Artspezifisches. Stoffe, die weder integriert noch ausgesondert werden können, werden neutralisiert, zum Beispiel durch Immunisierungsprozesse. Die ventrale Vertikalachse („Interaktionsachse“) ist wesentlich durch den Magen-Meridian geprägt (Abb. 44).

> Verarbeitung und Integration auf dem Wege der Hereinnahme und Auseinandersetzung sind Schlüsselbegriffe des Funktionskreises Milz.

Psychische Entsprechungen

Laut TCM ist die psychische Analogie in diesem Funktionsbild das Nachsinnen, also das Denken. Die entsprechenden Schritte im mentalen Verarbeiten sind Analyse, Assoziation, Eingliederung ins Gedächtnis. Eine jede Information ist zunächst etwas Fremdes, Andersartiges, das es aufzunehmen und zu erschließen gilt. Letztlich geht es um das Ordnende und den Vollzug der Integration.

Wenn insbesondere **Grübeln** als das psychische Korrelat gilt, so ist das mühsame gedankliche Umkreisen eines Problems als einer „unverdauten“ Information gemeint. In den englischen Übersetzungen der TCM-Literatur erscheint hier der Begriff „worry". Er ist etymologisch verwandt mit „Würgen" und Wiederkäuen und bedeutet Sorge, Besorgnis, Befürchtung. Nicht die unklare existenzielle Angst des Nieren-Funktionsbildes ist gemeint, sondern die Furcht vor etwas Bestimmtem, das konkret bevorsteht, aber doch noch in der Zukunft liegt.

Der Mensch setzt sich auf der mentalen Ebene selber unter Stress. Auch ist er heute durch die vielfältigen Anforderungen und Angebote rasch überfordert. Als Folge einer solchen Überlastung und Übersättigung treten auf der mentalen Ebene nicht selten Trägheit, Müdigkeit und Konzentrationsschwäche auf, als in der TCM bekannte Störungen dieses Funktionskreises.

Weitere Aspekte

In der TCM gilt das hier besprochene Element als das Erd-Element: **Erde** als die hervorbringende und nährende Erdenmutter, als die „mater". Das Konkret-Reale, das „Materielle" sind ihre Attribute. „Erde" kennzeichnet auch das Irdische, die dem Menschen aufgebürdeten Aufgaben und Pflichten. Die Erde bietet ihm aber auch Schätze aller Art. Für den Chinesen ist die Erde Symbol der Mitte und damit seines Standortes in der Welt.

Die feucht-schwüle Jahreszeit des **Spätsommers** erscheint uns willkürlich eingeschoben und kann am besten in ihrer Polarität zur Trockenheit des Herbstes gesehen werden. „Milz" und „Lunge" folgen als zwei sehr gegensätzliche Elemente aufeinander: Ehe das Laub welkt und die Früchte abfallen, bricht in der Natur noch eine kurze Zeitspanne wahrhaftiger Fülle auf: Alles erscheint prall durchtränkt, übervoll, gesättigt.

Das Bild der **Feuchtigkeit** lässt sich auf die innere „Durchfeuchtung" übertragen: auf die Interzellularsubstanz, die ein flüssiges Interstitium ist. Dieses Zwischengewebe bestimmt – wie Pischinger postulierte – das innere Milieu in seiner ständigen Regulation der Osmose, des pH-Wertes, des Wechsels zwischen Sol und Gel. Durch die verschiedenen Belastungen – auch aus der Umwelt – ist das System rasch überfordert: Das Bindegewebe wird stellenweise aufgedunsen, polstrig-"puffy", aufgeschwemmt. Schleim – Tan – ist der chinesische Begriff für die sich hier entwickelnde pathologische Entgleisung. Das Bild des aufgequollenen Gewebes und des zähen Schleims drückt Trägheit und Überforderung des Systems aus. Zäher Schleim findet sich heute oft an den oberen Luftwegsschleimhäuten, so auch im Mittelohr, was so oft das Einsetzen eines Paukenröhrchens notwendig macht.

Therapeutisch ist daher außer den naheliegenden Indikationen für Funktionsstörungen des Verdauungssystems auch an Bindegewebsschwäche, an lymphatische Stauungen und damit auch an Infektneigung zu denken. Die heute so häufigen Allergien können mittels Akupunktur nicht spezifisch angegangen werden wie etwa bei der Hyposensibilisierung. Doch lassen sich die Schwäche der Matrix, des

Bindegewebes sowie die allgemeine Überreagibilität oft mindern und auf diesem Wege die Bereitschaft zu allergischen Reaktionen eindämmen. Dies gelingt am besten, wenn auch der Lunge-Dickdarm-Funktionskreis in die Therapie eingebunden wird.

Die vier Zuordnungskriterien

Phänomenologisches bietet der nach vorn gerichtete Magen-Meridian mit der Deutung „Offenheit, Kontaktmöglichkeit". Der Meridian bildet im Gesicht eine Schleife, wodurch die zugehörigen Bereiche Mund, Kaumuskulatur und Kiefergelenk herausgehoben werden. Das Gesicht ist durch keinen anderen Meridian gleichermaßen erfasst.

Analoges: Das Bindegewebe ist das „Zwischen"gewebe (Inter-stitium), das einerseits standig regulative Funktionen versieht, andererseits die „Füllung" der Zwischenräume ausmacht.

Polares begegnet hier in den unterschiedlichen Stufen der ablaufenden Prozesse, z. B. der Verdauung: Auseinandernehmen/Analyse, Synthese/Zusammensetzen. Die mentale Fähigkeit des Wertens führt zur Polarität positiv/negativ, gut/böse usw. In der sozialen Einordnung gilt die Rangordnung zwischen „Oben" und „Unten".

Zyklisches: Der Spätsommer symbolisiert die Phase des Überflusses, der Fülle des Eingebrachten und Gewonnenen, aber auch das Innehalten zur Sinnsuche und Sinnfindung.

5.3.4 Der Funktionskreis „Lunge"

Der Zusammenschluss von Lunge und Dickdarm zum selben Funktionskreis mag zunächst befremden. Bei näherer Betrachtung der dahinter stehenden Analogien wird jedoch das gemeinsame Funktionsprinzip transparent (Abb. 45, S. 120/121). „Lunge" steht hier für das gesamte Respirationssystem. „Dickdarm" ist in der TCM nicht mit dem Colon identisch. Dessen Ausgang – Colon descendens, Ampulla recti und Anus – wird dem Nieren-Blasen-System, den „unteren Öffnungen", zugeordnet. Es liegt nahe, stattdessen den letzten Teil des Dünndarms, der bekanntlich auch immunaktive Schleimhäute birgt, dem Dickdarm zuzurechnen.

Die Respirations- wie auch die Darmschleimhäute sind Träger wichtiger Immunfunktionen, gewährleistet durch den Waldeyer-Rachenring sowie die Peyer-Plaques. Aus der Immunologie ist bekannt, dass das respirationsassoziierte und das darmassoziierte Immunsystem als ein gemeinsames System (M.A.L.T. = mucosa associated lymphatic tissue) in ständiger wechselseitiger Aktivität fungieren.

Sowohl im Respirationstrakt als auch im Dickdarm findet ein intensiver symbiontischer Austausch mit anderen Lebensformen statt. Die Darmsymbiose als das Zusammenleben mit einem Mikrokosmos von Milliarden Symbionten – mehr, als der Mensch an Zellen aufweist – schließt den Organismus auch in seinem Inneren an eine aktive „Mitwelt" an. In beiden Organbereichen, Lunge wie Dickdarm, vollzieht sich die Einbindung in eine den Menschen übergreifende Ökologie.

Die Sinnesfunktion der Nase sowie die Funktion der zugeordneten Gewebe, Haut und Haare, veranschaulichen das den Funktionskreis prägende Prinzip.

Der Geruchssinn ermöglicht – im Gegensatz zum Schmecken – eine Wahrnehmung noch im Bereich des Feinstofflichen. Bekanntlich vermögen manche Tierarten sogar Stoffe in Verdünnungen jenseits der Loschmidt-Zahl ($6{,}023 \times 10^{23}$) aufzuspüren. Das Riechen ist in diesem Sinne weit mehr als bloße Geruchswahrnehmung, nämlich ein Wittern und Spüren.

Die Funktion der spezifischen Gewebeschicht Haut bedeutet zum einen Grenze und Begrenzung des Körpers, zum anderen aber Durchlässigkeit, zum Beispiel bei der Transpiration. Die Haut ist nicht nur den klimatischen Reizen, sondern – heute mehr denn je – auch vielfältigen physikalischen Strahlungsphänomenen ausgesetzt. Narben – also Verletzungsspuren auf der Haut – können Sensibilität und Wetterfühligkeit bekanntlich sehr erhöhen.

Durchlässigkeit, Austausch, Grenzüberschreitung, Umwandlung sind Schlüsselbegriffe des Funktionskreises Lunge.

Psychische Entsprechungen

Die psychischen Fähigkeiten des Funktionsbildes gleichen den somatischen: Durchlässigkeit und Sensibilität, Austausch und Umsetzung des inspirativ Empfangenen in alle möglichen Arten der Kreativität, Transformation und Loslösung. Hier fügt sich die Intuition als die passende Grundfunktion der Psyche ein.

Der Atemvorgang hat „zweierlei Gnaden" (Goethe), indem er in der einen Phase annimmt, hereinlässt und in der darauf folgenden Phase hergibt, loslässt, sich verschenkt. Diesem unablässigen Phasenwechsel zwischen Inspirium und Exspirium ist der Mensch ausgeliefert: Er kann sich ihm nicht verweigern.

Dem phasenhaften Atemvorgang analog ist der Mensch Zeiten des Inspiriums wie auch des seelischen Exspiriums ausgeliefert, wenn innere Leere und Verlorenheit insbesondere nach Verlusten und Schicksalsschlägen ihn heimsuchen. Die durchlebten Höhen und Tiefen stürzen den Menschen leicht in Phasen von **Traurigkeit** und **Resignation**, was schon die TCM als psychische Analogie des Lungen-Elements auffasste.

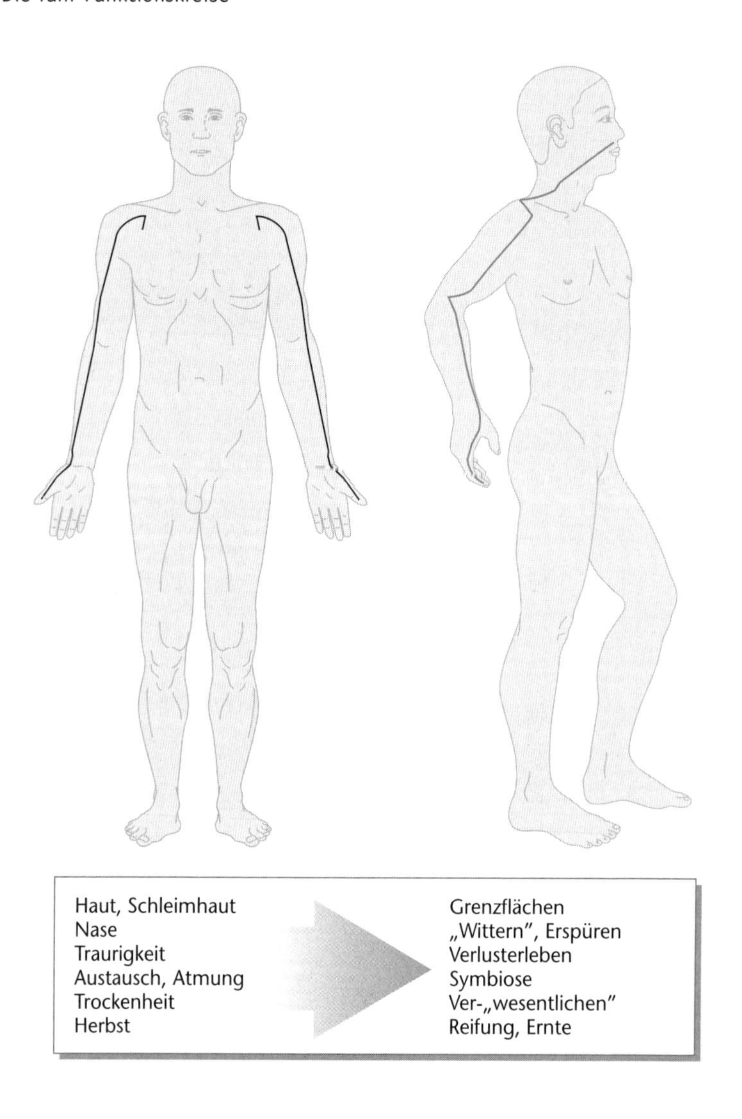

Abb. 45a *Funktionskreis Lunge mit den zugehörigen Organen und weiteren Zuordnungen nach TCM*

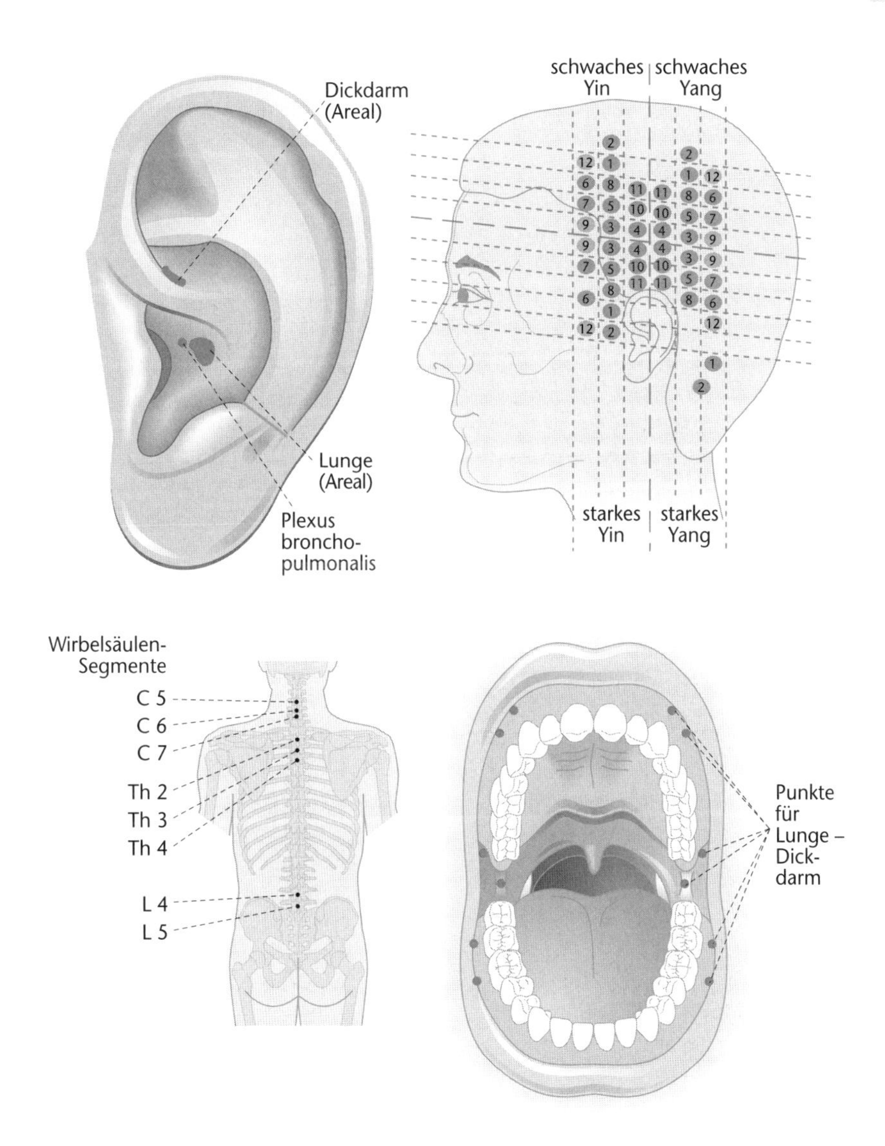

Abb. 45b *Funktionskreis Lunge nach westlichen Erfahrungen (Mikrosysteme und Segmente)*

Weitere Aspekte

Die traditionelle Zuordnung dieses Elements ist – anders als in der westlichen Tradition – nicht die Luft, sondern das **Metall.** Als Nachfolgeelement der Erde ist hier offensichtlich das Kostbare angesprochen, das die Erde als Bodenschatz in sich birgt. Es ist aber auch dasjenige, das erst durch Wandlung und Läuterung hindurchgehen muss, um zur Reinheit zu gelangen. Metall hat zudem sehr spezifische Eigenschaften wie Resonanz, Stromfortleitung, Entstehen von Magnetismus und Magnetfeldern.

Wie erwähnt, weist der **Herbst** mit seinem Welken, seiner **Trockenheit** und der zunehmenden Kahlheit ein Kontrastbild zum Spätsommer – dem Symbol des Milz-Funktionskreises – auf. „Harvest" = Ernte weist auf den Beitrag hin, den der Herbst im Jahreszyklus leistet. Reifen und Fruchtbringen setzt Umwandlung voraus: erst durch Loslassen wird das Wesentliche, die Essenz, gewonnen.

Haut und Schleimhäute spiegeln in ihrer Pathologie nicht selten innere Prozesse. So heißt es in der Psychologie, dass „nicht geweinte Tränen" sich als Schleim manifestieren können: Katarrhe also, die eine „Katharsis" auslösen wollen, eine Reinigung von allem, was weder der Leib noch die Seele länger in sich halten wollen. Eine solche Reinigung entspricht nicht selten einer Häutung, einem kompletten Abstreifen des Alten, Überholten, Nutzlosen.

Früher spielten sich solche Reinigungsprozesse weit häufiger in Form von Eiterungen, Furunkeln der Haut, Abszessen etc. ab. Diese Art der Ausleitung ist heute seltener geworden und abgelöst von chronischen, hyperplastischen, meist allergischen Reaktionen von Haut und Schleimhaut. Hier sollte die Therapie daher keine Unterdrückung bezwecken, sondern – soweit verantwortbar – das Ausleitungsbestreben des Organismus erleichtern, gleichzeitig aber auch eine Überreagibilität dämpfen, am besten in Kombination mit Punkten des Funktionskreises Milz/Pankreas-Magen.

Die vier Zuordnungskriterien

Phänomenologisches: Die relativ kurzen Meridiane von Lunge und Dickdarm tangieren nur die obere Extremität sowie das Gesicht. Gleiches gilt für Herz – Dünndarm und Perikard – Dreierwärmer. So ermangelt es diesen drei Meridianpaaren am Kontakt zum Boden, zur Erde. Vielmehr sind sie nach oben ausgerichtet. Die erhobene Hand des Plato mit himmelwärts weisendem Zeigefinger ist eine typische Geste, die die Eingebung und Intuition ausdrückt (vgl. Raffaels Bild „Die Schule von Athen").

Analoges: Die Atmung in ihrer Zweiphasigkeit symbolisiert den ständigen Wechsel zwischen Hereinnehmen und Herschenken für den notwendigen Gasaustausch. Die Haut ist Ausdruck der Begrenzung.

Polares: Die hier zugehörenden Schleimhäute symbolisieren das Innen, die Haut demgegenüber das Außen. Der intensivere Austausch mit der Umwelt findet paradoxerweise innen statt: im Gasaustausch der Atmung und in der Symbiose des Darms.

Zyklisches: Im Herbst sind Einbußen und Verluste unvermeidlich. Solche Einschnitte und Reduktionen widerfahren dem Menschen nicht nur im Herbst des Lebens, sondern in verschiedenen Lebensphasen.

5.3.5 Der Funktionskreis „Herz"

Dieses Element (Abb. 46, S. 124/125) bezieht sich nicht so sehr auf das physische Herz als Pumpe, sondern vielmehr auf die Durchpulsung und Belebung durch den Herzschlag. So ist hier auch das Herz als Inbegriff von Beseeltheit und Gemüt, Herzenswärme und Herzlichkeit gemeint. In der TCM birgt der Herz-Funktionskreis sogar einen über das Psychische hinausgehenden Aspekt, der im Buch des Gelben Kaisers als „Shen", als das Geistige, umschrieben ist. So ist das Herz Ausdruck von Strahlkraft und klarer Bewusstheit und nimmt damit gegenüber den anderen Elementen eine Sonderstellung ein.

Das dem Funktionskreis Herz zugeordnete „Sinnesorgan" ist die Zunge; Blutgefäßsystem und Blut sind das spezifische „Gewebe". Die Zunge ist hier nicht als Geschmacksorgan, sondern als Instrument der Sprache gemeint. Sprache ist die dem Menschen vorbehaltene Verständigung und Mitteilung; im Timbre der Stimme findet sein Wesen Ausdruck und Ausstrahlung. Gefäßsystem und Blut dienen – ebenso wie die Sprache – der Kommunikation, aber auch der Belebung des Ganzen. Das Kapillarnetz trägt die Pulswelle des Herzens in die periphersten Bereiche des Organismus und gibt ihnen den Lebensrhythmus vor.

Durchpulsung, Kommunikation, allseitige Verbundenheit sind Schlüsselbegriffe des Funktionskreises Herz.

Interessanterweise ist das Herz dasjenige Organ, das extrem selten von malignen Tumoren befallen wird. In diesem Zusammenhang gibt es zu denken, dass auch der in der TCM dem Herzen zugeordnete Dünndarm – fünf Meter lang! – erstaunlich selten an Krebs erkrankt.

Laut TCM ist die Freude das psychische Attribut des Herz-Elements. Es ist bemerkenswert, dass dem „Herzen" als einzigem keine disharmonische Ausdrucksform zugesprochen wurde. Diese Freude ist kein bloßes Echo auf äußere Eindrücke oder Stimmungen, sondern Ausdruck einer im Innern waltenden Harmonie. Identität mit Allem gipfelt in jener Liebe, die in sämtlichen Religionen Ziel des Menschseins ist.

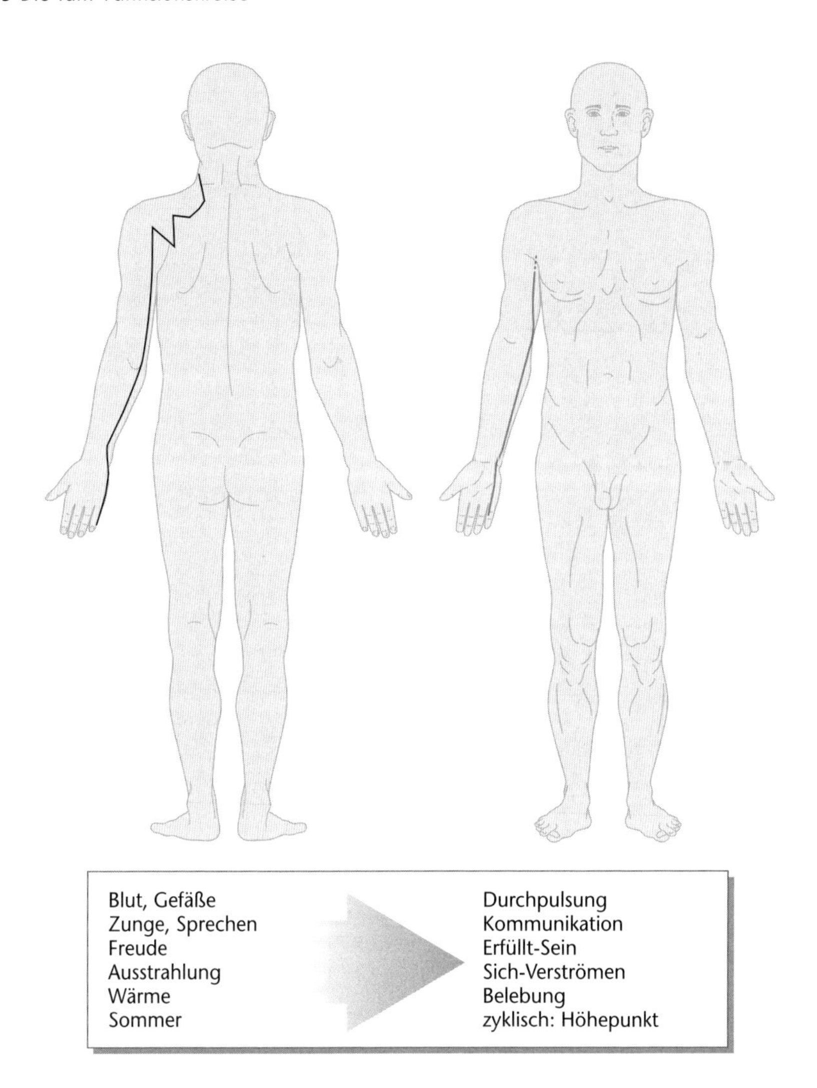

Abb. 46a *Funktionskreis Herz mit den zugehörigen Organen und weiteren Zuordnungen nach TCM*

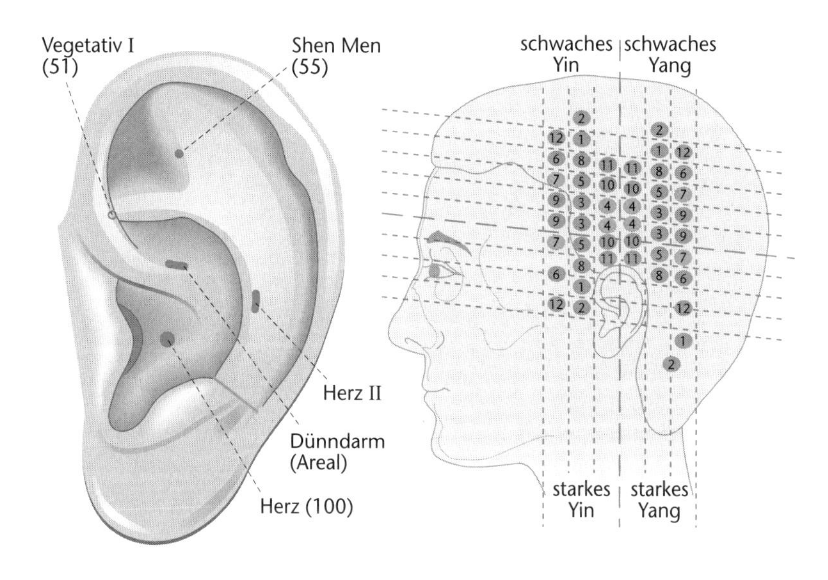

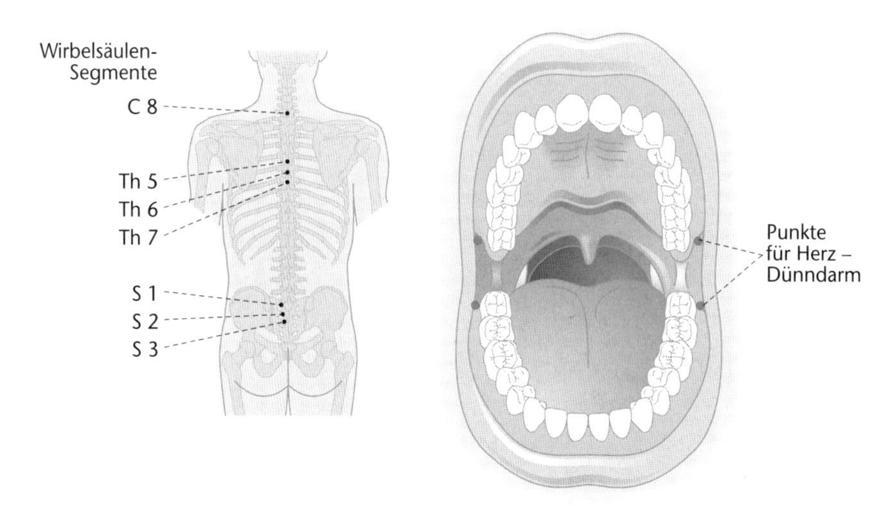

Abb. 46b *Funktionskreis Herz nach westlichen Erfahrungen (Mikrosysteme und Segmente)*

Traditionell wird dem Herzen das **Feuer** – Strahlkraft und **Wärme** – zugeordnet. Trotz der Sonderstellung des Herzens im Psychisch-Geistigen bleiben die somatisch-funktionellen Aspekte des Funktionskreises in den Wandlungskreis der Fünf Elemente einbezogen: Die Zuordnung zu **Sommer** und Sonnenhöchststand bestimmt den Platz des Feuer-Elements im Fünf-Elemente-Kreis.

5.3.6 Meridianpaar Dreierwärmer/Perikard

In der TCM wird dem Herzen ein weiteres Meridianpaar zugesellt, nämlich das nicht-organbezogene Paar Perikard-Dreierwärmer. Auf diese Weise erfährt das Herz im Wandlungskreis der Elemente eine besondere Gewichtung und Ergänzung: das Herz als der „Schatz im Inneren" und das Perikard als „Umhüllung des Herzens". Die Übersetzung als „Hülle" oder „Mauer" des Herzens ist keinesfalls substanziell gemeint, sondern bezieht sich auf die psychisch-geistige Ebene. Das Herz, das „rasch entbrannt" ist und sich vergeuden möchte, bedarf eines ordnenden Rahmens.

Da dieses Meridianpaar keinen eigenen Organbezug aufweist, gilt es als dem Funktionsbild Herz angegliedert. Es nimmt an dessen Zuordnungen von Sinnesorgan, spezifischem Gewebe, Jahreszeit und Klimamodalität teil.

5.4 Zusammenfassung

Zusammenfassung somatischer und psychischer Inhalte der Funktionskreise

	Niere Blase	**Leber Gallenblase**	**Milz/Pankreas Magen**	**Lunge Dickdarm**	**Herz Dünndarm**
Weitere Organbezüge	männliche und weibliche Urogenitalorgane	Duct.bilif. Nägel	Lippen, Oropharynx, Mamma	Nebenhöhlen, Bronchien, Colon	Duodenum, Jejunum, Ileum
Funktionsschlüssel	Ohr	Auge	Lippen	Nase	Zunge
Sinnesfunktion „Öffner"	Horchen → Perzeption	Schauen → Akkomodation	Begreifen → Konfrontation	Wittern → Selektion	Sich offenbaren → Kommunikation
Sinus	Sinus frontalis	Sinus sphenoidalis	Sinus maxillaris	Sinus ethmoidalis	Mittelohr, Mastoid
Lymphgebiet (Kopf)	Tonsilla pharyngea	Tonsilla palatina	Larynx-Lymphgebiet	Lymphgebiet d. Tuba auditiva	Tonsilla lingualis
Gewebe	Knochen	Muskeln, Sehnen	Bindegewebe	Haut, Haare	Gefäße
Gelenke	Fuß Knie (hinten)	Hüfte Knie (lat.)	Knie (lat.)	Schulter,Arm Ellenbogen	Schulter, Arm Ellenbogen
Wirbelsäulensegmente	L 2, 3 S 4, 5; Co	Th 8, 9, 10	Th 11, 12 L 1	C 5, 6, 7 Th 5, 6, 7 L 4, 5	C 8 Th 5, 6, 7 S 1, 2, 3
Psychisches Korrelat	Willensenergie, Vertrauen	Gefühlskraft, Mut	Denken, Vernunft	Intuition, Reifung	Freudigkeit, Herzensgüte
Disharmonisch +++	Eingleisigkeit, Brutalität	Aggression, Wut	Kritiksucht, Fanatismus	Realitätsferne, Täuschen	Sich-Aufdrängen
Disharmonisch ---	Bedrohungsgefühl, Existenzangst	Autoaggression, Revierangst	Grübeln, Befürchtung	Traurigkeit, Resignation	Vergeudet-Sein
Schlüsselfunktion	Statik → Halten	Dynamik → Sich regen	Kontakt → Aufschließen	Permeabilität → Zulassen	Identität → Eins-Sein
somatisch	Stabilität, Festigkeit	Motorik, Spannkraft	Analyse, Integration	Symbiose, Austausch	Belebung, Ausstrahlung
psychisch	Sicherheit, Rückhalt	Flexibilität, Balance	Erkennen, Synthese	Inspiration, Kreativität	Freude, Harmonie

6 Die drei Basismodelle: TCM-Funktionskreise, Grundfunktionen nach Jung, Entien nach Paracelsus

Die Schlüssigkeit des Menschenbildes in der TCM wird dadurch unterstrichen, dass auch anderweitige medizinische, psychologische und philosophische Modelle zu analogen Erkenntnissen gelangt sind. Im transkulturellen Vergleich sollen daher im Folgenden Systeme verschiedener Epochen nebeneinandergestellt werden.

Bemerkenswerte Parallelen lassen sich zum Beispiel zu den Grundfunktionen der Psyche nach Jung aufzeigen (Abb. 47), ebenso wie zu den Wesensbereichen („Entien") des Paracelsus (Abb. 48) und zu den hippokratischen Temperamenten (Abb. 54). Der Aspekt der Wandlung findet seine Entsprechung im menschlichen Individuationszyklus nach Jung (Abb. 49).

6.1 Die Grundfunktionen der Psyche

Vergleicht man die Aussagen der westlichen Psychosomatik mit denen der TCM, so ergibt sich eine erstaunliche Parallele bezüglich der Untrennbarkeit von Soma und Psyche und den daraus folgenden unmittelbaren Wechselwirkungen in der Leib-Seele-Beziehung.

Die aus der TCM ableitbaren somatopsychischen Funktionsbilder, die in den vorhergehenden Kapiteln entwickelt wurden, vermitteln in ihrer Gesamtheit ein Bild des ganzen Menschen. Diese Vollständigkeit bezieht sich nicht nur auf das Somatische, sondern gleichermaßen auf das Seelische. Erachtet man die psychischen Entsprechungen der dargestellten Funktionsbilder als Teilaspekte der Psyche, so darf angenommen werden, dass sie ein komplettes Bild der seelischen Struktur des Menschen ergeben.

Unter den fünf psychischen Teilaspekten hat der „Herz"-Aspekt, wie gesagt, eine Sonderstellung, während die vier übrigen psychischen Teilaspekte gleichrangig und einander gleichwertig sind.

Eine ähnliche Differenzierung der Psyche in vier gleichwertige Teilaspekte, die in ständiger Wechselwirkung untereinander stehen, hat auch Carl Gustav Jung vorgenommen. Eine solche funktionelle Sicht wird der Dynamik der Psyche gerecht als eines Bindeglieds zwischen Körper und Geist.

Indem er die Psyche als quaternär beschrieb, griff Jung eine grundlegende Vierer-Gliederung auf, die bereits in der Antike – zum Beispiel in der hippokratischen Medizin – erkannt und geläufig war. In seiner Differenzierung ging Jung dabei von Normaspekten aus, die er als die vier Grundfunktionen der Psyche erkannte.

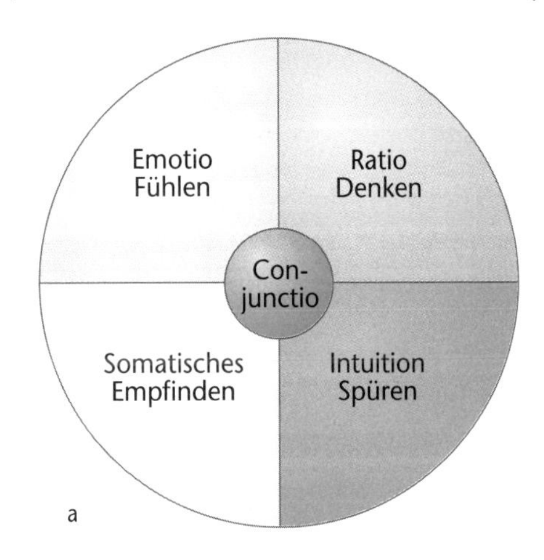

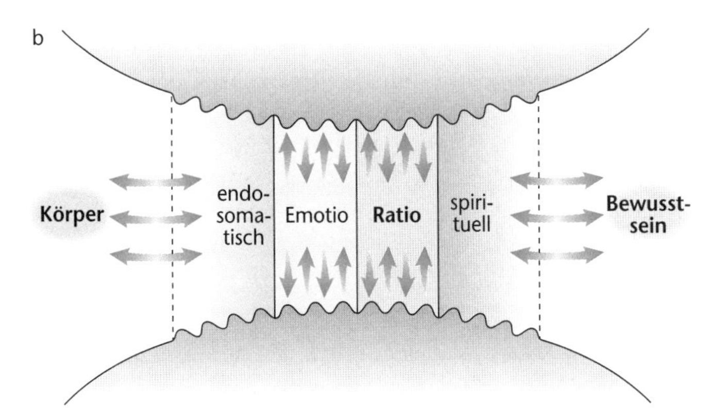

Abb. 47 *a) Die psychischen Grundfunktionen nach Jung im Kreisbild b) als flexibler „Puffer" in der polaren Spannung zwischen Körper und Bewusstsein (Geist)*

Die vier von Jung definierten, voneinander klar abgrenzbaren Grundfunktionen der Psyche sind Empfinden, Fühlen, Denken und Intuition.

Diese vier Grundfunktionen sind grundsätzliche, allen Menschen gemeinsame Wesensmerkmale. Wenn Jung sie dennoch nach Art einer Typologie skizziert, so deshalb, weil jedes Individuum von einer der vier Grundfunktionen besonders geprägt ist. Diese Primär- bzw. Erstfunktion wird besonders stark ausgelebt und bestimmt wesentlich die Reaktionsweisen. Die übrigen Grundfunktionen stehen – je nach dem Grad ihrer Aktivität – demgegenüber im Range einer Zweit-, Dritt- oder Viertfunktion. Trotz Hervortretens der Primärfunktion sind in jedem Menschen alle Grundfunktionen als gleich wichtig angelegt.

Die Überbetonung der Primärfunktion steigert sich nach Jung oft bis zur Verachtung der „minderwertigen" Viertfunktion. Eine solche tief gehende Ablehnung belastet nicht nur die eigene Psyche, sondern richtet sich auch häufig gegen den Mitmenschen, der gerade die verachtete Viertfunktion als Erstfunktion auslebt.

Jung bringt die vier Grundfunktionen in ein Quadranten-Schema, in dem sich jeweils zwei bestimmte Grundfunktionen antagonistisch gegenüberstehen. Demnach „verachten" sich am ehesten die Grundfunktionen Denken und Fühlen, so dass jeweils das Fühlen zur Viertfunktion wird, sofern das Denken den Rang der Primärfunktion einnimmt, und umgekehrt. Aber auch Empfinden und Intuieren neigen aufgrund ihrer unterschiedlichen Wahrnehmungsquellen zu gegenseitiger Ablehnung und drängen sich gegenseitig in die Rolle der Viert- bzw. Erstfunktion. Interessanterweise kennt auch die Fünf-Elemente-Lehre der TCM unter gewissen Bedingungen eine „Verachtung" von Elementen untereinander.

Jung erkannte, dass erst eine gleichmäßige Aktivität aller vier Grundfunktionen ein harmonisches Gleichgewicht der Psyche gewährleistet. Dieser anzustrebende Zustand psychischer Harmonie – die Conjunctio – erfordert die Zurücknahme einer zu starken Primärfunktion und Aufwertung der unterdrückten Viertfunktion. Die Integration gerade der verachteten, minderwertigen Viertfunktion ist wichtig für die psychische Stabilität, weil anderenfalls aus dem Unterbewussten unkontrollierte Gegenaktivitäten in Gang gesetzt werden können.

6.1.1 Grundfunktion Empfinden

In der Grundfunktion Empfinden erfasst Jung die unmittelbare Wahrnehmung aus dem Körper als einen der vier psychischen Grundpfeiler. Solche endosomatische, unreflektierte Perzeption mittels Sinneseindrücken, mittels Rezeptoren etc. regelt die Erfüllung der leiblichen Grundbedürfnisse. Damit ist mehr angesprochen als bloße Instinkthandlungen, weil eine erste Stufe des Bewusstseins erschlossen wird. So dient diese Seelenfunktion zur Warnung, Sicherung und Erhaltung sowohl des

Individuums als auch der Art. Das Empfinden ist dem Instinkt verwandt und mit dem Trieb verknüpft.

Empfindungen wie Triebe haben Intentions- und Drangcharakter, vermelden aber auch das Wohlbefinden. Die Signale des Körpers sind eindeutig; der Körper lügt nicht. Allerdings ist seine Beantwortung von Reizen eher einspurig, so dass keine bewussten Entscheidungen nötig sind, keine Zeit verloren geht.

Jung betont, dass dieser psychische Bereich besonders eng mit kollektiven Urerfahrungen verbunden ist.

6.1.2 Grundfunktion Fühlen

Gefühl gilt allgemein als Inbegriff des Seelischen. Jung stellt jedoch klar, dass das Fühlen nur „ein Viertel" im quaternären Ganzen der Psyche ausmacht.

Die Palette der Gefühle ist extrem weit gefächert: vom überschäumenden Glücksgefühl bis zu Wut und Empörung, von Selbstgefälligkeit zur Niedergeschlagenheit, vom Übermut bis zum Unmut. Das Gefühl ist stark mit dem Ich assoziiert: Emotionen sind grundsätzlich subjektiv und dienen der Ich-Erfahrung und Ich-Behauptung.

Die situationsadäquate Reaktion auf Reize ist eine der Fähigkeiten des Gefühls. Dies erzeugt oft eine erstaunliche Treffsicherheit der „Entscheidung aus dem Bauch". Das Ich fühlt sich jedoch allzu leicht angegriffen, eingeengt, gekränkt und antwortet dann mit überschießenden Affekten, mit unlogischem, sinnlosem Handeln. Dies führt wiederum rasch zur Eskalation mit nicht mehr kontrollierbaren Folgen.

Die Natur lehrt, dass die mit dem Steinwurf im Wasser ausgelösten Wellen allmählich ausschwingen und verebben. Spontane Affekte, emporkommende Gefühle drängen nach Abreaktion. Wut, Entsetzen, Trauer dürfen nicht angestaut werden, sonst entwickelt sich ein schmollendes Beleidigtsein, ein Hadern, das für den Menschen selbst wie für sein Umfeld zum belastenden Dauerzustand wird. Andererseits unterdrückt der Mensch möglicherweise seine Gefühle und reagiert dann auf alle Reize überangepasst. Dabei opfert er zunehmend seine Ichkraft; die Gefühle richten sich schließlich autoaggressiv gegen ihn selbst.

Ein ausgewogenes Selbstwertgefühl verleiht dem Menschen Individualität, Originalität und verschafft ihm einen nach innen und außen flexiblen emotionalen Spielraum, um die Höhen und Tiefen, Freud und Leid des Lebens verkraften zu können.

6.1.3 Grundfunktion Denken

Das Denken, die Ratio, zählt nach Jung ebenfalls zu den Grundfunktionen der Psyche als gleichrangiges Glied in der seelischen Viererstruktur. Verstand, Ratio und Vernunft (engl. „mind") sind demnach bloße mentale Fähigkeiten und nicht mit „Geist" gleichzusetzen.

Wie die anderen Grundfunktionen auch, dient das bewusste Denken und Urteilen, Assoziieren und Bewerten der Lebensbewältigung. Der Mensch erkennt die Gesetzmäßigkeiten, die Natur und Kosmos bestimmen. Aus der Erkenntnis von Ursache und Wirkung lernt er, logisch zu folgern. Er lernt einzuordnen, zu entwerfen, zu planen; er denkt über sich und die Welt nach, theoretisiert und philosophiert.

Denken ist grundsätzlich objektbezogen: Es sucht das Gegenüber zu ergründen, zu erkennen, einzubeziehen. Hierbei ist die Grenze zur Machtausübung fließend.

Das mentale Vorgehen ist grundsätzlich reduktionistisch: ein Analysieren in immer kleinere Bausteine, in immer tiefere Ursachen. Jede beantwortete Frage wirft neue Fragen auf. Um so entscheidender ist die Fähigkeit des Denkens zum Konstruktiven, zum Aufeinander-Aufbauen und In-Beziehung-Setzen des Erkannten, wie überhaupt in Erkenntnis und Sinnfindung.

6.1.4 Grundfunktion Intuition

Als vierte Grundfunktion der Psyche erkannte Jung die Intuition. Ebenso wie die anderen Grundfunktionen ist sie eine Form der Wahrnehmung, ereignet sich allerdings auf einer Ebene jenseits des mentalen Bewusstseins („supramental"). Jung definiert die Intuition als die Fähigkeit, unter die Oberfläche der Dinge zu schauen – Verborgenes zu vermuten und zu enthüllen. Die Sprache der Intuition sind Bilder, Symbole und Gleichnisse. Was hier geschaut wird, lässt sich oft nicht an der Wirklichkeit messen, hat aber dennoch Wahrheitsgehalt; was zählt, ist die Botschaft. Deutungen und Stimmigkeiten sind daher gefragt, die über das Oberflächliche hinausreichen.

6.1.5 Conjunctio

Das gleich starke Ausleben und Erfüllen aller vier zur Verfügung stehenden Grundfunktionen bezeichnet Jung als die Conjunctio, wörtlich: die Vereinigung, die Eins-Werdung. In solch ausgewogenem Gleichgewicht der vier Grundfunktionen sieht er den Ausdruck des Vollkommenen. Mag ein solches Vollkommenheitsideal auch in weiter Ferne liegen, so ist doch der von Jung vorgezeichnete Weg innerer Harmonisierung und Souveränität „das Ziel".

6.1.6 Gegenüberstellung mit den Funktionsbildern der TCM

Obgleich Jungs Definition der vier psychischen Grundfunktionen und die TCM-Lehren unterschiedlichen Epochen und Kulturkreisen entstammen, ergeben sich doch auffällige Übereinstimmungen. Dies berechtigt, die TCM-Funktionsbilder durch Zuordnung der entsprechenden Grundfunktionen zu erweitern und zu präzisieren. Hierzu sind allerdings die psychischen Korrelate der Fünf Elemente in das Bild ihrer regelrechten psychischen Funktion zu übertragen, wie im vorhergehenden Kapitel erläutert; denn auch Jung bezieht sich auf das regelrechte Bild psychischer Funktionen.

So können Erkenntnisse, die von völlig verschiedenen Ansätzen her gewonnen sind, zur gegenseitigen Ergänzung herangezogen werden. Hierbei fällt den Akupunktur-Funktionsbildern eine besondere Rolle zu: Ihre klar definierten somatischen Aspekte eröffnen Zugänge für das Verständnis des psychosomatischen Wechselspiels.

6.2 Die Lehre des Paracelsus von den fünf Entien

Die östliche Medizin stützt sich nach wie vor auf ihre traditionellen Lehrgebäude, soweit sie sich bis heute für Diagnostik und Therapie als relevant und sachdienlich erweisen. In gleicher Weise ist es gerechtfertigt, auch unsere eigene Medizintradition zu studieren – und zwar in der Sprache ihrer Zeit –, um die für die heutige Medizin wertvoll gebliebenen Aussagen in Erinnerung zu bringen.

Ein abendländisches medizinisches Denkmodell, das ebenso wie das Ordnungssystem der Akupunktur auf einer philosophisch-geistigen Orientierung gründet, ist die Lehre des Paracelsus von den fünf Entien (Abb. 48). Aus dem umfangreichen Lebenswerk dieses Arztes des 16. Jahrhunderts dürfte insbesondere die Entien-

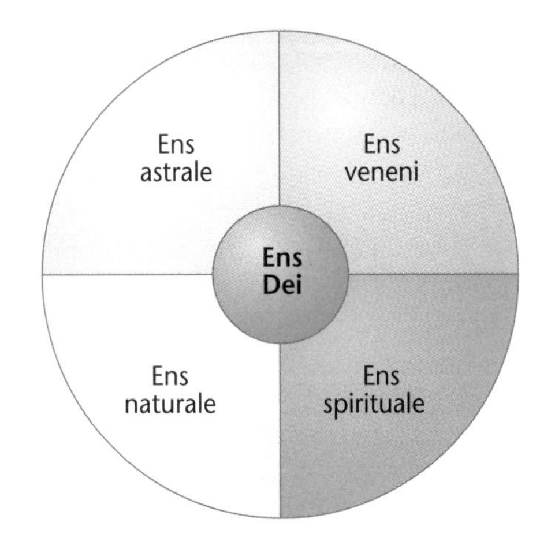

Abb. 48 *Die fünf Entien des Paracelsus im Kreisbild mit dem Ens Dei als Zentrum*

Lehre eine auch für uns noch aussagekräftige Botschaft enthalten. Sie befasst sich mit den Ursachen von Krankheit und der jeweils passenden Heilungsmöglichkeit. Die literarische und begriffliche Erschließung der Lehren Paracelsus' ist dem Heidelberger Medizinhistoriker H. Schipperges zu verdanken, dessen Übersetzung und Darstellung hier zugrunde gelegt wird.

Der Begriff Ens bedeutet wörtlich etwas Seiendes, Wesenhaftes. In Bezug auf den Menschen lassen sich die Entien als lebendige Wesensbereiche verstehen. Die fünf Entien definiert Paracelsus als die verschiedenen Krankheitsverursacher. Damit bietet er einen Erklärungsansatz, der die bis ins Mittelalter verfochtene antike Säftelehre hinter sich lässt. Die von Paracelsus erkannten Krankheitsursachen sind psychisch-geistiger Art.

Paracelsus stellt seine fünf Entien als die fünf „Fürsten" vor, als fünf Principes, die den Menschen in seiner leib-seelischen Bedingtheit regieren. In diesen fünf Entien erkennt Paracelsus unterschiedliche Ebenen im Wesen des Menschen, die einen bestimmenden Einfluss auf ihn ausüben: Sie können ihn „gewaltigen" und dadurch den „Leib nötigen und kränken". So werden in den verschiedenen Entien verschiedene Gattungen von Krankheit hervorgerufen, haben aus dem jeweiligen Ens aber auch „ihre eigene Kur".

Paracelsus benennt die fünf Ursachenbereiche der Krankheitsentstehung wie folgt: Ens naturale, Ens astrale oder astrorum, Ens veneni, Ens spirituale und Ens Dei. In diesen Entien ist der ganze Mensch erfasst, von seiner Leiblichkeit bis hin zu seinen psychischen und geistigen Qualitäten.

6.2.1 Ens naturale

Das Ens naturale bezieht Paracelsus auf Vorbestimmung, Gesetz, Ursprung im Sinne von Konstitution; vor allem aber verwendet er den immer wiederkehrenden Begriff „Firmament des Leibes". Diese Vorstellung eines Firmaments entspringt dem geozentrischen Weltbild der Ära vor Kepler, in der die Erde als in den umschließenden Rahmen der Himmelsglocke gebettet galt. Das Firmament des Leibes, „in das der Mensch gesetzt ist", ist „Hülle" seiner Wirklichkeit, innerhalb der er „alles in sich trägt". Im Rahmen des Leibesfirmaments ist – so Paracelsus – jeder Mensch sich selbst Erde und Himmel. Die Umwelt, „die äußere Natur", spielt demgegenüber nur eine geringe Rolle – nicht mehr als „der Mist auf dem Acker". Nach Paracelsus liegt dem Ens naturale ein zweifacher Leib zugrunde: neben dem sichtbaren, greifbaren Körper ein unsichtbarer, ungreifbarer Leib. Hier finden sich Parallelen zu dem „Ätherleib" altindischer Medizinlehren.

Paracelsus beschreibt einen kosmischen Bogen, der sich innerhalb des leiblichen Firmaments des Menschen spannt: Vom Stamm ausgehend, die einzelnen Glieder durchstrahlend, geht er siebenfach „gleich einem Reflex“ zum Zentrum, zum Stamm zurück. Das Bild eines solchen Strahlenbogens lässt an die Chakras indischer Weisheit denken.

6.2.2 Ens astrale

Mit dem Ens astrale oder astrorum ist, wie Paracelsus wiederholt betont, keine astrologische Determinierung gemeint. Der Mensch ist nicht von den Gestirnen abhängig, denn „sie sind frei für sich selbst und wir sind frei für uns selbst“. Nach Paracelsus geht es bei diesem Ens nicht um Einflüsse, die aus dem Menschen selbst kommen, sondern Soma wie Psyche werden von außen „gebeutelt“. Im Ens astrale können Krankheiten entstehen aufgrund der Bedingungen und Gewalten, die aus Umwelt und Natur auf ihn einstürmen. Nie gibt es einen endgültigen Stand der Dinge, sondern stets neue Konstellationen. Konstellation bedeutet, wörtlich übersetzt, soviel wie: „wechselnder Stand der Sterne zueinander“. Will der Mensch in den laufend veränderten Situationen bestehen, so muss er sich an- und einpassen, „denn die Erfahrung, die jetzt ist, findet ihresgleichen morgen nicht mehr“.

So ist mit dem Eingebundensein in das wechselnde äußere Geschehen auch die Verstrickung in die Gesetzlichkeit der Zeit gegeben. In der Zeit läuft des Menschen individuelle Biografie in ihrem Werden und Wachsen und ihrer Unverwechselbarkeit ab. Schipperges kommentiert, dass hier – im Ens astrale – die Welt im Horizont der Zeit als ein offenes System möglicher Freiheit steht. Wechselnde Lebenssituationen lassen den Menschen „bald fröhlich, bald traurig“ sein.

Dabei prägt die astrale Gefühlswelt, „der die Ratio nicht zu widerreden vermag“, seine eigene Atmosphäre, seine individuelle Originalität. Paracelsus beschreibt sehr plastisch, wie sehr das vom Menschen ausgehende Fluidum, seine Stimmung, die Umgebung in Unruhe bringen kann. Es gleicht der „Luft, die eine Stube erfüllt“ oder dem „Geruch, der von einem Menschen ausgeht“.

6.2.3 Ens veneni

„Ens veneni“ bedeutet wörtlich: Wesensbereich des Giftes. Hier setzt sich Paracelsus also mit demjenigen auseinander, das den Menschen zerstören kann, sofern er es zu sich nimmt, sich mit ihm verbindet. In diesem Sinne meint Paracelsus das Fremd- und Andersartige schlechthin. Denn „jedes Ding ist vollkommen im Hinblick auf sich selbst geschaffen und für sich selber in Ordnung“; aber „im Hinblick auf ein anderes kann es sowohl Gift als auch Gutes bedeuten.“ Hier kommt Paracelsus zu einer erstaunlichen Feststellung: Er erkennt, dass Giftigkeit etwas Relatives ist. „Alle Dinge sind giftig; erst die Dosis macht’s, dass ein Ding **kein** Gift sei.“

Mit anderen Worten: Die Verträglichkeit eines Stoffes hängt von der zugeführten Menge ab.

Im Ens veneni wird die Welt dem Menschen damit zum Gegenüber: Er lebt in ständiger Herausforderung durch Andere und Anderes. Erst in der Konfrontation wird Erkennen sowie Unterscheidung zwischen Zuträglichem und Abträglichem möglich.

Das Unterscheiden und Bewerten der Nahrung vollzieht der Leib im Magen, „in dem der Alchemist wohnt ... Durch den Alchemisten unterscheidet der Mensch das Böse vom Guten, verwandelt es und ordiniert auf diese Weise alles Subjekt der Natur". Diese Formulierung lässt sowohl an die Verdauungs- als auch an die Immunisierungsprozesse denken: Alles Fremde, nicht nur die Nahrung, muss umgewandelt und eingeordnet („ordiniert") werden, soll es assimiliert und als Eigenes integriert werden.

Das von Paracelsus gezeichnete Bild einer körperimmanenten Instanz des Erkennens und Regulierens lässt an die heute diskutierte „bodily intelligence" denken.

6.2.4 Ens spirituale

Mit „spirituell" meint Paracelsus eine das Emotionale und Rationale hinter sich lassende Befindlichkeit der Seele. Das Ens spirituale hebt sich grundsätzlich vom Ens veneni ab, ist aber dem geistigen Ens Dei noch nicht gleich. „Den Leib zu kurieren, wenn das Ens spirituale krank ist, das ist vergebens. Arzneiet aber die Seele, so ist der Leib genesen, denn die Seele ist wund, der Leib nit."

Nach Paracelsus ist der Mensch phasenhaften Prozessen unterworfen, die „die Seele wund machen, auf dass die natürlichen Kräfte schwinden". Solche Zustände muten äußerlich wie ein Welken an, bedeuten in Wahrheit jedoch Verwandlung, „Verklärung". Der Mensch wird „als Ganzes", das heißt „mitsamt seinem Leibe" verklärt, nicht nur innerlich-seelisch. Denn Leib und Seele lassen sich nicht trennen, eines ist dem anderen verpflichtet und teilt dessen Entwicklung. Eine dem Menschen selbst innewohnende „innere Welt" wird damit laut Paracelsus zum vierten Verursachungsfaktor im Gesundsein wie im Krankheitsgeschehen. Die Wirklichkeit dieser Innenwelt wird als unabdingbares Gegenstück der äußeren, greifbaren Realität dargestellt.

So schließt Paracelsus in die im Ens spirituale wirkenden Kräfte auch die Imagination und Suggestion ein. Aus der Wunschkraft, „kraft des Willens" können Wirkungen wie durch ein „Medium" geschehen, zum Beispiel: „Die Hand verletzt den unergriffenen Mann."

Letztlich geht es im Ens spirituale um Zusammenhänge, die über das hinausreichen, was heute als Psychosomatik gilt. Das „Wundsein der Seele", wodurch auch immer ausgelöst, strebt nämlich einem Ziel entgegen, das über das Irdische hinausweist. Im Ens spirituale gilt die Forderung, dass jedes Ens seiner spezifischen Arznei bedarf, in besonderer Weise. Denn für die Krankheiten dieses Bereichs sollte die Psychotherapie wahre Seelsorge sein.

6.2.5 Ens Dei

Das Ens Dei oder Ens deale nimmt unter den fünf Entien eine Sonderstellung ein. Die vier anderen Principes sind nach Paracelsus „paganischer" Art, das heißt heidnischer, primitiver, profaner Natur und allein dazu geschaffen, „unser Ingenium zu schärfen". In ihrer profanen Prägung („stylus") sind sie Vorstufen, die einmünden sollen in das göttliche Ens, das sich durch seinen „christlichen Stylus" abhebt und aus einer „anderen Dimension" kommt. Das Ens Dei müsste alle „anderen Kategorien überstrahlen und überblenden, so dass sie in ihrer Eigenart kaum noch zum Ausdruck kämen". Im Ens Dei finden also die unerfüllten, paganischen Entien zur Erfüllung und Erlösung.

„Alle Dinge stehen in einer Ordnung, und die Ordnung fließt aus dem Gebot." Hier ist das Annehmen der höheren Ordnung des Ens Dei der Weg zum Heilwerden. „Alle Dinge wollen ja in Gott gesucht werden, aus dem sie auch fließen"; allein „aus dieser Quelle kann und soll alle Not gewendet werden."

Ist das Ens Dei Erfüller, Katalysator der Verwandlung der vier „unerfüllten", profanen Entien, so kommt aus ihm mehr als Heilung, nämlich „Heil". Dazu bedient es sich des „Fegefeuers", das nichts anderes ist als ein Läuterungsprozess, ein Bewusst- und Innewerden, aus dem heraus die Heilserwartung wächst und schließlich erfüllt wird. Wo das Ens Dei Leidensprozesse verursacht, fließen diese nicht aus Sünde und Fehlern, sondern „aus Gottes Ordnung und Gebot". So soll man hier die Frage nach der Verursachung oder gar einer Schuld des Menschen nicht mehr stellen, „denn die Krankheit ist eine Sache zwischen Gott und ihm."

Mit dem Ens Dei beschreibt Paracelsus weit mehr als das bloße Vorhandensein einer inneren, psychischen Autonomie im Menschen; ihm geht es um die Präsenz, die leiblich-manifeste Immanenz des Absoluten in jedem Individuum.

Im Anblick der Krankheit stellt Paracelsus die Heilung – die Suche nach der Lösung – der Ursachenforschung voran: „Es ist die Heilung erst, die uns die Ursachen erklärt." Diese unserem westlichen, kausal-analytischen Denken fremd erscheinende Forderung kommt aus dem Wissen um das Ens Dei: Hat der Kranke die Zeit des „Fegefeuers" überstanden und ist die „Stunde der Zeitigung" gekommen, „so verhängt Gott die Stunde der Gesundheit".

6.2.6 Parallele Erkenntnisse bei Hildegard von Bingen

An dieser Stelle sei ein Blick auf das Menschenbild der Hildegard von Bingen geworfen: der heilkundigen Nonne und Prophetissima teutonica des 13. Jahrhunderts.

Auch in ihren Schriften und Bildern spielen der Prozess der Wandlung und Läuterung sowie ein krankheitsverursachendes „Fegefeuer“ eine Rolle. Hildegard skizziert das Bild eines Kreises: Der Mensch ist in einen ihn umrahmenden kosmischen Bogen gestellt, bestimmt durch die vier Himmelsrichtungen, Jahreszeiten sowie das entsprechende Klima. In den vier Quadranten, den vier „Stationen“ dieses Bildes, herrschen die Kräfte von Feuer, Sturm, Wasser und „allerlei Bestien“. Solche Mächte, die den Menschen zur „Unzeit“ bedrängen, wollen ihn „beuteln“ und zur Umkehr bringen. So durchläuft der Mensch auch in der Vision von Hildegard „Wandlungsphasen“, unter deren Bedingungen er sich bewähren muss.

Der Mensch selbst aber steht in der Mitte dieses quaternären Systems – „er hält den Kosmos wie ein Netz in seinen Händen; ist er auch klein von Statur, so sind seine geistigen Kräfte doch gewaltig“. Aus dieser zentralen Stellung innerhalb der Schöpfung, die völlig auf ihn bezogen ist, erfährt der Mensch nach Hildegard sein Heil, wie es seiner wahren Natur und Verheißung entspricht.

6.3 Übereinstimmungen der drei Basismodelle

Nachfolgend sollen die Parallelen zwischen den drei besprochenen Modellen aufgezeigt werden. Es finden sich erstaunliche Analogien, ja Übereinstimmungen.

Die TCM lässt ein ganzheitliches Menschenbild erkennen. Das Funktionelle, Systemische steht im Vordergrund; im Kreis der Elemente ist das Wandlungsgeschehen vorgezeichnet.

Das Scheme Vierermodell nach Jung bietet ebenso – unter Einbeziehung der Conjunctio – ein Gesamtbild des Menschen in seiner Wesensvielfalt, das über das Psychische hinausreicht. Wenngleich Jung von Seelenfunktionen spricht, so hat er in Wahrheit Seelenkräfte – und darin spezielle Bewusstseinsqualitäten – offengelegt.

Auch in der Zusammenschau aller fünf Entien des Paracelsus offenbart sich ein ganzheitliches Bild: Die Inhalte der einzelnen Entien gehen über die bloße Beschreibung von Krankheitsursachen hinaus. Jedes Ens ist ein eigener Wesensbereich, der sowohl somatische, psychische als auch geistige Aspekte umfasst.

Die Reihenfolge ist bei den TCM-Elementen vorgegeben durch ihren Bezug zur Jahreszeiten-Sequenz. Die Grundfunktionen nach Jung werden zumeist in der hier vorgenommenen Aufzählung dargestellt. Bei den Entien von Paracelsus wurde – unter Voranstellung des Ens naturale – die sonstige Reihenfolge beibehalten.

Bei alledem hat jedes der drei Modelle seine Eigenart und spezifische Schwerpunkte, aber gerade dies kann bei der vergleichenden Zusammenschau das Bild vervollständigen und vertiefen. So lassen sich die TCM-Funktionsbilder durch die psychischen Grundfunktionen wesentlich erweitern und durch die Inhalte der Entien nochmals ergänzen und veranschaulichen. Insbesondere erfahren die psychisch-funktionellen Kriterien dank Paracelsus eine über das Biologische hinausgreifende erweiterte Aussage.

Für alle an der Gesamtschau beteiligten Modelle schlagen die TCM-Elemente die Brücke zum Somatischen und binden darüber hinaus auch das zyklisch Fortschreitende analog den Jahreszeiten ein. Allerdings weisen die psychischen Entsprechungen der TCM disharmonische Verhaltensmuster auf. Dieses TCM-Bild der Psyche wird zurechtgerückt durch die vier Grundfunktionen nach Jung, weil diese die vier Normalaspekte des Psychischen darstellen.

Die Entien nach Paracelsus erscheinen nicht so prägnant definiert wie die TCM-Funktionsbilder und die Grundfunktionen der Psyche. Um so eindeutiger wird aus der plastisch-drastischen Formulierung etwas Wesentliches offenbar: Die Wechselwirkungen, die der Mensch zu meistern hat, kristallisieren sich bei aller Buntheit und Vielfalt als ein Vier-plus-Eins-Lebensmodell heraus.

Das auffällig Gemeinsame und Verbindende der drei Modelle, die aus so verschiedenen Zeitepochen und Kulturen herrühren, ist in der Tat die ihnen allen zugrunde liegende Fünfheit. Dabei ergibt sich übereinstimmend, dass jeweils vier Bereiche gleichrangig nebeneinander stehen, der fünfte aber „anders" ist. Es wird klar, dass nur ein scheinbarer Widerspruch besteht zwischen Lehren und Systemen, die den Menschen in Viererordnungen stellen, und solchen, die ein fünftes Element erkennen und beschreiben. Das fünfte wird immer Wesenszüge des Herz-Elements, einer Conjunctio, eines Ens Dei tragen.

Durch Paracelsus wird die Besonderheit des Fünften, die in den beiden anderen Modellen nur anklingt, zur Lösungs- und Erlösungsquelle. In einer Zeit, in der sich lösungsorientierte Therapien im problemorientierten Alltag als zunehmend erfolgreich erweisen, ist es gut, sich auf das „Kleinod" des „christlichen Stylus" zurückzubesinnen, das in unserem eigenen Kulturkreis aufscheint.

Der Hinweis von Paracelsus, dass der Mensch an diesem fünften Ens nicht herumdeuten solle, mag generell für das „besondere Fünfte" gelten. Um so wichtiger erscheint es, die vier paganischen Bereiche in den besprochenen Modellen zu vergleichen und – soweit dies schlüssig gelingt – in Ergänzung oder sogar in Kongruenz zu bringen.

6.3.1 Vergleich: Ens naturale, Funktionskreis Niere und Grundfunktion Empfinden

Die jeweils erstgenannten Bereiche – Nieren-Element, Empfinden, Ens naturale – weisen die Gemeinsamkeit des Leibbezugs auf; in keinem der drei weiteren Bereiche ist das Körperliche mit seinen Ansprüchen und Ur-Ressourcen von derart zentraler Bedeutung.

Im TCM-Funktionsbild Niere steht die existenzielle Sicherung und Erhaltung des Körpers im Mittelpunkt. Beim Empfinden geht es um die Wahrnehmung und Stillung somatischer Bedürfnisse und Triebe. Im Ens naturale wird das Firmament des Leibes herausgestellt.

Kurzcharakteristik

Im Element Niere gewähren das angeborene Qi, die Unterleiblichkeit sowie die körperliche Hartstruktur (Knochen) die Durchhalteenergie für das Leben. Aus dem Ur-Leiblichen erfährt auch die Psyche Halt und Festigkeit (andernfalls Angst).

Bei der Grundfunktion Empfinden geht es um Wahrnehmung körperlicher Bedürfnisse und Triebe. Die Seele ist hier am engsten leiblich eingebunden (endosomatisch) und kann sich über Sinneseindrücke erfahren.

Im Ens naturale ist der Leib „Hülle zur Wirklichkeit", der Mensch lebt aus der vorgegebenen Konstitution im „Firmament des Leibes".

Übereinstimmungen

TCM: Urleiblichkeit, Urenergie
Jung: endosomatisch = körpergebunden
Ens: Leibesbezug als Vehikel

Ergänzende Facetten für eine Gesamtschau

TCM: bietet die Brücke zwischen Soma und Psyche, die hier besonders „stabil" ist. Im Zyklus der Jahreszeiten erfordert der Winter das Durchstehen harter Lebensbedingungen
Jung: die Erfüllung leiblicher Grundbedürfnisse und Triebe über Sinnes- und sinnliche Eindrücke als Grundanliegen der Seele
Ens: das eigene leibliche „Firmament" als Instrument zum Erschließen der „Wirklichkeit"

6.3.2 Vergleich: Ens astrale, Funktionskreis Leber und Grundfunktion Fühlen

Bei den zweitgenannten Bereichen – Leber-Element, Fühlen, Ens astrale – spielt Dynamik eine vorrangige Rolle . Der prinzipielle Unterschied zum ersten Bereich mit dessen Vorgegebenheiten und Konstanten ist offensichtlich.

Im TCM-Funktionsbild Leber ist somatisch wie psychisch das Bewegte thematisiert. Die Grundfunktion Gefühlsregungen umfasst die breite Palette der Affekte, Emotionen und Stimmungen. Das Ens astrale unterliegt den wechselnden Situationen und Konstellationen; das Atmosphärische deutet auf die subjektive Erlebnissituation, auf die Reizantwort auf Stimmungen hin.

Kurzcharakteristik

Im Leber-Funktionsbild definiert die TCM in der Muskel- und Sehnendynamik das somatische Pendant zur Gemütsbewegung; eines vermag das andere mitzureißen oder ihm als Ventil zu dienen.

Übereinstimmend gilt in allen drei Modellen das Unbeständige, Wechselhafte, das der Mensch dank seiner Anpassungsfähigkeit verkraften und sogar in förderliche Impulse umsetzen kann.

Übereinstimmungen

TCM: Bezug zu dynamischen – somatischen wie psychischen – Faktoren und Reaktionen

Jung: Die Emotionen in ihrer Dynamik und Unberechenbarkeit

Ens: Das „Atmosphärische“, das vom Menschen ausgeht, in wechselnden Situationen und Konstellationen

Ergänzende Facetten für eine Gesamtschau

TCM: Der Jahreszeiten-Bezug „Frühling“ wie auch seine klimatische Entsprechung („Wind“) weisen auf das Anpassungserfordernis zur Umwelt hin

Jung: Selbstverwirklichung und Autonomiegewinnung setzen eine gesunde Emotionalkraft voraus

Ens: Der Mensch ist einerseits frei und reagiert doch laufend auf die Wechselbedingungen der Umwelt

Wo Bewegtes das Leben bestimmt, ist Stillstand undenkbar. Der Mensch ist frei und individuell in seinem Erleben, in seiner Lebensgestaltung und -entfaltung.

6.3.3 Vergleich: Ens veneni, Funktionskreis Milz und Grundfunktion Denken

Auch im dritten Bereich – Milz-Funktionsbild, Ratio, Ens veneni – lassen sich trotz unterschiedlicher Begriffe gemeinsame Charakteristika aufdecken.

Im TCM-Funktionsbild Milz geht es um prozessuale Verarbeitung und Aufbereitung mit dem Ziel der Integration; Nachsinnen und Grübeln ist ein quasi analoger mentaler Prozess. Die Grundfunktion des Denkens bietet hierzu eine völlige Übereinstimmung. Paracelsus sieht vordergründig das Maß, die Quantität dessen, was der Mensch unbeschadet auf sich und zu sich nehmen kann; beim Ens veneni geht es um die Auseinandersetzung mit dem Anderen, primär Fremden.

Kurzcharakteristik

Während im zweiten Bereich körperliche Bewegung und seelische Bewegtheit einander analog sind und sich wechselseitig kompensieren, begegnet man im dritten Bereich drei Ebenen. Außer der somatischen Ebene im Verdauungsprozess und der mentalen im Gedankengang ist hier die Zuordnung einer weiteren Ebene, die gleichfalls der Integration dient, folgerichtig: der sozialen in der zwischenmenschlichen Bindung und Interaktion.

Auf allen drei Ebenen ist gründliche „Einbringung“ zu leisten, was erkennende Einsicht verlangt. Die der Ratio zuzuschreibenden Attribute „diszipliniert, vernünftig und sinnvoll“ erweisen sich für alle drei Ebenen als gültig.

Übereinstimmungen

TCM: Verarbeitung mit dem Ziel der Integration im Verdauungs- wie im mentalen Gedankenprozess
Jung: Ratio als Weg zur Sinnfindung
Ens: Wohlabgewogener Umgang mit Fremdem, um dieses schadlos zu integrieren

Ergänzende Facetten für eine Gesamtschau

TCM: Die hier zugehörigen Organe und Gewebe, speziell das Interstitium, weisen auf die Kraft zur Regulation und Neutralisation hin
Jung: Das Denken als Training auch für Logik und folgerichtige Schlüsse
Ens: Die Bedeutung der Quantität bei allem, was der Mensch zu sich und auf sich nimmt

6.3.4 Vergleich: Ens spirituale, Funktionskreis Lunge und Grundfunktion Intuition

Für den vierten Bereich – Lungen-Funktionsbild, Intuition, Ens spirituale – lassen sich folgende Übereinstimmungen aufzeigen:

Das TCM-Funktionsbild Lunge weist auf Grenzüberschreitung hin mit der sich hier abspielenden Symbiose, dem Austausch zwischen innen und außen. Im psychischen Analogbild spiegeln Trauer und Aufgerissensein das Wundsein der Seele.

Jung definiert die Intuition als den Blick unter die Oberfläche der Dinge, also grenzüberschreitend. Die Wahrnehmung für transzendente Erfahrungen steht hier an. Die Schüler von Jung, so auch Kübler-Ross, bezeichnen die vierte Grundfunktion daher als die spirituelle.

Paracelsus beschreibt das Bild der wunden Seele in ihrem schmerzlichen Prozess der Verklärung und Reifung.

Kurzcharakteristik

Fand sich in den drei bisher geschilderten Bereichen eine stufenweise Steigerung hin zu zwei und schließlich drei Ebenen, so ist hier eine vierte Ebene zu vermuten. Wie die vierte Raumdimension weist die Transzendenz über die dreidimensionale irdische Wirklichkeit hinaus. Das Ens spirituale ist diejenige seelische Dimension, die dem Geistigen am nächsten steht.

Übereinstimmungen

TCM: Grenzüberschreitender, offener Austausch im ökologischen Miteinander
Jung: Wahrnehmung jenseits des Konkreten, Fassbaren
Ens: Sehnendes Offen- und Wundsein der Seele

Ergänzende Facetten für eine Gesamtschau

TCM: Vorgabe der somatischen Austauschvorgänge: Vernetzung mit wechselseitigem Bewirken zu Austausch und Wandlung
Jung: Intuition als eine seelische Funktion jenseits der Ratio
Ens: „Die Seele ist wund, der Leib nit."

6.3.5 Vergleich: Ens Dei, Funktionskreis Herz und Conjunctio

Für den fünften Bereich führt die Suche nach Gemeinsamkeiten von Herz, Conjunctio und Ens Dei über das psychisch Definierbare hinaus.

Die TCM erkennt im Herzen ein Organ, das somatisch, psychisch wie auch geistig gesehen werden kann. So wird es zur Mitte, zum Sinnbild des Vollkommenen und Universellen und zum übergeordneten Leitbild, das nicht über die anderen herrscht, sondern ihnen dient. Doch fügt sich das Herz in den Reigen der Elemente, in ihren Wandlungskreis gleichrangig ein, was dem pragmatischen Ansatz der TCM entspricht und sich in der therapeutischen Praxis immer wieder bestätigt.

Jung wählte den Begriff Conjunctio, Vereinigung, um den Zustand der Harmonie innerhalb der psychischen Vierheit zu symbolisieren.

Bei Paracelsus ist mit dem Namen Ens Dei der Bezug zum Absoluten ausgedrückt: Es rührt aus einer anderen Dimension her, an welche die paganischen Entien nicht heranreichen.

6.3.6 Fazit der Vergleiche

Als Fazit der gezogenen Vergleiche kann ausgesagt werden, dass sich die Akupunktur-Funktionsbilder – auch in ihrer durch Jungs Grundfunktionen erweiterten Aussage – durch die Inhalte der Entien Paracelsus' abermals ergänzen und verdeutlichen lassen. Insbesondere erfahren die psychisch-funktionellen Kriterien eine über das Biologische hinausgreifende erweiterte Aussage.

Die Übereinstimmungen zeigen sich weniger in Einzelaspekten als in dem umfassenden Rahmen, in den sich die analogen Kriterien einfügen lassen. Wollte man versuchen, die verglichenen Kriterien auszutauschen und anderweitig zuzuordnen, so würde dies deren Wesensgehalt nicht gerecht. Die hier schlüssig vorgenommene Gruppierung und Zueinanderordnung verwandter Funktionsbilder, Entien und Grundfunktionen aber begründet ein umfassendes System, das für das Verständnis der im Menschen wirksamen funktionellen und psychischen Teilbereiche hilfreich sein kann.

7 Vergleich mit zyklischen Modellen

7.1 Individuationsprozess nach Jung

Die Gesamtschau der Wesensbereiche des Menschen ließ erkennen, welche Dynamik den einzelnen Bereichen innewohnt und welche wechselwirksamen Kräfte unter ihnen herrschen. In den Funktionsbildern der TCM wird das fortschreitende Werden durch Wandlung am deutlichsten; demgegenüber erscheinen die Grundfunktionen nach Jung zunächst statisch, wie unwandelbare Grundpfeiler. Doch schon die unterschiedliche Aktivität von Erst- und Viertfunktion, die das Leben nahezu aller Menschen bestimmt, trägt Impulse in sich, die die innere Entwicklung des Menschen vorantreiben.

C. G. Jung hat sich in seinen Forschungen unter anderem mit der Entwicklung der menschlichen Persönlichkeit – dem Werdegang des Menschen, seinem Weg zum eigenständigen, selbstverantwortlichen Individuum und Mitglied der Gesellschaft – auseinandergesetzt. Jung definierte diesen Prozess als **Individuation** (Abb. 49). Dieses innere Wachstum bleibt eine lebenslange Aufgabe und ist letztlich nie abgeschlossen. Die vier Individuationsstufen, die Jung aufgezeigt und beschrieben hat, können aber jeweils so weit vollzogen werden, dass der Mensch gefestigt zur nächstfolgenden Stufe weiterschreiten kann.

In jeder Stufe erfährt der Mensch Impulse, durch die er die für die betreffende Entwicklungsphase nötigen Erfahrungen machen und die anstehenden Schritte vollziehen kann. Das Versäumen einer Individuationsstufe kann schwerwiegende Folgen haben, weil dann Voraussetzungen für die nächste fehlen. So ist es nicht nur für Therapeuten,

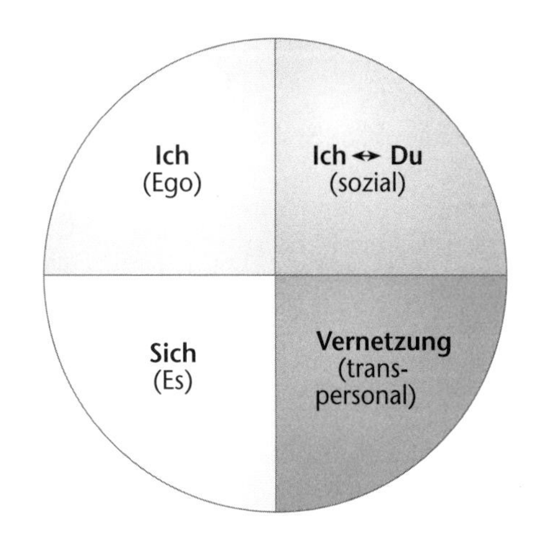

Abb. 49 *Die vier Entwicklungsstufen des Individuationsprozesses im Kreisbild*

sondern auch für Eltern wichtig, diesen Werdegang samt seinen Nöten näher zu kennen, um ihn fördern zu können.

Das Entwicklungsmodell übernahm Jung teils aus den Erkenntnissen seines Lehrers Freud, vor allem aber ist es in Einklang zu sehen mit dem Viererkonzept der psychischen Grundfunktionen.

Die vier Individuationsstufen bauen aufeinander auf, doch laufen sie in gewisser Weise auch parallel, weil die spezielle Aufgabenstellung einer Stufe jederzeit im Leben neue Aktualisierung erfahren kann.

Vereinfacht dargestellt, besagt der Individuationsprozess, dass der Mensch im Stadium des Säuglings noch unbewusst im **Es** oder **Sich** lebt: Sein Erleben kennt noch kein „Ich". Die erste Stufe lässt das leibliche Sein erfahrbar werden aus den Sinneseindrücken und den Bedürfnissen des Körpers, seinen Forderungen und Trieben. Solange dies die vornehmliche Wahrnehmungsquelle bleibt, ist das Wesen ganz im Leib integriert. Doch kann schon beim Kleinkind durch Erweckung falscher Scham- und Schuldgefühle die natürliche Beziehung zum Körper unterminiert und ausgehöhlt werden.

Im Trotzalter als der sich anbahnenden zweiten Stufe tritt die erste **Ich**-Erfahrung und Ich-Durchsetzung hervor. In der Pubertät werden diese Kräfte abermals aktiviert und das Ich stabilisiert. Für eine gesunde Persönlichkeitsentwicklung sind die Ichkräfte von entscheidender Bedeutung. Selbstverwirklichung, Erfüllung der persönlichen Wünsche und Ausweitung der eigenen Autonomie sind die hier anstehenden und legitimen Lebensziele. Die auch in unserer Kultur lange Zeit vorherrschende Unterdrückung der kindlichen Selbstbehauptung hat sich oft tragisch ausgewirkt. Für Eltern und Erzieher ist es hilfreich zu wissen, dass sich die Ich-Eskapaden von allein regulieren in dem Maße, wie der Jugendliche zunehmend zur sozialen Einbindung findet. Sie beginnt schon im Kindergarten und der Schule, wenn andere Kinder als gleichberechtigt respektiert werden müssen. Auch in späteren Jahren wird der Ich-Anspruch immer wieder einmal zu neuen „Spitzen" ansetzen und den Behauptungswillen, die Eigenpersönlichkeit – im beruflichen Erfolg wie in der Familienrolle – zur Geltung bringen wollen.

Früher oder später setzt jedoch die entscheidende Erfahrung ein, dass das Leben erst im Miteinander sinnerfüllt wird und Frucht bringt. In dem Maße, wie der Mitmensch, das Du, ins Blickfeld rückt und wichtig wird, ist **Partnerschaftsfähigkeit** gefragt. Immer mehr wird Bindung zum Thema, müssen so manche eigenen Wünsche zurücktreten. Bindung bezieht sich nicht nur auf Mitmenschen, sondern auch auf die Notwendigkeit, sich in vielfältige Pflichten zu fügen und Verantwortung zu übernehmen. Integration und Integriertwerden gehen hier Hand in Hand. Partnerschaftsfähigkeit setzt daher voraus, dass die eigene Persönlichkeit durch Selbstwert und Autonomie gefestigt ist. Sonst ist man für den Anderen buchstäblich nicht „greifbar" oder wird von ihm „erdrückt". Nähe und Distanz in wohldosierter Verteilung und in immer neu zu findender Kombination bestimmen das Miteinander dieser dritten „Ich-Du"-Phase.

Soziale Bindung ist allerdings noch nicht das letzte Ziel der Individuation. Unter dem Vorzeichen der vierten, der **transpersonalen** Stufe soll der Mensch sich zunehmend als Teil des großen „Wir" erfahren, dem letztlich seine Lebensernte gilt. So lernt er in vielen kleinen Schritten, seine eigene Bedeutung, sein Ich zurückzunehmen – Gewohntes, Liebgewordenes freizugeben und loszulassen, Einbußen hinzunehmen. Spätestens im Alter, mit dem allmählichem Schwinden der Kräfte, gibt auch der Körper diese Erfahrungen vor. Ohnmacht gegenüber dem Schicksal und die Begegnung mit dem Tod zwingen zur Aufgabe der Ich-Ansprüche an das Leben.

Die vierte Phase setzt keineswegs erst im Alter ein. Elisabeth Kübler-Ross, die bekannte Sterbeforscherin, spricht von den „kleinen Toden", die den Menschen schon während des Lebens einholen und zum Blick über das Irdische hinaus aufrufen: Verluste jeder Art, Enttäuschungen, unerfüllte Träume und vieles mehr. Auch in diesem Stadium sind also Kämpfe angesagt, bis das sich aufbäumende Ich – ohne zu resignieren – zu Ruhe und Freiwilligkeit gelangt. Im Gegensatz zu den früheren Etappen laufen die Kämpfe nun vornehmlich im Inneren ab. Gelingt es dem Menschen, seine Zugehörigkeit zu einem Größeren, einem transpersonalen Wir zu erspüren, wird seine Umgebung zunehmend Reife und Weisheit an ihm wahrnehmen.

Wenn sich dieser Individuationsweg auch im Leben meist in der vorgegebenen Reihenfolge verwirklicht, so läuft doch vieles gleichzeitig ab und werden manche „Versäumnisse" noch nachträglich vom Schicksal eingefordert. Die Errungenschaften bleiben jedoch lebenslanges Eigentum.

Nach Jung wird die Individuation von einer immanenten Ebene gesteuert, dem höheren Selbst. Das Ziel des Prozesses, nämlich „Herr im eigenen Hause" zu sein und zur Autonomie des Handelns, Denkens und Fühlens zu gelangen, wird vom Selbst vorgezeichnet und gelenkt. Das höhere Selbst stellt das besondere Fünfte dar: Es ist „die bewusstseins-transzendente zentrale, anordnende und zielgerichtete Instanz der Psyche, die vom Anbeginn im a-priorischen Besitz des Zieles auf die Ganzheit der menschlichen Persönlichkeit tendiert".

7.2 Vier Stadien der inneren Krankheitsbewältigung nach Kübler-Ross

Vor allem Elisabeth Kübler-Ross, weltbekannt durch ihre Erfahrungen und Forschungen zum Thema „Tod und Sterben" und mit 23 Doktorhüten geehrt, pflegte in ihren Vorträgen und Seminaren die Figur des Kreises zugrunde zu legen, um die vier psychischen Grundfunktionen sowie die vier Individuationsstufen zu erläutern und in Analogie zu setzen. Wie die meisten Jung-Schüler bezeichnete sie den ersten Quadranten als den somatischen und den vierten als den spirituellen Seelenbereich. Den somatischen definierte sie als die unmittelbare Brücke zwischen Seele und Körper, den spirituellen als den Grenzbereich der Seele zum Geistigen.

Nach Kübler-Ross wird aus diesem Kreisbild die Übereinstimmung, ja Kongruenz von Seelenstruktur und Individuations-Lebensbogen ohne weiteres deutlich, zumal der Kreis ein allgemeinverständliches Symbol für die Ganzheit darstellt.

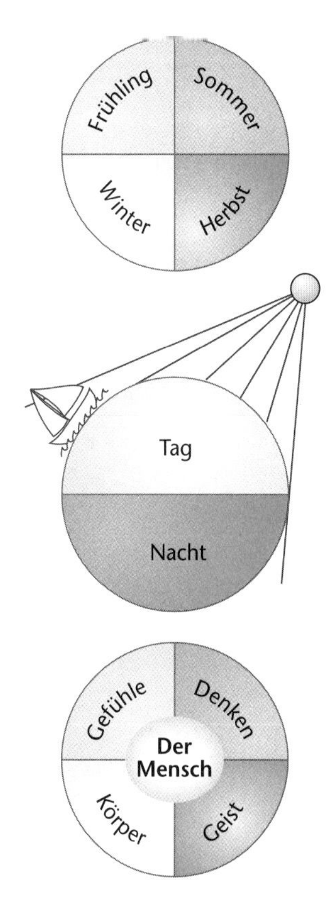

Alles im Leben
ist ein Kreislauf:
Der Tag folgt
auf die Nacht
Der Frühling auf den Winter...
Verschwindet das Boot
hinter dem Horizont,
so ist es nicht einfach „weg" –
Aber wir sehen es nicht mehr,
wie wir die Sonne nicht sehen
während der Nacht.
Gott wacht über alles,
was er geschaffen hat:
Erde, Sonne, Bäume,
Blumen und Menschen,
die durch die Schule des Lebens
gehen müssen,
bevor ihre Lehre abgeschlossen
werden kann.

Abb. 50 *Nachempfundene Zeichnungen von Frau Kübler-Ross nach Text und Bildern des Briefes an Dougy*

7.2.1 Erfahrungen aus der Begleitung Schwerstkranker und Sterbender

Nach der Beobachtung von Kübler-Ross haben die vier Stufen der Individuation eine weitere frappierende Analogie: die vier Stadien der seelischen Bewältigung bei Konfrontation mit einer unheilbaren Krankheit und der Wahrscheinlichkeit des baldigen Todes.

Die erste Reaktion des Kranken, nachdem ihm seine Diagnose mitgeteilt wurde, ist ein Leugnen, Wegschieben, so als wolle er die Krankheit nicht an sich heranlassen. Sie ist treffend charakterisiert mit dem Ausspruch: „**Es** kann doch nicht wahr sein." Die bald nachfolgende Reaktion stellt die eigene Person in den Mittelpunkt: Die Krankheit erscheint als eine Kränkung, als Angriff auf die eigene Integrität. „Warum gerade **Ich**?" hadert der Betroffene. Erst die dritte Phase bringt die Auseinandersetzung mit der Realität des **Problems**: „Was kann ich machen? Was ist überhaupt machbar?" In diesem Stadium ist der Mensch für viele Ideen und für jegliche Kooperation bereit. Er verspricht notfalls sein ganzes Vermögen oder gelobt eine große Tat, sollte er wieder gesund werden. Kübler-Ross nennt dies sehr hart und treffend den „Kuhhandel". Wenn all dieses nichts genutzt hat und die Krankheit ihren zerstörerischen Fortgang nimmt, wird der Kranke allmählich bereit, sich in sein Schicksal zu ergeben. In solchem **Loslassen**, Sich-Fügen werden am ehesten noch einmal Ressourcen – geistige Kräfte – mobilisiert, mit der Chance einer eventuellen Wende. So kommen in dieser vierten Stufe zuweilen unerwartete Wunderheilungen vor.

Der vierstufige Bogen führt auch hier vom Es letztlich zum Transpersonalen hin. Menschen, die die vierte Phase intensiv durchlebt und durchlitten haben, gehen auf jeden Fall sehr verändert aus ihr hervor: sei es mit einem sehr bewussten, dankbaren Weiterleben – sei es mit einem sanfteren Sterben.

7.2.2 Bedeutung des spirituellen Seelenbereichs

Das Hauptanliegen der Sterbeforscherin in ihren Seminaren und Vorträgen über Tod und Sterben war es, ihren Zuhörern den „Weg zum wahren Leben" aufzuzeigen. Das Leben – so Kübler-Ross – gewinnt erst dann an Tiefe, an Angstüberwindung, wenn der Mensch vollziehen kann, dass der Tod „Teil des Lebens" ist – nur ein Übergang, ein bloßer Wechsel zwischen verschiedenen Ebenen des Lebens.

Solche ungewöhnlichen Aussagen konnte sie vertreten, nachdem sie als Ärztin Hunderte leukämie- und krebskranke Kinder in der Todesstunde begleitet und deren Erfahrungen beim „Übergang" miterlebt hatte: meist Lichterlebnisse und regelmäßig die Wiederbegegnung mit vorverstorbenen Familienmitgliedern, die von den Kindern offensichtlich wahrgenommen und namentlich begrüßt wurden.

Ebenso beobachtete sie, dass todgeweihte Kinder in ihren letzten Wochen und Tagen eine erstaunliche spirituelle Entwicklung vollzogen, so wie es sonst erst für reife, lebenserfahrene Menschen gilt.

All dies bewog Frau Kübler-Ross, ihre Zuhörer zur spirituellen Öffnung aufzurufen, und so war der Hauptgegenstand ihrer Seminare zumeist das Leben aus dem vierten, spirituellen Kreisquadranten.

7.2.3 Möglichkeiten spiritueller Schmerzverarbeitung

Das stufenweise Zur-Kenntnis-Nehmen und Verarbeiten einer finalen Diagnose, wie es sich auf der spirituellen Seelen-Ebene vollziehen kann, mag auch einen Schlüssel zum besseren Verständnis der Schmerzreaktionen geben.

Die am meisten erforschte sensorische Ebene – die Schmerzleitung von den Rezeptoren über die Afferenzen zu zentralen Strukturen – entspricht den somatischen Mechanismen und damit dem ersten Quadranten der Kreisfigur. Sobald jedoch die Signalmeldung des Schmerzes zum Thalamus und zu höheren Zentren – speziell zum limbischen System – gelangt, kommen die weiterführenden Quadranten ins Spiel: Jetzt können emotionale Impulse ihren Einfluss ausüben. Vor allem scheint jedes „arousal", jedes Aufwallen von Wut, Ablehnung, Schuldzuweisungen die Schmerzleitung und -wahrnehmung negativ zu befrachten und damit zu verstärken. Auch ein unablässiges – mehr oder weniger unbewusstes – Erinnern an den Trauma-Vorfall trägt vermutlich zur Eskalation und Perpetuation des Schmerzes bei. Entsprechendes gilt für die Impulse, die durch die kognitive Verarbeitung des Schmerzgeschehens im Großhirn entstehen.

Darum ist es bemerkenswert, dass schon sehr frühe Kulturen – Jahrtausende vor der europäischen Antike – Wege kannten, Schmerzsensationen durch bewusste Hinwendung zum Schmerzgeschehen zu lindern. Die Huna-Philosophie und -Medizin der Polynesier besagt, dass der Verletzte sich unmittelbar nach dem erlittenen Trauma mit dem verletzenden Gegenstand (scharfes Werkzeug, spitzer Stein) aussöhnen muss. Dies wird praktiziert durch nochmaligen, wiederholten Kontakt und sanfte Berührung, evtl. erneutes bewusstes Anstoßen an den Gegenstand, und zwar 30 bis 40 Mal! Dieses Ritual wird mit affirmativen Worten begleitet, z. B. „Du hast es nicht böse gemeint – das war gar nicht schlimm – es heilt schon" etc. Es leuchtet ein, dass eine solche bewusste und auch körperlich mitvollzogene rituelle Versöhnung den emotionalen wie auch den kognitiven Faktor im Schmerzgeschehen befrieden kann. Nach der Huna-Erfahrung wird auch die Wundheilung merklich beschleunigt.

Auch hier ereignet sich die heilsame Wirkung auf der vierten, spirituellen Ebene, die – wie Frau Kübler-Ross lehrte – weit mehr bejaht und einbezogen werden sollte, als bisher üblich. Mütter tun dies unbewusst, wenn sie ihr weinendes Kind nach einem Sturz auf den Arm nehmen und mit der Zusage trösten: „Schon gut! Schon gut!“

7.2.4 Der Dougy-Brief

Abschließend ist der Brief zu erwähnen, den Elisabeth Kübler-Ross einem vom Tode gezeichneten Jungen namens Dougy zu seinem 9. Geburtstag geschrieben und gemalt hat. Der Junge sandte ihr den Brief zu ihrem eigenen Geburtstag zurück mit dem Wunsch, dass er gedruckt und allen Kindern, die in der gleichen Situation stünden, nahe gebracht werden solle. Auf diese Weise ist der Dougy-Brief weltweit bekannt geworden.

Er enthält Handzeichnungen von Frau Kübler-Ross: einen Schmetterling wie auch die Kreisfigur in mehreren Varianten. Der Text erzählt von der befreienden Verwandlung der Raupe – ein der Seele geläufiges Symbol von der Transformation im Moment des Todes. Die Kreisbilder schildern die Zyklen der Jahreszeiten und den seelischen Lebensbogen des Menschen (Abb. 50).

Dieser Brief fasst die Botschaft von Kübler-Ross wie ein Vermächtnis zusammen: Will das Leben vollständig gelebt sein, so muss es in seiner Ganzheit – die den Tod einschließt – wahrgenommen werden.

7.3 Der Jahreszyklus der Pflanze

Die Wandlungsphasen der TCM versinnbildlichen ebenfalls ein stufenweises Fortschreiten, denn sie sind in den Zyklus der Jahreszeiten gestellt.

Die spezifische „Saison“ ist den Funktionsbildern nicht nur symbolisch zugeordnet, sondern schafft die jeweils adäquaten Resonanzbedingungen: Herausforderungen wie auch Trainingsmöglichkeiten für alles, was unter das betreffende Funktionsbild subsumiert werden kann – bis hin zu erleichterten Heilungsvoraussetzungen. Im Naturgeschehen zeigt sich die Zeit also nicht als bloßes Vorbeifließen (Chronos), sondern als eine Qualität, die sehr spezifische Chancen mit sich bringt (Kairos).

Die nachfolgende Schilderung des Lebenszyklus der Pflanze soll die Zielsetzungen der durch die Jahreszeiten geprägten Phasen herausarbeiten. Der Deutlichkeit halber wird der Werdegang einer einjährigen Blume betrachtet.

Das Samenkorn, das das gesamte Potenzial zur Entwicklung in sich birgt, kann nicht nur überwintern, sondern lange Zeiten im Latenz- und Ruhestadium verharren. Sobald sich jedoch die Bedingungen erfüllen, dass Wasser das Samenkorn „belebt“ und zum Quellen bringt, ist der Aufbruch nicht mehr aufzuhalten:

Der Spross bricht durch in Richtung Licht, während die Wurzelfäden am Gegenpol den Halt in der Erde aufbauen. Diese Dissoziation erinnert an das Bild der Zellteilung. Nicht nur die Modalitäten „Winter" und „Kälte" legen hier den Vergleich mit dem Funktionsbild „Niere" nahe, sondern die Phänomenologie des gesamten Geschehens: anfängliches In-sich-Ruhen, jedoch Bereitstehen enormer Trieb-Energien – der erste Spross vermag selbst Asphalt zu durchstoßen und Gestein zu sprengen.

Mit dem Frühjahr wandeln sich die Bedingungen. Die Natur trägt alles dazu bei, dass die junge Pflanze wachsen, erstarken, gleichzeitig in die Höhe schießen wie auch sich breit machen kann. Die jetzt aufkommende Dynamik lässt die Pflanze sich an den zur Verfügung stehenden Platz anpassen, ihn aber auch voll ausfüllen; ihre Vitalität verschafft sich Ausdruck in Größe und ausladendem Blattwuchs. Wind, Regenschauer und wechselhafte Temperaturen, wie für den Frühling typisch, können ihr nichts mehr anhaben, sondern stärken ihre Wetterfestigkeit. Hier wird augenfällig, wie sehr die Natur mit ihren Entwicklungskräften Leit- und Vorbild des Menschen sein kann: Einerseits soll er eine frühlingshafte Vitalität einsetzen zur Eroberung seiner vollen Autonomie – andererseits muss er Anpassung lernen für seine Bewegungen und Reizantworten in der sich jeweils bietenden Situation. Ohne Zweifel steht das Funktionsbild „Leber" als Symbol wie auch als Kraftquelle für dieses ganze Geschehen.

Die Jahreszeit Sommer ist Inbegriff für die Vollendung der Blüte in Farbe, Form und Duft. Gleichviel in welchem Monat eine Pflanze zur Blüte kommt, ist hiermit der Höhepunkt und die Identität ihres Daseins erreicht. Erst hier wird die Tulpe zur Tulpe, die Rose zur Rose. Der Blick auf das Funktionsbild „Herz" mit dessen psychischen Qualitäten von Freude und Ausstrahlung bestätigt das Außergewöhnliche dieses Stadiums. Das In-die-Zeit-gestellt-Sein des Pflanzenzyklus aber zeigt die Vergänglichkeit des die Lebensmitte bezeichnenden Höhepunkts auf. Es muss weitergeschritten werden, hin zu Reife, Frucht und Ernte.

Ohne Befruchtung – zum Beispiel durch die „Begegnung" mit der Biene – bleibt das Leben der Pflanze ohne biologischen Sinn. Die nächste Phase ihres Zyklus zeigt, dass auch in der Pflanzenwelt das Eine auf das Andere angewiesen ist, um seine Bestimmung zu erfüllen – aus sich selbst kann es keine Frucht ansetzen. Und mit der Befruchtung allein ist es nicht getan: In konsequenter Aufbauarbeit und Ernährung muss allmählich die Frucht ausgebildet werden. Die feuchtigkeitsgesättigten Monate bieten die optimalen Bedingungen für die Anreicherung der Frucht. So ist der „Spätsommer" des Funktionsbildes „Milz" tatsächlich eine eigenständige Phase des Jahres.

Die Pflanze lehrt uns, dass die ausgetragene Frucht nicht behalten werden darf, sondern losgelassen – der Natur wiedergeschenkt – werden muss. Dies ist die Jahreszeit des als letztes verbleibenden Funktionsbildes „Lunge", des Herbstes, gleichlautend mit Ernte (vgl. den Wortstamm von engl. harvest). Letztlich reifen Pflanze und Frucht gleichzeitig, denn ihre Blätter welken, weil sie auch diese abwerfen soll. Wehmut und Trauer können hier aufkommen. Diese letzte Phase der Pflanze ist in den Dienst der Allgemeinheit bzw. des neuen Lebens gestellt. Der keimende Samen wird sogar seine Nährstoffe aus den Überresten der vergangenen Generation ziehen können.

7.4 I Ging

7.4.1 Yin/Yang in zyklischer Wechselwirkung

Die betrachteten Lebenszyklen von Mensch und Pflanze lassen klar erkennen: Wachstum und eigene Ausbreitung bestimmen nur die erste Hälfte des Lebensbogens, denn unweigerlich kommt die Zeit, in der die Entfaltung ihren Höhepunkt erreicht hat. Danach setzt eine neue Tendenz ein, die – wenn auch anfangs unmerklich – ein gegenpolares Vorzeichen trägt. Zunehmend geht es ab jetzt um die Reifung, und schließlich ist „Wieder-Einfaltung“ gefordert.

Will man diesen zweigeteilten Werdegang Yang und Yin zuordnen, so gilt für die erste, die selbstverwirklichende Lebenshälfte das Vorzeichen Yang und für die zweite, die „fremdverwirklichende“, das Vorzeichen Yin. Die Yin-Prägung fördert jene Art der Einbringung, die bei Mensch wie Pflanze Frucht erzeugt. In dieser dem Yin gewidmeten Phase wird das Individuum relativiert und dient nun nicht sich, sondern dem Ganzen.

Anschaulich wird das wechselnde Yang-Yin-Kräftespiel am I Ging, dem „Kreis der Wandlungen“ als dem traditionellen Orakel des Taoismus: Urbild jedweder Zyklik, vor allem auch der Lebensbögen. Jeder in die Zeit gestellte Zyklus – so auch die Jahres- und Tagesläufe, die Mondphasen etc. – unterliegt der wechselnden Polarisierung, mit zwangsläufigem Umschlagen jeweils nach zur Hälfte vollzogenem Kreislauf.

Aus dem Blickwinkel der Zeit erweisen sich Yang und Yin als Wirkkräfte. Sie setzen den Impuls für die jeweils fälligen Wandlungsprozesse: Yang bewirkt das Hervorbringen, das Steigen; Yin das Einbringen, Bewahren, das „Fallen“. Diese entgegengesetzten Vorzeichen werden am Zenit, dem „äußersten Yang“ (symbolisch „Hochsommer“) wie an der Talsohle, am „innersten Yin“ (symbolisch „tiefster Winter“) umgepolt.

Die Umpolung jeweils nach Erreichen extremer Polarisierung bewirkt also, dass lediglich die erste Hälfte eines Zyklus unter yang-haftem Vorzeichen steht und die evolutive Tendenz laufender Wachstumssteigerung in sich trägt. Die zweite Zyklus-

Hälfte hingegen hat involutive Tendenz, was sich wie ein „heimholender Sog“ hin zum Finalen, dem letztendlichen Ziel, interpretieren lässt.

Darin mag das Geheimnis des Orakels liegen: Trotz der alternierenden Tendenzen und Manifestationen und der Hervorbringung laufend neuer Kombinationen halten sich die Bewegungen von Yang und Yin gegenseitig im Gleichgewicht.

An den beiden Stellen des Kreisviertels bzw. -dreiviertels erreichen die gegenteiligen Kräfte Gleichstand, jedoch mit unterschiedlichem Vorzeichen. Bildlich gesehen, ist an den Orten des Gleichstands das Verhältnis der Bruchzahl 1:1.

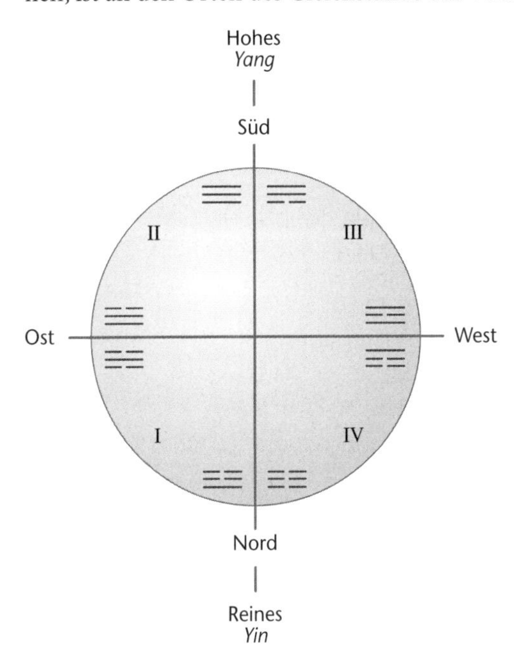

Abb. 51 *Steigen und Fallen im I-Ging-Wandlungskreis*

Einmal jedoch ist Sommer der „Nenner“ und Winter der „Zähler“, und das andere Mal, auf der Gegenseite, Winter der „Nenner“ und Sommer der „Zähler“. Jeweils ist die Tendenz – der dem Geschehen unterlegte „Nenner“ – das Bestimmende im Fortschreiten, während die bisherige, oberflächlich noch sichtbare Manifestation – das Gewesene – im „Zähler“ abgebildet ist, dessen Wert laufend abnimmt.

Die zwei gegenüberliegenden Stationen des Kräftegleichstands verkörpern Zwischenaussagen von eigener Wertigkeit, die sowohl dem Anfang als auch dem Ziel des Zyklus völlig unähnlich sind, nämlich Frühling und Herbst (Abb. 51).

7.4.2 Die Trigramme des I Ging

Die Dinge, die sich in der ersten Kreishälfte dank der evolutiven Tendenz nach und nach „offensichtbar“ gestalten, bedeuten yang-hafte Manifestation. In der zweiten Kreishälfte hingegen bringt die Tendenz nach und nach das Yin-hafte zum Tragen, doch dieses ist unoffensichtlich, „un-scheinbar“, eher innen. Letztlich steht Yang für Gestaltwerdung, Yin für Wirksamwerden des Verborgenen.

Das Yang wird im I Ging daher als der lange, durchgezogene Stab abgebildet, das Yin als der gebrochene Stab, der das Nicht-Darstellbare, Verborgene symbolisiert. Aus zunächst vier Stationen mit zweistöckigen Symbolen konstitutiert sich ein Achterkreis aus dreifach gestaffelten Symbolen, den Trigrammen. Man denke an die Aufgliederung der vier Himmelsrichtungen in ein Achtersystem: Nord/Nordwest etc. (Abb. 51).

Die sich fortlaufend ändernden Symbole veranschaulichen, dass in jedem der vier Quadranten – in jeder Teilphase für sich – die Yin-Yang-Urpolarität als Spannungsfeld wirksam ist.

Diese zusätzliche „Offenlegung" der einzelnen Quadranteninhalte in einen mehr yang- und einen mehr yin-haften Pol lässt sich auf die vier Prinzipien bzw. die „paganischen" vier Bereiche übertragen. Speziell der psychische Inhalt ist jeweils polar differenziert, wie die noch folgende Zusammenschau der Prinzipien deutlich machen wird.

Das Modell des I Ging wird heute nach den Erkenntnissen der Informatik und Kybernetik auch in der binären Ausdrucksweise 1-0 interpretiert. Für die Trigramme ergibt sich die Differenzierung in

000	001	010	011
111	110	101	100

Eine solche Reihe aus acht Zahlenkombinationen symbolisiert mit 000 das reine Yin, mit 111 das reine Yang.

7.4.3 Evolution und Involution

Das I-Ging-Orakel kann auch auf den Schöpfungsprozess übertragen werden. Dann ist vorauszusagen, dass in der Gesamt-Evolution die Yang-Phase der Gestaltungsvielfalt im Außen sich eines Tages selbst „überziehen" wird und in eine involutive, innen-verwirklichende Phase übergehen **muss**. Die erste Phase ist vom Ursprung her, die zweite Phase vom Ziel her geprägt und bestimmt. Nach der evolutiven Erschaffung von Leben in immer komplexeren Formen wird in der zweiten Phase das Bewusstsein wesentlich. Diese „Entwicklung" spielt sich nicht mehr äußerlich sichtbar, sondern innenwirksam ab – über vertiefte Erkenntnisse und Erfahrungen auf der Bewusstseinsebene. Dieses Involutive erfüllt sich nach einem innewohnenden „immanenten" Programm, das von Anfang an vorgegeben war, aber erst unter dem involutiven „Sog" zum Vollzug gelangt. Die Stufe der Weiterführung bedingt höhere Ordnung, entsprechend der Emergenz bei non-linearen Formen der Selbstorganisation. Somit ist die von Teilhard de Chardin postulierte „Evolution" im Geistigen, in der „Noosphäre", eigentlich eine „involutive Heimholung“, vom Ziel her bestimmt, welche Teilhard mit dem Begriff „Omega“ umschrieb.

Die Polarität im Wandlungskreis kann auch auf Geist und Materie bezogen werden. Die erste Kreishälfte bedarf der vom Ursprung („Urknall“) herrührenden Energie und vollzieht sich unter dem Bild von Vielfalt, Chaos, Intensität, Quantität. Der entropische Prozess geht jedoch in einen neg-entropischen über: Nicht mehr Energie ist dann der „Motor“ des Geschehens, sondern „Information“ bestimmt das Programm. Gegenüber der chaotischen Vielfalt der ersten Kreishälfte ist in der zweiten zunehmende Ordnung und Qualität das Angestrebte: die involutive Rückbesinnung auf den geistigen Urgrund.

Bestätigt werden solche Vorstellungen durch die moderne Physik und Chaosforschung: Tatsächlich sind die Lebensprozesse nicht einzig von linear-kausalen Gesetzen geprägt, sondern spielen sich non-linear und selbstorganisatorisch ab, indem durch Emergenz neue Eigenschaften aufkommen, die in vorherigen Stufen noch nicht vorhanden waren. Insbesondere das menschliche Bewusstsein unterliegt offensichtlich dieser Emergenz und entwickelt sich hin zu höherer Einsicht („Ordnung“).

Allerdings darf die heute viel diskutierte Bewusstseinserweiterung nicht im Sinne von Quantität, von „Immer-mehr“ verstanden werden. In Wahrheit ist die „Erweiterung“ eine Verinnerlichung und verwirklicht qualitative Werte, die dem höheren Selbst des Menschen entsprechen, vor allem selbstlose Liebe, Demut, Versöhnung mit allem.

7.4.4 I Ging und genetischer Code

Die polare Achtteilung dürfte einem grundsätzlichen Lebensmodell entsprechen, denn die nächstfolgende Erweiterung des I Ging ist die Potenzierung von acht auf vierundsechzig. Sie ergibt die 64 Konstellationen des bekannten Orakels, chiffriert in sechszeiligen Hexagrammen. Interessant ist die auffällige Analogie zu dem in der DNS-Doppelhelix verschlüsselten 64fachen genetischen Code. Die Information des Codes mag nicht nur in den Kombinationen der 64 Lebensbausteine liegen, sondern auch in ihrer spezifischen Anordnung auf der spiraligen Windung der Helix, die wiederum Ausdruck des sich mit jedem Zyklus höher entwickelnden Wandlungskreises ist.

7.5 Die Bewusstseinsdimensionen nach Gebser

Den Werdeprozess des Menschen speziell aus der Sicht des sich immer weiter und höher entwickelnden Bewusstseins erforscht und ausführlich dargelegt zu haben, ist das Verdienst des zeitgenössischen Kulturphilosophen J. Gebser. Er hat sich zeitlebens mit der Bewusstseinsentwicklung der Menschheit auseinandergesetzt, sie durch die abendländische Geschichte der Kulturen und Mythen hindurch verfolgt und sie anhand der jeweils neu auftretenden Sichtweisen und Fähigkeiten analysiert. Auf diese Weise kam Gebser zur Definition von fünf aufeinander folgenden Bewusstseinsdimensionen (Abb. 52).

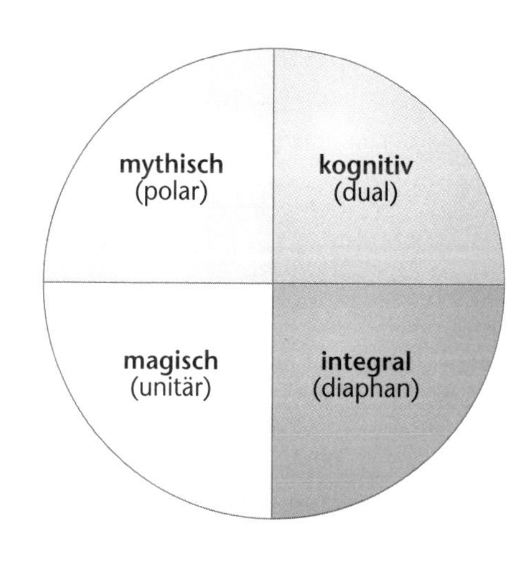

Abb. 52 *Die ersten vier Bewusstseinsdimensionen nach Gebser. Eine voraussichtliche fünfte Dimension der „Vollendung" entspräche dem Platz in der Mitte*

7.5.1 Magische Bewusstseinsdimension

Während einer ersten, nach Gebser magischen Stufe des Bewusstseins ist der Mensch noch ganz naturhaft, nimmt die ihn umhüllende Natur mit ihren Geheimnissen und Kräften völlig in sich auf. Dieser meist kollektiv lebende Mensch ist in sich eine Einheit – unitär – und erlebt sich auch mit seiner Umwelt als in einer größeren Einheit umschlossen und geborgen. Vieles umspielt ihn wie in einer Traumwelt, die ihn verzaubert, in der er selbst aber auch den zaubernden, magischen Umgang mit der Natur auf unreflektierte Weise zu verwirklichen vermag. Der Mensch lebt auf dieser eindimensionalen Bewusstseinsstufe ohne Ich-Anspruch, ohne subjektive Verhaftung in die Zeit, aufs engste einbezogen in die Zyklen der belebten Natur. Bei aller Primitivität und Gefahr, in die der Mensch hier gestellt war, hatte jene Vorzeit doch auch etwas Paradiesisches. Er fühlte sich von seinen Ahnen beschützt und geführt. Für ihn war dieser Urgrund Realität; Schamanen und Heilkundige bedurften keiner Ausbildung, sondern ihnen erwuchs das Wissen als magische Kraft.

7.5.2 Mythische Bewusstseinsdimension

Die folgende mythische Bewusstseinsdimension ist – so Gebser – zweidimensional, und das bedeutet zugleich polar. Dieser Mensch lässt sich durch die Naturereignisse allein nicht mehr bewegen, sondern nimmt in sich selbst eine eigene Welt wahr: in seinen Träumen, seiner Phantasie, die ihn in der Tiefe der Seele berühren und zum Ausdruck drängen. Es sind archetypische Bilder, mit denen er in Resonanz geht. Mythen entstehen, Verehrung von göttergleichen Idolen, die letztlich Spiegelbilder des eigenen Seelengrundes sind.

Die Wahrnehmung des Polaren auch im eigenen Wesen des Menschen hebt seine Unität mit dem Kollektiv auf: Er erlebt sich erstmals als Individuum. Als solches muss er seine Kräfte messen, sich durchsetzen, für heilige Ziele kämpfen gegen Mächte, die letztlich Spiegelungen seines eigenen Schattens sind. Aus der ihm innewohnenden Tatkraft vermag er zu erobern, ganze Weltmeere zu durchkreuzen.

7.5.3 Kognitive Bewusstseinsdimension

Die nächstfolgende kognitive Bewusstseinsstufe beschreibt Gebser als dreidimensional. Erst das mentale Bewusstsein bringt dem Menschen ein, was ihn in der Schöpfung als besonders auszeichnet: Denken und Verstehen, die Gabe zur Erfindung, zur Technik, zum konstruktiven Planen und Organisieren. Er begreift die räumliche Perspektive und lernt sie in der Malerei darzustellen; überhaupt begeistert ihn sein neuer, Räume umspannender Überblick.

Dieses Bewusstsein wird erkauft mit der Verhaftung an die Chronos-Zeit. Erstmals erkennt der Mensch seine Begrenztheit: in seiner Lebensspanne wie in der Verwirklichung seiner Ziele. Er sinniert, grübelt, sucht den Sinn des irdischen Lebens zu finden. Dieser Schritt ist der Verlust des Paradieses, das Kosten vom Baum der Erkenntnis. Nach Gebser ist er jedoch ein unausweichlicher Schritt in der Evolution.

Polarität wird für dieses Bewusstsein gleichlautend mit Dualität: Das Zweite, das Gegenüber, kann nun als gleichberechtigt wahrgenommen werden. Der Mensch wird zum Gesellschaftswesen.

Laut Gebser steht die Menschheit derzeit im Übergang vom noch immer vordergründigen kognitiven Bewusstsein in eine vierte, integrale Bewusstseinsdimension. Die großartigen technischen Leistungen und Errungenschaften haben auf einen Höhepunkt geführt, der mit der geistigen Entwicklung nicht mehr im Einklang steht. Der Mensch ist überfordert und steht der Übertechnisierung und ihren wirtschaftlichen Konsequenzen hilflos gegenüber. Der Übergang von einer Bewusstseinsdimension in die nächste ist, so Gebser, immer daran zu erkennen, dass die abzulösende Stufe „defizitär“ und sinnentleert wird. Dadurch wird zunehmend eine Aufbruchsstimmung erweckt zum Neuen hin.

7.5.4 Integrale Bewusstseinsdimension

Das integrale Bewusstsein vermag – so Gebser – die bisherigen Stufen der Bewusstseinsevolution wie auch das Wissen anderer Kulturen zu beleben und damit zu integrieren. Ohne den früheren Stufen innerlich verhaftet zu sein, wird der Mensch die Errungenschaften und positiven Erfahrungen der ganzen Menschheitsentwicklung ernten und dem Gemeinwohl einbringen.

Nach Gebser zeichnet sich das integrale Bewusstsein durch ein neuartiges, „gänzlichendes" Erfassen aus. Der Mensch „gewahrt" nun die Dinge jeweils als Teil eines übergreifenden Ganzen: Die Phänomene werden „diaphan", das heißt durchschaubar, denn jenseits von ihnen leuchtet hindurch, was sie verbindet. Mit dem Begriff „gänzlichend" meint Gebser auch einen Werdeprozess, der noch lange nicht die Vollendung, das Vollkommene ist, aber doch weit mehr das Ziel erfasst und von ihm geformt wird als in jeder anderen Dimension zuvor. Das gänzlichende Bewusstsein wird schließlich die Menschheitsfamilie zusammenrücken lassen, da individuelle Besitz- und Territoriumsansprüche, Wettbewerb und Weltanschauungen gegenstandslos werden.

Ferner betont Gebser die „Zeitfreiheit" des vierten Bewusstseins: Die Zeit macht innerlich frei, denn sie kommt dem Menschen als „Kairos" entgegen. Er vermag sie zunehmend als diejenige zu erleben, die ihm Fälligkeiten bietet – ähnlich wie die „Stunde der Zeitigung" bei Paracelsus. Die Gegenwart ist hier ein Entgegen-Warten der Zeit, die mit allen ihren Chancen dem Menschen „zufällt"; und alle Zufälle erweisen sich als „synchronistische" Momente im Rahmen umfassender, den Menschen transzendierender Ereignisabläufe.

Man sollte Gebsers Sicht eines integralen Zeitalters nicht als Utopie abtun. Seine Erkenntnisse bereichern unsere Gesamtschau und fügen mit den Attributen gänzlichend und integral dem vierten Bereich eine weitere, treffende Kennzeichnung hinzu, die auch für die anderen bisher beschriebenen Modelle und Entwicklungsbögen passt.

Gebser schließt seine Betrachtungen mit dem Hinweis auf eine zukünftige, fünfte Bewusstseinsdimension der **Vollendung.**

7.6 Hierarchische Strukturen des Gehirns

Eine weitere Entwicklungsreihe, bei der sich die aufeinander aufbauenden Stufen klar unterscheiden und zu dem bisher Gesagten in Analogie setzen lassen, ist an dieser Stelle hinzuzufügen.

Der amerikanische Verhaltensforscher MacLean kam in dreißigjähriger Erforschung tierischer Verhaltensweisen zu dem Ergebnis, dass die Unterschiede im Verhalten der einzelnen Gattungen mit der Entwicklungsstufe ihrer jeweiligen Gehirnstruktur zusammenhängen (Abb. 53). Tiere, die lediglich ein **Stammhirn** aufweisen, wie es in grauer Vorzeit, im Archipallium erstmals auftrat, zeigen sehr beschränkte, typische Verhaltensweisen. Bei Fischen, Amphibien und Reptilien macht das Stammhirn die gesamte Hirnmasse aus: Der „reptile mind" ist Sitz des instinkthaft-rituellen, weitgehend stereotypen Verhaltens.

Tiere, die darüber hinaus ein **limbisches Gehirn** besitzen – so die Ur-Säugetiere zu Ende des Paläopalliums –, weisen ein viel differenzierteres Verhalten auf: Emotionale, aber auch spontane, situationsangepasste Reaktionen gehen vom limbischen System aus.

Erst im Neopallium findet sich bei höheren Säugetieren erstmals eine Großhirnrinde, der **Cortex**, und eröffnet weit differenziertere Verhaltensweisen, so dass geplante, folgerichtige, im weitesten Sinne intelligente Aktionen möglich werden.

MacLean deutet diese drei Gehirnkomplexe als evolutiv und hierarchisch aufeinander aufbauend. So wird tatsächlich der Hirnstamm vom limbischen System kappenartig umkleidet, und letztlich lagert sich das Großhirn rindenartig um das Frühere. Die entwicklungsgeschichtliche Differenzierung der tierischen Verhaltensweisen lässt sich, so MacLean, auf den Menschen übertragen. In ihm existieren die drei Gehirne selbständig nebeneinander, sie besitzen eine jeweils eigene „intelligence", eine eigene „subjectivity" sowie ein eigenes „memory". MacLean folgert, dass daher auch der Mensch alle drei Verhaltensmuster in sich trägt und verfügbar hat. Typbedingt, konditionell geprägt und von den Lebensumständen bestimmt, lebt er bevorzugt die eine oder andere Verhaltensweise stärker aus.

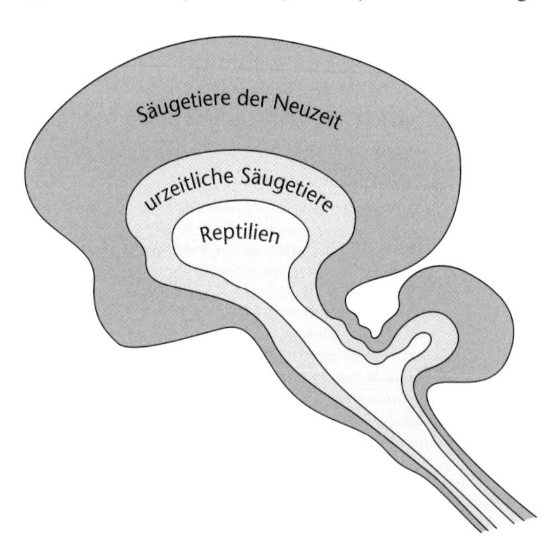

Abb. 53 *Die evolutive Stufenfolge der Gehirnentwicklung*

Zwar legt MacLean nur drei Entwicklungsstufen zugrunde. Doch berechtigt die Aufteilung des Cortex in eine **rechte** und **linke Hemisphäre** von sehr unterschiedlicher Prägung zur Annahme einer vierten Gehirnqualität. Diese ist in der Regel in der rechten Gehirnhälfte angesiedelt und zeichnet sich durch die Fähigkeit des phänomenologisch-ganzheitlichen Erfassens und die Begabung für Musisches und Kreativität aus. In ihrer Wahrnehmung und Bewertung unterscheidet sie sich also grundsätzlich von der Arbeitsweise der rational-kognitiven Hirnhemisphäre.

Dank dieser Differenzierung der beiden Hirnhemisphären lässt sich die von MacLean begründete dreistufige Entwicklung zu einer vierstufigen komplettieren.

Auf die Besonderheit der rechten Hirnhälfte hat wohl als erster der Arzt Carl Ludwig Schleich, berühmt geworden durch die Einführung der Lokalanästhesie, aufmerksam gemacht. Schleich stellt die Phantasie heraus, die die Wahrnehmung der begrifflichen linken Hirnhälfte ergänzt. So spricht er von „einer blitzartigen Durchströmung von lauter Ähnlichkeiten, die die reelle Wahrnehmung zwingend verknüpft mit allen erinnerten Gewissheiten der Vergangenheit und allen Möglichkeiten der Zukunft." Er beschreibt die Wahrnehmungen der rechten Hirnhemisphäre wie ein Déjà-vu, einen ganzheitlichen Eindruck des Wieder-Findens und In-Beziehung-Setzens von Dingen, die einem nicht unbekannt, sondern von vornherein vertraut sind.

Die Unterscheidung von schließlich vier durch die Gehirnstruktur vorgegebenen Fähigkeiten bzw. Verhaltensmustern zeigt die Parallele der Gehirnevolution zu den zuvor beschriebenen Entwicklungsbögen auf.

7.7 Hippokratisches Menschenbild

In unsere Gesamtschau fügt sich auch das hippokratische Menschen- und Weltbild ein. Es ist als geschlossenes Vierersystem überliefert. Ähnlich wie das chinesische Modell ist es auf Elemente bezogen, nämlich Feuer, Erde, Wasser, Luft.

Analog zu den vier das Leben bestimmenden Grundelementen des Empedokles entwickelte sich die Lehre von den vier „humores": Die Vorstellung von den die Gesundheit und Krankheit herrschenden Säften – Schleim, gelbe und schwarze Galle sowie Blut – bestimmte über das Mittelalter hinaus das ärztliche Denken und Handeln. Die Bedeutung von „humores", von flüssigen Medien im Organismus, so etwa in neuronalen bzw. biochemischen Abläufen sowie im Interstitium, ist unbestritten. In der Schrift „Über die Natur des Menschen", die teils Hippokrates, teils seinem Schüler Polybos zugeschrieben wird, heißt es über die Säfte: „Diese vier stellen die Natur des Körpers dar. Gesund ist der Mensch, wenn die Substanzen in ihrer wechselseitigen Wirkung und in ihrer Menge das richtige Verhältnis aufweisen." Vermutlich definierten die antiken Ärzte die vier Säfte aufgrund der von ihnen beobachteten pathologischen Ausscheidungen im Stuhl, im Urin, im Erbrochenen. Aus der Annahme, dass ein Überschuss eines der Säfte das menschliche Verhalten bestimme, entstand die Lehre von den vier Temperamenten (Abb. 54). Der Begriff „temperamentum“ meint „Mischung“.

In einem spätantiken Lehrbrief, ca. 500 n.Chr. verfasst, finden sich folgende Beschreibungen: für den Sanguiniker: „Blut macht den Menschen wohlwollend, geradlinig, besonnen, freundlich“, für den Choleriker: „Gelbe Galle macht den Menschen jähzornig, erfinderisch, leichtsinnig“, für den Melancholiker: „Schwarze Galle macht den Menschen heimtückisch, habsüchtig, niedergeschlagen, neidisch“, und für den Phlegmatiker: „Schleim macht den Menschen kompakt gebaut, wenig mutig, bekommen leicht graues Haar ...“. Im Mittelalter entstanden für die vier Temperamente Merkverse, die den Sanguiniker als „hochmütig“, den Choleriker als „von Feuer“, den Melancholiker als „von Erden reych, schwärmütig“ (Erd-Element!) und den Phlegmatiker als „mit Wasser angetan“ (Wasser-Element!) beschreiben. Die Parallele des Cholerikers zum Leber-Funktionsbild (aufsteigendes Leber-Feuer!) der TCM steht außer Zweifel; auch der Melancholiker – der Schwarzgallige – kann im Bild des missmutigen Denkers und Grüblers wiedererkannt werden. Der Phlegmatiker ließe sich in dem psychischen Bild des eher Ungestörtheit

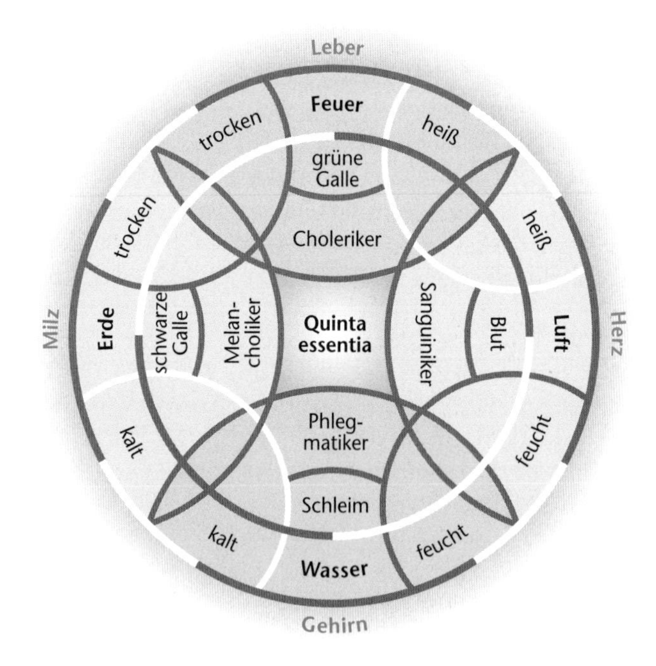

Abb. 54 *Der Elementen- und Temperamenten-Lebenskreis der hippokratischen Medizin*

suchenden „Niere"-Typs finden und der in den Wechsel geworfene, bald himmelhoch jauchzende, bald traurige Sanguiniker im Gegenbild des „Lunge"-Typs.

Obschon die vier Temperamente aufschlussreich sind als Typologie, so ist doch das hippokratische Modell für die in diesem Buch angestrebte Synopsis nur teilweise anwendbar bzw. übertragbar. Um so bedeutsamer ist die im Mittelalter vollzogene Ergänzung: Der Arzt und Mystiker Agrippa von Nettesheim (1486–1535) stellte die vier hippokratischen Elemente unter das Dach einer alles umfassenden **Quinta essentia.** Die Parallele zu Jung drängt sich auf, der in seinen letzten Lebensjahren ebenfalls zu dem Schluss kam, eine Conjunctio seinem Modell der vier psychischen Grundfunktionen als „Klammer" hinzuzufügen.

8 Die Bedeutung von Dreier-, Vierer- und Fünfersystemen

Es wurde deutlich, dass Vierer- und Fünfermodelle unter der gleichen Maxime stehen: Sie zielen durch fortschreitende Wandlung auf Vervollkommnung, Vollendung, die im Fünften aufscheint.

Wenn im Folgenden auch Dreiersysteme einbezogen und diskutiert werden sollen, so ist jeweils zu klären, ob die ausgesagte Dreiheit trinitarischen Charakter hat: Trinität als das geoffenbarte Numinose, als eine Auffaltung des Ens Dei. Lässt sich jedoch eine vierte Qualität als schlüssige Ergänzung definieren, so liegt – wie bei MacLean – in Wahrheit ein quaternäres System vor.

Die von Steiner definierte Dreiheit der anthroposophischen Medizin legt die Wirk- und Gestaltungskräfte Denken-Fühlen-Wollen zugrunde. Wenngleich auch dieses Modell in sich geschlossen erscheint, so ist doch Steiner selbst von einer Innenschau ausgegangen, die somit auch als ein Viertes seines Erkenntnisweges gelten sollte.

Eine in sich geschlossene Dreiheit gilt für die Konstitutionstypen der ayurvedischen Medizin: Vatha, Pitta, Kapha. Anamnestisch werden hier auch sehr exakt die verschiedenen Mischformen erfasst. So ist in der ayurvedischen Medizin die Typologie ein Schlüssel für die sehr differenzierten Therapieerfordernisse.

K. Kratky konnte eine gewisse Übereinstimmung der drei Ayurveda-Typen mit den chinesischen Meridiankopplungen herausarbeiten, indem er Vatha, Pitta und Kapha jeweils zwischen zwei der Meridianpaare als deren Kombination zuordnete.

Die Konstitutionstypologie nach Kretschmar weist bekanntlich ebenfalls drei Grundtypen auf: athletisch, pyknisch, asthenisch. Eine solche reine Gestalt-Typologie hat sich in der Medizin nicht als Standard einbürgern können, weil die vielfachen Mischformen sich nicht zur Übertragung auf therapeutische Konzepte eignen.

Doch kennt und verwendet die heutige Medizin Dreiersysteme, die für die hier versuchte Zusammenschau aufschlussreich sind. Wie sich zeigen wird, ist in diesem – wenn auch nicht direkt definiert – ein Viertes anzunehmen und sogar bedeutungsvoll.

Phänomenologisches wird meist nur in den ersten drei Bereichen deutlich, so auch in den drei Vertikalachsen der TCM. Das Vierte ist weit weniger fassbar, denn es steht, wie am I-Ging-Kreis ablesbar, bereits für das sich involutiv Einrollende, das sich aus dem Äußeren Zurückziehende.

8.1 Subjektive Sinnes- und Schmerzwahrnehmung

In der Sinnesphysiologie werden drei Funktionen der Sinneseindrücke differenziert. Nach Hensel sind Sinneseindrücke grundsätzlich originär. Somit ist jede Differenzierung von der Aussage des subjektiven Erlebens bestimmt. Hensel unterscheidet die Funktionen

- volitiv (willensmäßig, intentional),
- affektiv (gefühlsmäßig, emotional),
- kognitiv (rational, epikritisch).

Es scheint berechtigt, eine vierte Funktion anzunehmen, nämlich eine intuitive – wie beim unerwarteten Erschauen, bei Visionen, Auditionen.

Eine weitere Dreierklassifizierung ist aus der Psychotherapie chronisch Schmerzkranker bekannt und bewährt. Hier geht es um das Erfassen des subjektiven Schmerzerlebens des Patienten. Die nachfolgende Unterscheidung führt zu drei sehr unterschiedlichen Ansätzen der psychischen Begleittherapie chronisch Schmerzkranker als Hilfe für die jeweils unterschiedliche Art der Schmerzverarbeitung:

- eine sensorisch-diskriminative,
- eine affektiv-motivationale und
- eine kognitiv-evaluative Schmerzerfahrung.

Eine vierte, sehr wesentliche Komponente ist das Erkennen der Botschaft, die in dem Krankheitsbild verschlüsselt ist. Oft ist erst dank dieser stets individuellen Botschaft die notwendige Wandlung, zum Beispiel Änderung der inneren Lebenseinstellung, und damit der Weg zur Heilung frei.

8.2 Phänomenologie der Vertikalachsen

Für die Therapie chronisch Schmerzkranker ergibt sich ein wichtiger Schlüssel durch die drei Vertikalachsen der TCM (Abb. 55). Die aus der Phänomenologie dieser drei Achsen ablesbaren Deutungen weisen nämlich eine auffällige Parallele zu der dreifach differenzierten Komponente des subjektiven Schmerzerlebens auf.

Die Vertikalachsen stellen von der oberen zur unteren Extremität durchlaufende Meridianverbindungen dar, die in ihrer charakteristischen Phänomenologie deutlich unterschieden sind. Das bestimmende Merkmal liefert der jeweils beteiligte extrem lange Meridian: Der Blasen-Meridian überzieht den ganzen Rücken und betont die Dorsalität, der Gallenblasen-Meridian hält sich an die Seiten und betont die Lateralität, der Magen-Meridian schließlich verläuft auf der Vorderseite, die Ventralität betonend.

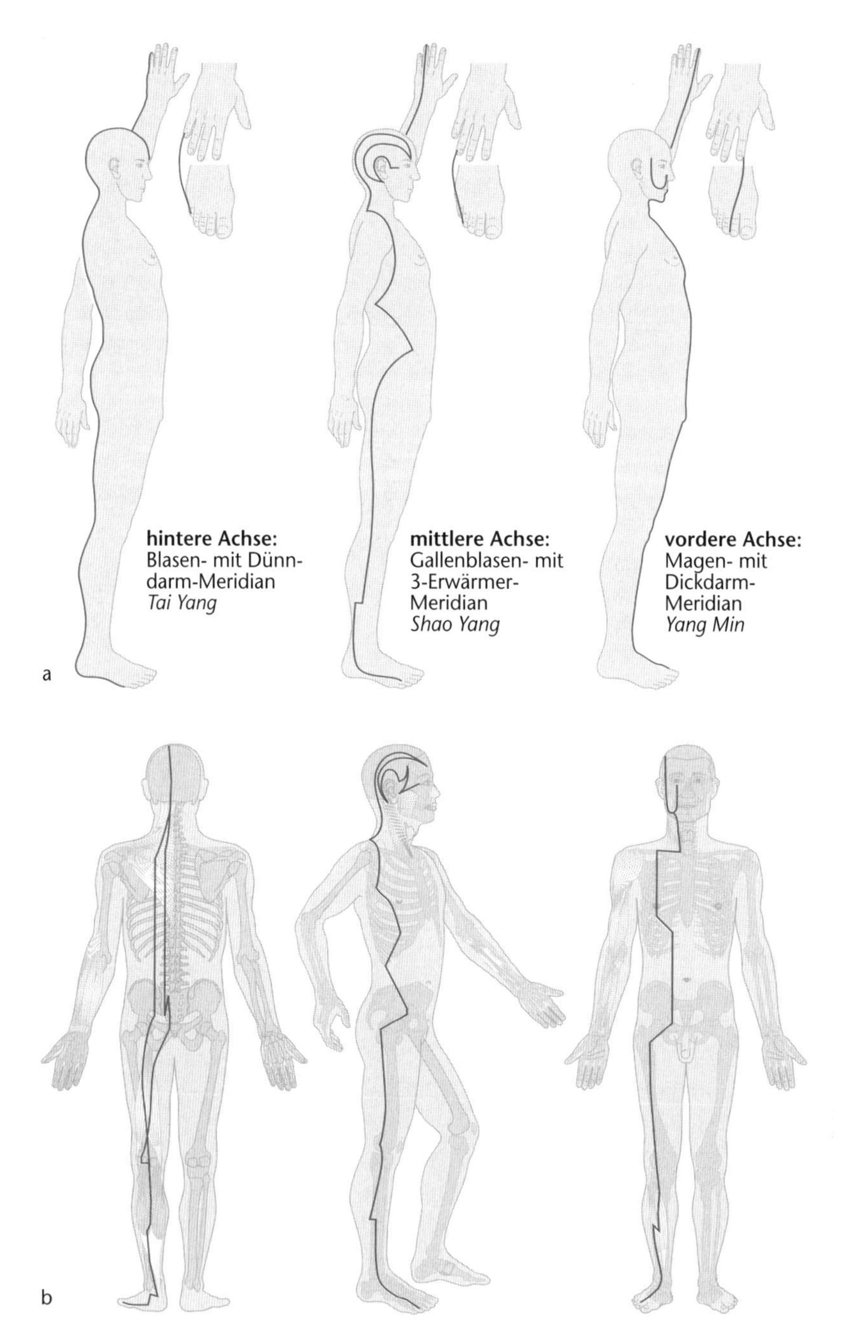

Abb. 55 *Schematische Übersicht der drei Vertikalachsen in der TCM (Yang-Yang-Verbindungen)*

Gegenüber dem Fünfermodell der Funktionsbilder findet sich in den drei Achsen eine Reduzierung auf die drei Bereiche, die durch einen zum Fuß ziehenden Meridian „Erdkontakt" haben. Die Vertikalachsen erstrecken sich jeweils vom gleichen Finger zum analogen Zeh, infolge der Vertikalverbindung zweier Yang-Meridiane. In phänomenologischer Deutung besagen die Vertikalachsen:

- **Dorsal:** das nach hinten Abgesicherte, das stabilisierte Leben (Rückhalt, Festigkeit, Geborgenheit). Diese „Haltungsachse" ist Teil des Nieren-Blasen-Funktionskreises mit seiner Neigung zu Starrheit: Schmerz wird hier eher dumpf, ergeben, passiv ertragen. Dies entspricht am ehesten dem sensorisch-diskriminativen Schmerzerleben.
- **Lateral:** das Sich-Breitmachen, Platz-Erobern (Autonomie, Selbstbehauptung). Der hier vor Augen tretende Leber-Galle-Typ erlebt seinen Schmerz eher dramatisch, aggravierend. Die Aussage der lateralen „Spannungsachse" entspricht auffällig dem affektiv-emotionalen Schmerzerleben.
- **Ventral:** das Nach-vorn-Offensein zum Kontakt, zur Bindung (Konfrontation, Sich-auseinandersetzen-Müssen). Der hier angesprochene Milz-Magen-Typ gilt als der kritische, sich allerdings bewusst mit seinem Leiden Auseinandersetzende. Die Parallele zum kognitiv-evaluativen Schmerzerleben ist offensichtlich.

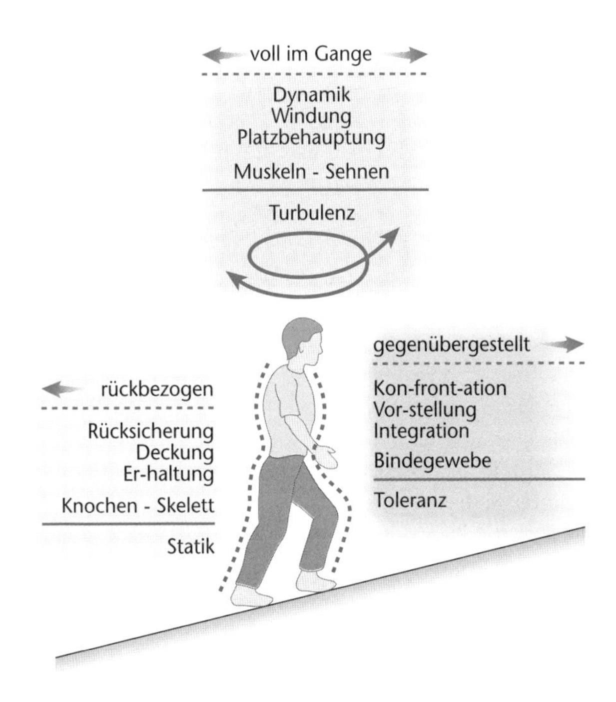

Abb. 56 *Die zeitlichen Bezüge der drei Vertikalachsen*

Die phänomenologische Sicht des Menschen stellt diesen automatisch auch in einen Zeitbezug: Hinter dem Menschen liegt die Vergangenheit, vor ihm das Zukünftige; das lateral Umgebende steht für sein situatives, momentanes Sein (nicht zu verwechseln mit dem Hier und Jetzt, das dem fünften Bereich vorbehalten bleibt) (Abb. 56).

Die Berücksichtigung des Zeitbezuges kann schon beim Erheben der Anamnese hilfreich sein. Vergangenheitsbezug: Ängste und Traumen wirken nachhaltig in das Leben hinein; diese Patienten neigen dazu, sich in ihr Leiden zu ergeben. Zukunftsbezug: Sorgen kreisen um Bevorstehendes, wobei die Vorstellungskraft des Patienten das Befürchtete oft sogar konstruiert. In der Anamnese fällt beim „lateralen Typ" der oft einschießende Schmerzcharakter (Hexenschuss) wie überhaupt das wandernd Wechselnde der Beschwerden und die dramatische Darstellung des Erlittenen auf.

8.3 Die Meridianprägungen als Urgebärden nach Glaser

Die phänomenologischen Deutungen der drei Vertikalachsen haben durch die Dokumentationen von Volkmar Glaser eine beeindruckende Bestätigung erfahren. Dem Atem- und Psychotherapeuten gelang es in jahrzehntelanger Beobachtung, die Meridianbahnen unabhängig von chinesischen traditionellen Vorgaben phänomenologisch zu erfassen. Zu diesem Zweck klebte bzw. zeichnete er seinen Schülern – meist Atemtherapeuten oder Schauspieler – Bänder entlang der Vertikalachsenverläufe auf. Danach ließ er seine Probanden sich selbst beobachten, welche Bewegungsintentionen sie beim Bewusstmachen und Hineinspüren in die Linien empfänden. Als erste Übung wurden sie aufgefordert, den einzelnen Intentionen als einem positiven Impuls nachzugeben und dies mit ihrem Körper darzustellen. In einem zweiten Schritt hatten sie die durch die Linien erspürte Prägung abzulehnen und dies wiederum in Gebärden umzusetzen. Insgesamt erstellte Glaser mehr als zweitausend sorgfältig dokumentierte Protokolle. Die Bewegungsgesten für die einzelnen Meridianmuster – sowohl in der positiven als auch in der negativen Form – stimmten bei sämtlichen Probanden erstaunlich überein (Abb. 57). Glaser wiederholte diese Versuche im Laufe von Jahrzehnten immer wieder und kam stets zu kongruenten Ergebnissen.

Es wurde klar, dass die einzelnen Vertikalachsen jeweils unterschiedliche, aber charakteristische Bewegungsbilder hervorbrachten, die – im Falle der positiven Empfindung – zugleich ein sehr spezielles Energiepotential zu enthalten schienen. Besonders aufschlussreich sind die negativen Formen, weil in ihnen eben die unharmonischen psychischen Reaktionen ablesbar werden, die in der TCM für die jeweiligen Meridiane bzw. Funktionskreise gelten: so die Angst und das Zurückweichen-Wollen beim Blasen-Meridian (Dorsalachse), die Raum-Enge beim Gallenblasen-Meridian (Lateralachse) und schließlich die Befürchtung vor dem Kommenden beim Magen-Meridian (Ventralachse).

Die in den positiven Bewegungsmustern deutlich werdenden Gesten und Haltungen interpretierte Glaser als „Urgebärden": Gebärdemuster, die dem Menschen innewohnen, als Ausdruck spezifischer Potenziale. Ein solches Potenzial drängt – so Glaser – zu einer Außenverwirklichung, die entsprechend dem psychischen Inhalt der einzelnen Vertikalachsen unterschiedliche, charakteristische Gestalt annimmt – in Mimik, Gestik, Haltung.

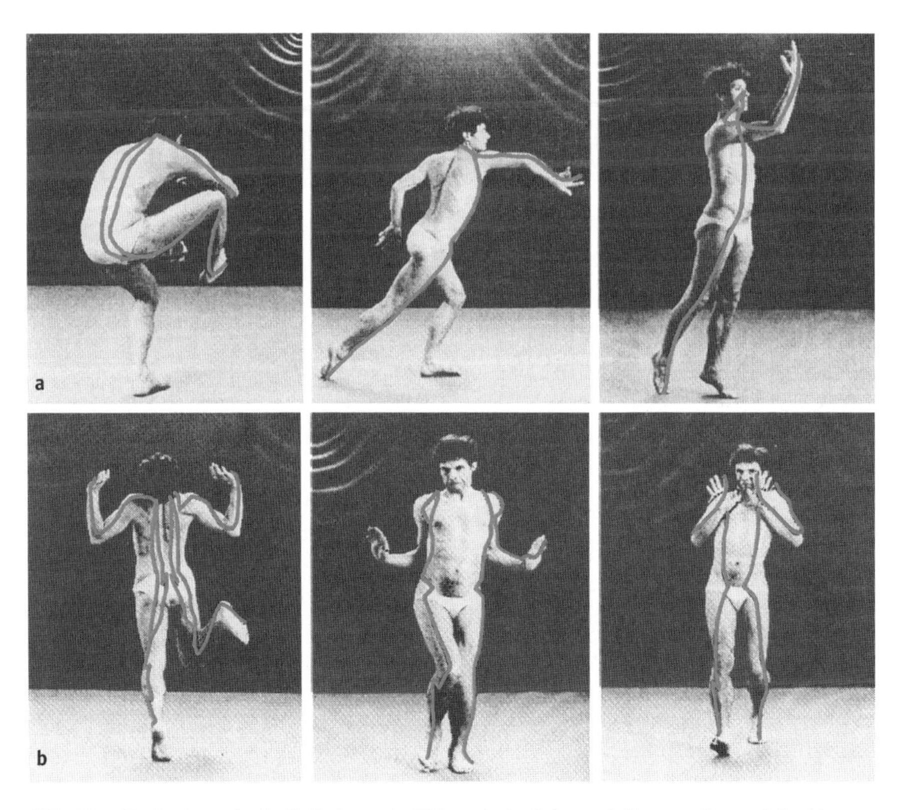

Abb. 57 *Die Deutung der Vertikalachsen der TCM nach der Dokumentation von Glaser a) Positive Form (Bejahungsform) b) Negative Form (Ablehnungsform)*

9 Systemischer Überblick über die analogen Inhalte der verschiedenen Modelle

9.1 Analogien zum Funktionsbild Niere

Unterleibsfunktionen	TCM
Knochen, Skelett, Hartstruktur	TCM
Angst, Sicherheitsbedürfnis	TCM
Orientierung über das (Ge-) Horchen	TCM
beeinfluss-/trainierbar durch Winter, Kälte, Härte	TCM
Halt, Festigkeit, Sicherheit, Geborgenheit, Vertrauen (Urvertrauen)	Ressourcen
endosomatisches Empfinden, leibliche Wahrnehmung	Jung
Grundbedürfnisse des Leibes incl. Trieb	Jung
Umschlossensein im Leib (Firmament)	Paracelsus
Vorgegebenes, Konstitution, Naturhaftes	Paracelsus
Es – Sich	Individuationsstufe
Stammhirn-Priorität (R – Reptilgehirn)	MacLean
Same, Latenz, potentielle Kraft	Pflanzenzyklus
unitär = eins in sich, naturhaft magisch	Gebser
phlegmatisches Temperament	Hippokrates
volitiv-intentionale Sinnesfunktion	Sinnesphysiologie
sensorisch-diskriminativ	Schmerzerleben
Haltungsachse	Dorsalität
Vergangenheit, Vorgegebenes	phänomenologischer Zeitbezug
vital	energetische Differenzierung
hinten – vorn	geometrische Polarität

9.2 Analogien zum Funktionsbild Leber

Funktionen des Bewegungssystems	TCM
Muskeln, Sehnen, Gelenkigkeit, Lockerheit	TCM
Zorn, Wut, Ärger, Reaktion auf Reize	TCM
Sehvermögen, Abstandsermessen	TCM
Feinsteuerung der Motorik, auch visuell	TCM
beeinfluss-/trainierbar durch Frühling, Wechselwetter (Wind)	TCM
Bewegtheit, Dynamik, Flexibilität, Akkomodation, Mut, Lebenslust	Ressourcen
Fühlen, Affekte	Jung
Eroberung von Selbstwertgefühl und Autonomie	Jung
freie Entfaltung unter wechselnden atmosphärischen Bedingungen	Paracelsus
der in die Zeit gesetzte Mensch	Paracelsus
Ich-Behauptung, Egokräfte	Individuationsstufe
Priorität des limbischen Gehirns	MacLean
aufschießender, sich ausbreitender Spross	Pflanzenzyklus
polar, Attraktion, Idolisierung, mythisch	Gebser
cholerisches Temperament	Hippokrates
affektive Sinnesfunktion	Sinnesphysiologie
affektiv-motivational	Schmerzerleben
Spannungsachse	Lateralität
spontan, momentan, Eigenrotation	phänomenologischer Zeitbezug
emotional	energetische Differenzierung
rechts – links	geometrische Polarität

9.3 Analogien zum Funktionsbild Milz

Funktionen des Verdauungssystems	TCM
Bindegewebe, Matrix, Interzellularsubstanz	TCM
Grübeln, Sich-Gedanken-Machen, „Sinnieren"	TCM
Erfassen, Berühren, Erkennen durch Mund und Lippen	TCM
beeinfluss-/trainierbar durch feucht-schwüle Witterung	TCM
Konfrontationsfähigkeit, Verarbeitung, Einordnung, Disziplin, Toleranz, Integration	Ressourcen
Ratio, logisches Folgern, Denken, Planen	Jung
Disziplin, Vernunft, Pflichtgefühl, Leistung	Jung
Fremdbezug, Konfrontation mit dem Andersartigen	Paracelsus
Abhängigkeit von Quantität (Dosis)	Paracelsus
Ich → Du, Partnerschaftsfähigkeit	Individuationsstufe
Priorität des Großhirns, speziell der kognitiven Hemisphäre	MacLean
Befruchtung durch Kontakt, Fruchtaufbau	Pflanzenzyklus
kognitive Bewusstseinsdimension, dual, raum-zeithaft	Gebser
melancholisches Temperament	Hippokrates
kognitiv-epikritische Sinnesfunktion	Sinnesphysiologie
kognitiv-evaluativ	Schmerzerleben
Integrationsachse	Ventralität
Zukunft, Vor-Stellungen	phänomenologischer Zeitbezug
mental	energetische Differenzierung
oben – unten	geometrische Polarität

9.4 Analogien zum Funktionsbild Lunge

Funktionen des Respirationssystems	TCM
Haut, Schleimhäute, Oberflächengewebe	TCM
Traurigkeit, Verlorenheit, Resignation	TCM
Erspüren, „Wittern", Geruchsinn	TCM
beeinfluss-/trainierbar durch Trockenheit, psychische Dürrezeiten	TCM
Inspiration, Durchlässigkeit, Empfänglichkeit, Kreativität, Spürsinn	Ressourcen
Intuition, Inspiration, Kreativität	Jung
spirituelle Begegnungen, Erfahrungen	Jung
Wundsein der Seele, Läuterung	Paracelsus
Stunde der Zeitigung, Fälligkeit	Paracelsus
transpersonal, Eingliedern in das Mosaik des Ganzen	Individuationsstufe
Priorität der ganzheitlich erfassenden Großhirnhemisphäre	MacLean
Reifung und Hergabe der Frucht	Pflanzenzyklus
integrales Bewusstsein, „gänzlichend", Zeitfreiheit (Kairos)	Gebser
sanguinisches Temperament	Hippokrates
(Botschaft des Schmerzes)	Schmerzerleben
kausal	energetische Differenzierung
innen – außen	geometrische Polarität

9.5 Analogien zum Funktionsbild Herz

Funktionen des Blut/Kreislaufsystems	TCM
Blut, Blutgefäße	TCM
Freude, innere Harmonie	TCM
Sprache, Sich-Mitteilen	TCM
beeinfluss-/trainierbar durch Hitze, Sommer, Wärme	TCM
innere Belebung, Verbundensein, Einssein, Harmonie	Ressourcen
(Conjunctio)	Jung
Ens Dei, das aus einer anderen Dimension Kommende	Paracelsus
Volles Erblühen	Pflanzenzyklus
Fünfte Bewusstseinsdimension, „All-eins-Sein"	Gebser
Quinta Essentia (ab Mittelalter)	hippokratische Medizin

10 Die fünf Prinzipien

Die in dem vorausgegangenen systemischen Überblick aufgezeigten Übereinstimmungen ergeben sich in erster Linie aus phänomenologischer Sicht. Das bedeutet, dass es nicht auf eine logisch-kausale Verknüpfung der in einer Gruppe zusammengefassten Kriterien ankommt. Die Mathematik verwendet für derartige Übereinstimmungen den Begriff der isomorphen Abbildung. Wo isomorphe Übereinstimmungen offensichtlich sind, öffnet sich der Blick für Analogien.

Jede der fünf Gruppen, die durch Analogiezuordnung erstellt wurden, erweist sich als ordnender Rahmen für die in ihm zusammengeschlossenen Kriterien. Diese Kriterien sind innerhalb der eigenen Gruppe variabel; gegenüber den anderen Gruppen ist jede Gruppe invariabel und abgegrenzt. Mathematisch werden solche phänomenologisch eigenständigen Gruppen als orthogonal bezeichnet.

Für jede der fünf orthogonalen Gruppen, die die im Menschen wirksamen Ordnungsbereiche repräsentieren, soll die Bezeichnung **Funktionsprinzip** gelten.

Diese Bezeichnung soll aussagen, dass jedes Prinzip ein Element des Lebendigen darstellt, dem eine spezifische Aufgabe im Lebensprozess zufällt. Die Gesamtheit der fünf Prinzipien vermittelt ein synoptisches Bild der somatisch-psychisch-geistigen Struktur des Menschen.

Bei der Benennung der Prinzipien galt es, eine übergreifende Kennzeichnung zu finden, denn es wäre nicht sinnvoll, sie namentlich zu benennen. Die Inhalte jedes Prinzips sind so vielfältig, dass jeder aus einem einzelnen Modell abgeleitete Name eine Begrenzung bedeuten würde.

Vor 25 Jahren, beim ersten Verfassen des Buches, fiel die Entscheidung zu Gunsten von Kennbuchstaben. Diese ergaben sich als charakteristisch aus der Zusammenschau der verschiedenen Inhalte und haben zudem den Vorteil, dass sie eine Merkhilfe bieten. Auch in 25 Jahren ließ sich keine sinnvollere Benennung finden, so dass die fünf Kennbuchstaben **S – E – R – I – C** im Folgenden beibehalten werden. Die nachstehende Tabelle soll das Prinzipielle mit Hilfe der fünf Kennbuchstaben vor Augen stellen.

Tabelle Zusammenfassung analoger und übereinstimmender Systeme zu einer orthogonalen Synopsis

Funktionskreis der Akupunktur	Niere – Blase Ohr – Knochen	Leber – Gallenblase Auge – Muskulatur
Schlüsselfunktion	Stabilität Rückhalt Strukturierung	Dynamik Anpassung Entfaltung
Grundfunktionen (nach Jung)	**Somatisches Empfinden** „Instinkt" Trieb	**Emotion** Gefühl Affekte
Entien (nach Paracelsus)	**Ens naturale** Natürlichkeit „empfindender Leib" Firmament des Leibes	**Ens astrale** „Atmosphäre" Erfahren der Zeit Aktuelles Erleben
Funktionen der Sinneswahrnehmung	volitiv / intentional	affektiv
Subjektive Ebenen der Schmerzverarbeitung	Sensorisch-diskriminativ	Affektiv-motivational
Stufen der Individuation (nach Jung)	es → ich	Ich → ICH
Hierarchie der Gehirnstrukturen (nach Maclean)	Stammhirn	Limbisches Gehirn
Bewusstseinsdimensionen (nach Gebser)	Magisch	Mythisch
Prinzip	S	E
Somatisch-funktionelle Ebene (i.S. der Akupunktur)	Stabilität Sicherheit Statik	Elastizität Einpassung Ermessen
Funktionell-psychische Ebene (nach Jung)	Sinnenhaftigkeit Somatisches Empfinden	Entladung Emotio
Psychisch-geistige Ebene (nach Paracelsus)	Sendung (Bestimmung) Satzung (Gebot) Struktur des Leibes	Eigen-Verwirklichung Evolution Ereignen
key words in English	Stability Surety, Safety Statics Sense feeling Somatic Sensing Single minded Structure	Elasticity Expansion Expression Enterprise Emotions Ego-mind Event

Milz/Pankreas – Magen Lippen – Bindegewebe	Lunge – Dickdarm Nase – Haut	Herz – Dünndarm Zunge – Gefäße
Kontakt Integration Relativierung	Permeabilität Kreativität Inspiration	Belebung Ausstrahlung Communikation
Ratio Vernunft Erkenntnis	Intuition Empfänglichkeit Eingebung	(Conjunctio)
Ens veneni „Alchemist im Magen" „Dosis macht das Gift" zuordnen – „ordinieren"	**Ens spirituale** „Seele ist wund, der Leib nit" „Läuterung"	**Ens Dei** „Überstrahlung" „Ordnung aus dem Gebot" „christlicher Stilus"
kognitiv	(intuitiv)	
Kognitiv-evaluativ	(Botschaft des Schmerzes)	
Ich → Du	Ich im Wir	All-ES
Cortex (linke Hemisphäre)	Cortex (rechte Hemisphäre)	
Kognitiv	Integral	
R	I	C
Reinnehmen Reserven speichern Relation (Wechselbeziehung)	Inspirium/Exspirium Inversion (Umkehr) Innen-Außen-Austausch	Communikation
Richten, Urteilen Ratio	Inspiration Intuition	Conjunctio
Regulieren („Ordinieren") Richtwert (Dosis) Realismus	Innen-Erfahrung Innerlichkeit Ich-Hingabe	„Christilicher Stilus"
Realization Response Recognition Reasoning Rationality Relationship Responsibility	Interchange Influence Involution Inner awareness Intuitiveness I-loss (loss of ego) Inner purification	Communication Conjunction „stylus Christianus"

10.1 Funktionsprinzip S

10.1.1 Leibbezug

Wie bereits festgestellt, steht beim Funktionsprinzip S der Leibbezug im Mittelpunkt. Im Körper zu leben, ja mit ihm identisch zu sein, erweist sich als primäre Wirklichkeit, die durch die mannigfaltigen Sinneseindrücke und Leibesempfindungen bewahrheitet und belebt wird. Schon der Embryo erfährt erste Sinneseindrücke intrauterin durch Wahrnehmung der mütterlichen Stimme.

Der Leibbezug des Menschen findet sich besonders treffend in den spezifischen Organzuordnungen der TCM bestätigt: Unterleib, Urogenitalfunktionen und Sexualität sind das Instrument der körperlichen Verwirklichung schlechthin. Sinnlichkeit ist hier ein Grundbedürfnis, Erfahrung der eigenen Geschlechtlichkeit ein Ur-Erleben. Lange vor Erwachen des Geschlechtstriebs stellen sich beim Kind bereits lustbetonte Empfindungen ein. Unbewusst reagiert schon das Kleinkind auf die unterschiedliche Geschlechtlichkeit von Vater und Mutter.

Der Körper besitzt gerade im Unterleiblichen eine erstaunliche Autonomie. So führt er zum Beispiel beim Geburtsvorgang selbsttätig die „Regie“, so dass sich die Gebärende – im Falle der Normalgeburt – völlig auf die Natur verlassen kann. Die Zustände des Körpers bestimmen die Frau in besonderer Weise, bringt doch der Zyklus unausweichlich Höhen und Tiefen des Befindens mit sich.

Leibbezug ist die Voraussetzung körperlicher Verwirklichung sowie dafür, dass der Mensch sich in seinem Körper „zu Hause“ fühlen kann. In beides muss er einwilligen, will er der leiblichen Ressourcen des Prinzips teilhaftig werden. Hierbei gilt offensichtlich das Gesetz der Ausschließlichkeit – Entweder/Oder, Alles oder Nichts: Nicht-Bejahen zum Beispiel der Beschaffenheit des Körpers, des eigenen Aussehens oder der Sexualität mindert erfahrungsgemäß die leibliche Vitalität.

Laut TCM ist die Niere, das Zentrum des Elements, Träger der konstitutionell vorgegebenen Ur-Energie, eines Energie-Vorrats für die gesamte Lebensspanne. Diese „Essenz“ bringt dem Körper das stärkste Yin ein.

10.1.2 Somatische Phänomenologie: Sicherungs-, Halte- und Erhaltungsfunktionen

Der Leib gewährt – wie bereits beim Funktionsbild Niere dargestellt – vielfältige Sicherungs- und Erhaltungsfunktionen für das existenzielle Überleben.

Die hier speziell zugeordnete Hörfunktion dient primär dazu, Gefahrensignale zu vermitteln. Beim Tier ist das sichernde Lauschen, das selektive Hören, oft lebensrettend. Das Befolgen der Signale, das „Ge-horchen“, ist allerdings unabdingbar. Neben den Warnungen der Sinnesfunktion dient auch die Nozizeption wie Schmerzempfindungen etc. dem Schutz und der Lebenssicherung.

Wie sehr das Funktionsprinzip S darauf angelegt ist, Sicherheit aus dem Leib heraus zu gewährleisten, zeigt das in der TCM zugeordnete spezifische Gewebe: Skelett und Knochen vermitteln unbewusst die Empfindung einer endosomatischen Stabilität. In-sich-Stehen, zu sich Stehen-Können wirkt sich in aufrechter Körperhaltung aus. Offensichtlich gibt es Leibesempfindungen, die tiefer, unreflektierter präsent sind als Sinneseindrücke.

10.1.3 Psychische Analogbezüge: Urvertrauen, Geborgenheit

Dank der engen Leib-Wechselwirkung kann kraft des festen knöchernen Gerüsts auch die Psyche Halt, Sicherheit, Schutz und Geborgenheit empfinden. Wird der Körper als verlässliche Burg erfahren, so liegt hierin eine unschätzbare Mitgift für das Leben.

Die Umkehr des Empfindens von Sicherheit und Geborgenheit hingegen ruft Angst hervor. Folgerichtig ordnet die TCM die psychische Gestimmtheit der „Angst“ dem Nieren-Funktionsbild zu, denn primär hat auch Angst Signalfunktion und warnt vor Bedrohungen. Vor dem Hintergrund des hier geltenden Leibbezugs sind speziell Lebensbedrohungsängste gemeint. Nach E. Kübler-Ross gibt es nur eine natürliche Angst: die „Angst von hinten“ bei Bedrohung vom ungedeckten Rücken her. Alle anderen Ängste – so Kübler-Ross – sind nicht von der Natur vorgegeben und daher überwindbar. Rückendeckung, im Rückgrat und nicht zuletzt durch die vier parallelen Bahnen des Blasen-Meridians betont, ist ein angeborenes Grundbedürfnis und betrifft nicht nur das Körperliche, sondern gewährt auch der Seele inneren Halt.

Die meisten existenziellen Ängste sind Folge früherer Verletzungen der körperlichen Integrität. Gerade die ersten, bereits im Säuglings- und Kindesalter erlittenen Traumen können jahrzehntelang leiblich eingegraben bleiben, einer Harpune gleich. Das können harmlose Verletzungen sein wie der erste Wespenstich, selbst die erste Impfung – so manche Nadelphobie mag hier ihren Ursprung haben. Nicht nur der wehrlose Körper wird traumatisiert, sondern gleichermaßen das Urvertrauen der arglosen Seele. In der Regel ist die Mutter die Person, die am meisten zum Aufbau des Urvertrauens beiträgt. Überängstliche Mütter hingegen übertragen nicht selten ihre Ängstlichkeit auf ihre Kinder. Auch schon vorgeburtlich kann der Embryo auf diese Weise belastet werden.

Die existenziellen, im Körper verankerten Ängste sind also letztlich Wiederholungsängste.

Aus der Psychotherapie ist bekannt, dass früh erlittene Verletzungen – so vor allem Kindesmisshandlung und Kindesmissbrauch – speziell die Funktionen der

Unterleibsorgane in Mitleidenschaft ziehen können: Sie veranlassen zum Rückzug, zum Sich-Verschließen, zu Hemmungen. Das Bewusstsein des Menschen neigt dazu, tief eingekerbte Traumatisierungserlebnisse zu verdrängen, wohl zum seelischen Selbstschutz. Nicht nur Wiederholungssituationen, sondern bereits im weitesten Rahmen ähnliche Vorkommnisse können solche alten, verdrängten Ängste spontan aktualisieren oder verstärken. Dies kann panische Abwehrreaktionen auslösen, die in keinem Verhältnis zur neuen Bedrohung stehen und für Außenstehende kaum nachvollziehbar sind.

10.1.4 Zeitbezug

Will man dem Prinzip S einen Zeitbezug zuordnen, so kann dieser ebenfalls nur rückwärts gerichtet sein: Es ist die Vergangenheit. Positive Eigenerfahrungen können ein starkes Fundament für das weitere Leben bilden, negative – wie beschrieben – verunsichern. Je mehr der Mensch bejaht und würdigt, was „hinter ihm" steht und liegt, desto mehr Rückhalt gewinnt er. Das gilt auch für seine Abstammung – ob sie nun privilegiert ist oder nicht – und insbesondere für die persönliche Beziehung zu seinen Erzeugern, den Eltern und Ahnen. In der systemischen Familientherapie, wie sie zum Beispiel B. Hellinger durchführt, bestätigt sich, dass unbereinigte Konflikte nicht nur die Lebensqualität, sondern ganz konkret die Lebensenergie mindern können. Auch eine Verneinung des Lebenswillens, Suizidneigung etc. über mehrere Generationen hinweg hängt belastend über den Nachfahren.

So steht und fällt der Mensch in doppelter Weise mit seinem „Stamm": nicht nur seiner skelettalen Feststruktur, sondern auch seiner Herkunft.

In diesem Sinne schenkt das Funktionsprinzip S dem Menschen auch das Vermächtnis der kollektiven Anbindung. Sie gibt ihm Zugang zu Menschheitsvorerfahrungen, auf die er unbewusst, unreflektiert und verlässlich zurückgreifen kann. Dem Kollektiven wohnt offenbar ein Bestimmungsimpuls wie auch ein Überlebensprogramm inne: Das Leben will verwirklicht und fortgeführt sein.

10.1.5 Yin-Yang-Polarität im Prinzip S

Das Funktionsprinzip S wird nicht nur durch die Yin-Qualitäten der Niere bestimmt, sondern zusätzlich durch eine Funktion, die in der TCM als „Yang-Niere" umschrieben wird. Nach Erkenntnissen der EAV ist wichtiger Teil dieser Yang-Niere die Nebennierenfunktion.

Eine solche Differenzierung innerhalb des namengebenden Yin-Organs drückt hier eine Besonderheit aus. Mit dem Begriff Yang-Niere wird im Prinzip S ein

Gegenpol postuliert, der dem yin-haften, primär unbeweglichen, Festigkeit und Ruhe beinhaltenden Element den Durchbruch in den yang-haften aktiven Leibesvollzug bahnt. Die TCM spricht hier vom „Willen". Ein solches „Wollen" ist als die körperliche Intention zu verstehen, die für die Befriedigung existenzieller Grundbedürfnisse und Triebe sorgt. Bekanntlich gewinnt der Mensch dank der Nebennierenhormone in Extremsituationen die Kraft zu körperlichen Höchstleistungen, die sein Überleben sichern.

Dank der Yin-Yang-Polarisierung (Abb. 58) stehen dem Prinzip S zwei unterschiedliche Energien zur Verfügung, die auf entgegengesetzte Weise demselben Zweck, nämlich der Lebenserhaltung, dienen. Die Yin-Energie ist Quelle für Lebenskraft aus der Ur-Essenz wie überhaupt der Regeneration durch Schlaf oder Rekonvaleszenz: Die Aufladung erfolgt optimal im Liegen, das Yin zeigt sich als eher statisch und passiv. Die Yang-Vitalität hingegen ist intentional getrieben und drängt zur aktiven Erfüllung der Leibesbedürfnisse, allem voran der Generation als dem Weiterreichen des Lebens an die Nachkommen.

Auch die psychische Ebene ist am besten aus dem Blickwinkel der Polarität zu verstehen: auf der einen Seite die yang-bezogene, willentliche Aufbruchhaltung – ein Bereitsein in intentionaler Bestimmtheit; auf der anderen, der Yin-Seite, die der Seele durch den Leib gewährte Sicherheit und Selbstverständlichkeit der Existenz. Der Körper bietet der Seele eine Bastion, die Geborgenheit und Schutz, Festigkeit und Durchhaltekraft verbürgt. Daraus gewinnt die Psyche Vertrauen und Zusage in das Leben (Abb. 58).

Durchsetzungswille und Intentionalität einschließlich des zur Entladung drängenden Triebs entsprechen der Yang-Natur. Die Yin-Natur hingegen braucht Ruhepausen, das Zu-sich-Kommen. Hier gilt es, sich so natürlich wie möglich den Rhythmen des Organismus einzufügen. Diese sind bestimmt von den autonomen Funktionen, das heißt phasenweise von aktiver, sympathikotoner oder von passiver, vagotoner Regulation.

Auf der Yang-Seite besteht leicht die Gefahr der Übertreibung. Eine exzessive intentionale Energie kann zur Hemmungslosigkeit bis hin zur sexuellen Kriminalität entgleiten. Eine für das Funktionsprinzip ebenfalls typische Neigung zu Fixierung und Zwanghaftigkeit mag hierbei verstärkend wirken. Oft verhindern moralische Schranken und anerzogene Schamhaftigkeit das Ausleben der natürlichen Sexualität. Frigidität, rigides und fixiertes Verhalten sowie Zwänge jeder Art können als psychische Störungen des Prinzips S gelten.

Je stärker das Gleichgewicht zum Yang-geprägten Faktor verschoben ist, desto mehr wird es an Beständigkeit, Ruhe, innerer Sicherheit und religiöser Rückbindung mangeln. Je stärker das Gleichgewicht hingegen zum Yin-geprägten Faktor verlagert ist, desto schwächer werden der Willensanspruch, die leibliche Natürlichkeit samt Trieb und Sexualität.

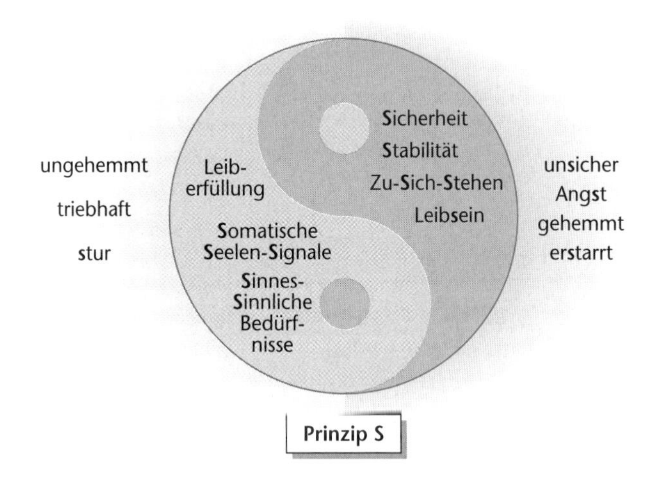

Abb. 58 *Yin- und Yang-Entsprechungen im Prinzip S einschließlich der psychischen Fehlhaltungen*

Yin in Harmonie	Yang in Harmonie
Stabilität	somatisches Empfinden
Sicherheit	Sinnes-Perzeption
Latenz	instinktartige Mechanismen
Vertrauen	Intentionalität, Wille
Festigkeit	Triebe
Ruhen in/Geborgen-Sein in	Wahrnehmen/Wach-Werden in
dem Urgrund	der Leiblichkeit
dem Absoluten	der Kollektivverhaftung
dem Gegebenen	der Triebhaftigkeit
dem Kollektiven	der Sinnenhaftigkeit
dem Vergangenen	der Bestimmtheit
Unbewusstes	erwachendes Bewusstsein
Schlaf	Bereitschaft zum Aufbruch
Regeneration	Aktivierung der Energie
hinten	vorn
ES	beginnende ICH-Struktur
disharmonisch von schwach bis stark	**disharmonisch von stark bis schwach**
voller Angst, hilflos	hemmungsloser Durchsetzungswille
schreckhaft	penetrant, oktroyierend
unsicher, verunsichert	triebhaft, getrieben
verdrängte, nicht angenommene Leiblichkeit	unnachgiebig
unflexibel, fixiert	Sturheit, starr
starrre Haltung	hemmungslose Sexualität
rigide, frigid	wirkt auf andere verunsichernd
starr, eng, dogmatisch	zuweilen stolz, anmaßend
zwanghaft	Streik

Das analoge Samen-Stadium der Pflanze kann die Yin-Yang-Trennung besonders gut veranschaulichen: Yin verkörpert sich in der Wurzel, der Verankerung und Versorgung aus dem Grund. Yang formt sich zum durchbrechenden Spross, der aufbricht, um seiner heliotropen Bestimmung zu folgen.

10.1.6 Ressourcen

Das Prinzip S ist der Mittler zwischen Seele und Körper, denn es entspricht dem leib-bezogenen Seelenbereich.

Es gilt, den Leib wahrzunehmen, auf seine Botschaften und Signale zu hören. Das Prinzip S verlangt die Verwirklichung vitaler Bedürfnisse, das Leben will leibhaft, naturhaft gelebt und erfüllt werden. Das Bejahen des eigenen Körpers mit seinem Äußeren, seinen Stärken und Schwächen, auch mit seinen Behinderungen verstärkt die Vitalität. Die Bedürfnisse lassen sich allerdings vom Kopf und vom Wunschdenken her manipulieren. Der Körper lügt nicht, heißt es; und so sollte er auch nicht überlistet oder vernachlässigt werden. Der Leib ist grundsätzlich brav und geduldig: Er glaubt gern das, was die Ratio ihm eingibt – so auch die Information „Ich bin alt", „Ich bin vergesslich", „Meine Wirbelsäule ist kaputt" etc.

Das Leben zwingt zuweilen extrem harte Bedingungen auf. Für das Durchstehvermögen bietet das Prinzip S das nötige Energiepotenzial. Doch bedarf es der Gegenphase des Aufladens, nach jedem Überlebensstress einer nachhaltigen Regeneration.

Von allen vier Prinzipien steht das Prinzip S dem Unbewussten am nächsten, so auch der kollektiven Zugehörigkeit. Diese bedeutet – nicht allein aufgrund der Erbanlagen – eine enge Bindung an die Vorfahren und Erzeuger: Das Vorgegebene, der eigene Leib, die eigene Lebensgeschichte, die eigenen Stammeltern sind Mitgift des Lebens. Diese Mitgift bildet um so mehr ein Fundament für die Lebensgestaltung, je bewusster, dankbarer und würdigender der Mensch darauf gründet. Hier besitzt die Yin-Natur eine natürliche Kraftquelle, der sich die Menschen im Allgemeinen viel zu wenig bewusst sind.

10.1.7 Präventiv-therapeutische Erwägungen

Die im Funktionsprinzip S häufig anzutreffende, typische Kältesymptomatik hat oft weniger mit einem Mangel an vitaler Energie (Qi) als mit deren Stau bzw. ungleichen Verteilung zu tun. Das Funktionsprinzip S hat eine besondere Beziehung zur Wärme/Kälte-Polarität und damit zum Wärmehaushalt. Wenn auch im Krankheitsfall die Wärmeanwendung sehr hilfreich ist, so sollte bereits vorbeugend der Wärme/Kälte-Wechsel trainiert werden. Hierfür eignen sich Kneipp- und Prießnitzanwendungen ebenso wie die Sauna.

Angst, Scham, Schuldgefühle setzen sich gerne in den Unterleibsfunktionen fest und führen hier zu Hemmungen und Verklemmungen, die auch das Lumbalsegment mitbetreffen können (Indurationen, Prolaps etc.). Therapeutisch gilt es, das „Festgefrorene" aufzutauen, den Körper, speziell den Unterleib zur Belebung zu bringen. Die TCM wendet hierfür neben der Akupunktur vor allem Moxa und spezielle Kräuter an. Wichtig ist auch die wärmende menschliche Zuwendung, vor allem seitens der Bezugspersonen des Betroffenen.

Erfahrungsgemäß sprechen tiefsitzende Ängste und verdrängte seelische Frühtraumen auf logische Argumentation wie auch auf Gesprächsintervention kaum an. Sie können therapeutisch am ehesten durch leibbezogene Vertrauensübungen befriedet werden.

Auch das Zurückgewinnen des Urvertrauens gelingt am besten über leibbezogene Therapien: So hat zum Beispiel W. Reich in seiner Bioenergetik eine Übung des Sich-nach-hinten-fallen-Lassens mit verbundenen Augen eingeführt, wobei der Klient von dem eng geschlossenen Ring der Gruppe (7–8 Personen) federnd aufgefangen wird. Ein tragendes Vertrauen kann aber auch begründet bzw. verstärkt werden durch die Kräfte, die im Prinzip I walten. So ist die im Fünf-Elemente-Kreis vorgegebene Aufeinanderfolge von Herbst und Winter, von Lunge und Niere zugleich ein sich zyklisch immer wieder neu bahnendes Energiepotenzial für den „nierenschwachen" Menschen.

10.2 Funktionsprinzip E

10.2.1 Somatische Phänomenologie: Beweglichkeit, Aktion, Dynamik

Das Funktionsprinzip E bildet einen deutlichen Gegensatz zum zuvor dargestellten Prinzip S: Ging es dort um Ruhe, Festigkeit und Beständigkeit, so gelten jetzt Regsamkeit, Wendigkeit, Aktivität, Bewegung. Folgerichtig ist laut TCM die dynamische Funktion von Muskeln und Sehnen dem analogen Leber-Element zugeordnet.

Auf der körperlichen Ebene ist Bewegung bekanntlich ein fortlaufender Balanceakt: Belastung von rechts und links, Agieren von Beuge- und Streckmuskeln, Schwungfassen und Ausreagieren wechseln sich ab. So kann – unter laufender Verlagerung – der Schwerpunkt, die eigene Mitte gewahrt bleiben.

Das Leben wird dank der Mobilität weit erlebnisreicher und aktiver, als wenn der Mensch – wie die Pflanze – ortsgebunden wäre. Beweglichkeit schafft Spielraum, einen Aktionsradius, der vom Einzelnen wie ein Freiraum erfahren und eingenommen werden kann. Bewegung ist in sich schon Motivation und stimuliert über das Körperliche hinaus die seelische Befindlichkeit. Zusätzlich kann das Auge, das Augenmaß, die Bewegung steuern und ermöglicht dadurch größte Präzision.

10.2.2 Ich-Bezug

Entsprach das Prinzip S dem Leibbezug, so kann – im Blick auf den von Jung aufgezeigten Individuationsweg – für das Prinzip E eine Analogie zur zweiten Stufe, nämlich den Ich-Bezug, ausgesagt werden. Ohne Zweifel hält das Prinzip E sämtliche Potenziale zur Selbstverwirklichung, zur Durchsetzung eigener Ansprüche, zum Erlangen eines Selbstwertgefühls, einer Autonomie bereit. Der Mensch kann in jeder Weise seine Ich-Kraft einsetzen. Solche Ich-Potenzen kommen zum ersten Mal im Trotzalter empor. Werden diese Kräfte von außen unterdrückt, bleibt meist zeitlebens ein Persönlichkeitsdefizit. Die Originalität des Menschen ist echt, wenn sie authentisch gelebt wird.

Wie bereits ausgeführt, besteht eine enge Koppelung zwischen dem Ich und der Grundfunktion Fühlen, der Emotio. Die emotional-ichgeprägte Dynamik gibt dem Menschen Antrieb und Auftrieb. Die Kraft, die ihm daraus zuwächst, lässt ihn Mutiges in Angriff nehmen, Abenteuer wagen, Gefahren auf sich nehmen, Neuland gewinnen. Letztlich ist das Ich in allem, was es unternimmt, auf der Jagd nach Wunscherfüllung – nach dem Glück. Und wenn ihm etwas „glückt“, wird es mit Stolz erfüllt. Jedes Erfolgserleben wertet das Selbstgefühl auf. Sich in der Gruppe durchzusetzen, schafft Ansehen und Vorrechte. Bei alledem ist der Mensch sich selber Maßstab. Die Frage, ob seine Persönlichkeit wirklich „Format" hat, ermisst die Umwelt.

10.2.3 Psychische Analogbezüge: Mut, Lebensfreude

Mut, Lebenslust, Lebensfreude, Vergnügtheit kennzeichnen den Menschen, der seine Ichhaftigkeit unbefangen auslebt. In der TCM wird daher auch der Mut dem Leber-Element zugerechnet: das zuversichtliche, kein Risiko fürchtende Anpacken dessen, was der Moment verlangt. Hier wird verständlich, warum in der TCM der Feldherr, der „General", als Symbol für den Menschen des Leber-Elements steht.

Vordergründig ist jedoch die psychische Verhaltensweise „Zorn, Wut" überliefert: der sich Luft verschaffende, explosionsartige Affekt, wenn die Situation dem Ich Widerstände entgegensetzt. Die Grenze der eigenen Freiheit jedoch – so J. J. Rousseau – besteht in der Freiheit der Anderen. Wird diese Grenze gewaltsam überschritten, so leiden die Mitmenschen. Verzichtet das Ich aber überangepasst auf die Wahrnehmung des eigenen Freiraums, so leidet es selbst. Spannungen infolge nicht-ausgelebter Emotionen können sich sogar im Körper festsetzen, zum Beispiel in Form von Muskelhärten. Derartige „Panzerringe" sind nach W. Reich „in die Muskulatur eingefrorene Gefühle". Fortwährendes „Herunterschlucken" von Affekten ebenso wie das „Schmollen" als Beleidigt- und Gekränktsein sind oft der Anfang autoaggressiver Entwicklungen im Organismus.

An dieser Stelle gilt es wieder, die psychische „Normalfunktion" des Prinzips zu durchschauen. Zorn und Wut stellen nur das eine Ende der breiten Emotionalskala dar. Weit mehr geht es bei der Grundfunktion Fühlen um die Fähigkeit, auf Reize aller Art spontan, geschickt und angemessen reagieren zu können: das heißt locker, wendig – und dabei innerlich beteiligt. So bedürfen auch Gefühle eines innerlichen „Augenmaßes".

Der mögliche Gefühlsausdruck variiert von „soft" bis „hard", und situationsbedingt wird einmal das eine, einmal das andere an der Reihe sein. „Hard" steht für Durchsetzung nach Außen: Selbstbehauptung, Selbstverteidigung, aber auch Selbstdarstellung und Sich-zur-Geltung-Bringen. „Soft" steht für Anpassungsfähigkeit, federnde Selbstkontrolle, Verkraften mit Hilfe nicht-verletzender Affekte – und im Gefühl für das Maß des erforderlichen Verzichts im rechten Moment.

Die emotionale Vitalkraft dient aber nicht nur der Eigenbehauptung in der jeweils aktuellen Situation. Das, was beeindruckend war im Leben, Glücksmomente wie auch tiefe Erschütterungen, bilden die markanten Stationen der individuellen Biografie.

10.2.4 Zeitbezug

Nach allem Gesagten ergibt sich: Der Zeitbezug des Funktionsprinzips E ist die Gegenwart. Genauer gesagt ist es der eine Moment, der „Augenblick“, in dem agiert wird: handelnd nach außen oder spannend nach innen. Schon im nächsten Moment kann sich alles geändert haben, kann ein neuer Balanceakt angesagt sein. Die von außen kommenden Reize wirken – somatisch wie affektiv – als Anregung und werden mit einer Erregung und nachfolgender Abregung/Abreaktion beantwortet. Wenn sich Reize kumulieren bzw. gegenseitig aufschaukeln, entsteht eine Eigendynamik, die rasch außer Kontrolle geraten kann. Die meisten Fehden und Kriege sind durch derartige Eskalationen ausgelöst worden. Bekanntlich sind auch in der Menge die Affekte weit schwerer kontrollierbar als im Alleingang. Bei Massenveranstaltungen kann die Euphorie sogar so weit aufgepeitscht werden, dass sie in Brutalität umschlägt.

10.2.5 Yin-Yang-Polarität im Prinzip E

Gemäß der TCM findet sich beim Funktionsbild Leber eine ausgesprochene Betonung der Lateralität. Bereits der Verlauf des Gallenblasen-Meridians auf der „Seitennaht“ des Körpers deutet dies phänomenologisch an. Der Mensch ist hier offensichtlich in die Polarität zwischen Rechts und Links gestellt, besser gesagt: zwischen Seite und Gegenseite, denn weder rechts noch links, weder Strecken noch Beugen sind eindeutig als Yang- oder Yin-Phase identifizierbar, vielmehr übernehmen beide abwechselnd die eine wie die andere Rolle. Der rechts wie links federnd aufgefangene Fortgang der Bewegung umspielt die Mittelachse, welche die Zentrierung innehat.

Was hier somatisch vorgezeichnet ist, lässt sich symbolisch auf den Ich-Bezug des Prinzips E übertragen. Es gilt nämlich noch ein weiteres Gleichgewicht zu halten: zwischen der Mitte, die quasi die Achse der Ich-Kraft repräsentiert, und dem Umkreis als der Umwelt, in der das Ich agiert. Die Unternehmungen des Ich haben viel mit Breitenwirkung zu tun: Sich-breit-Machen schafft Platz und Geltung und erleichtert die Selbstdurchsetzung; die in die Seite gestemmten Arme als typisches Imponiergehabe sprechen für sich.

Will man hier eine für das Prinzip spezifische Yin-Yang-Unterscheidung treffen, so ist alles, was die Selbstverwirklichung auf „harte“ Weise fördert, auf der Yang-Seite – und alles, was ein stabiles Ich ohne Autonomieverlust auch an „weichen“ Gefühlen, an Flexibilität zulassen kann, auf der Yin-Seite (Abb. 59).

Das analoge Wachstumsstadium der Pflanze kann wiederum zur Veranschaulichung dienen: Der Stengel entspricht der zentralen Achse, Zweige und Blattwerk der Breitenwirkung, dem beanspruchten Platz. Beides wächst und erstarkt zeitgleich bzw. abwechselnd.

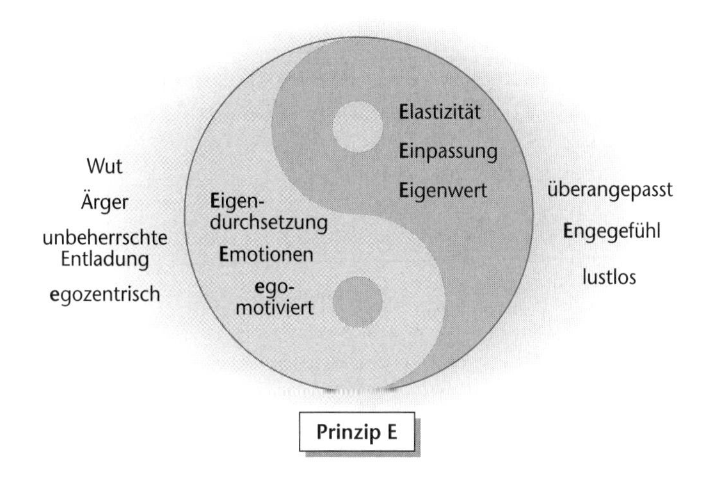

Abb. 59 *Yin- und Yang-Entsprechungen im Prinzip E einschließlich der psychischen Fehlhaltungen*

Yin in Harmonie	Yang in Harmonie
Elastizität	Emotion
Anpassung	Affekte
Flexibilität	Entladung
Anspannen (hau ...)	Abspannen (... ruck)
Schwung-holen	Aktion, Verwirklichung
Koordinieren, Zielen	Treffen
Lateral (rechts bzw. links)	Kontralateral (links bzw. rechts)
ICH-Verdichtung	ICH-Individuation
Originalität	Spontaneität
disharmonisch von schwach bis stark	**disharmonisch von stark bis schwach**
Kraftlosigkeit	Gewalt, Aggression
Selbstmitleid	Wut
bezieht alles auf sich	Zorn
Verstimmung	Ärger über andere
Übelnehmen	andere beleidigen
launenhaft, Allüren	sticheln, reizen
dramatisch, "schmollt"	andere bedrängen
fühlt sich gekränkt	Erregung
fühlt sich verfolgt	Aufdringlichkeit
fühlt sich eingeengt	unangepasste Reaktionen
Autoaggression	gestaute Gefühle
Selbstvorwürfe	Platzangst
Verspannungen	Verkrampfung

10.2.6 Ressourcen

Das Prinzip E zeichnet sich durch ein dynamisches Wechselspiel zwischen Außen-Erleben und sich fortlaufend entwickelnder Selbst-Erfahrung aus. Jede Lebens- und Erlebenssituation dient somit der Selbstaufwertung und Ichstärkung. Diese unentwegte Eigenentfaltung kann durchaus locker, heiter, fast spielerisch vor sich gehen.

Mit dem Prinzip E ist dem Menschen eine kaum versiegende Kraftquelle in das Leben mitgegeben. Das Leben will nämlich bewegt sein, sowohl körperlich durch vielerlei Aktivitäten, als auch seelisch angeregt.

Das Ich ist hier der Motor, der Motivationsschub für die äußere – muskuläre – wie auch für die innere – emotionale – Bewegtheit. Die primär vom Ich ausgehende Motivation ist lustbetont, Glücksgefühl suchend. Sie kann mit aller Kraft den Eigenanspruch durchsetzen, den Eigenraum erobern. Im Gegensatz zu dieser sich immer wieder selbst bestätigenden Yang-Kraft können aber – je nach Situation – auch „weiche", yin-hafte Impulse eingesetzt werden: durch flexibles Sich-Durchwinden oder geschicktes Ausweichen, ohne sich jedoch dabei aufhalten zu lassen.

Anpassung verlangt keine Beherrschung oder gar Unterdrückung der Gefühle, denn die Gefühle selbst sind elastisch und das Vehikel für die Flexibilität.

So ist es meist auch das Gefühl, das die mannigfaltigen glücklichen wie auch leidvollen Erlebnisse verkraften hilft.

Auf keiner Ebene ist die Gefahr der Frustration so groß wie auf der Gefühlsebene. Die Versagung eines Ich-Wunsches wird wie eine Freiheitseinbuße erlebt. Aktive Gefühlsreaktionen setzen Mut und ein großes Kraftpotenzial voraus. Passive Reaktionen, die erzwungene Nachgiebigkeit, führen zum „Schmollen", zum Beleidigtsein, oft auch zur Depression.

Das Yin gleicht einer inneren Mitte, besser einer Drehachse, die trotz aller Außenrotation zentriert bleibt. Der Mensch muss sich zu seinem Ich und seinen Gefühlen bekennen, und dies in maßvoller Einschätzung des eigenen Formats.

10.2.7 Präventiv-therapeutische Erwägungen

Um das Gefühlsleben im Gleichgewicht zu halten, sind Bewegung und dynamische körperliche Ausarbeitung äußerst hilfreich: jede Art von Sport und Spiel, körperlicher Anstrengung und Training – im Falle der hoch affektgeladenen Stimmung auch ein stürmischer Marsch. In der TCM wird Menschen mit unausgeglichener „Leber-Kraft" (Leber-Yang) Tai Chi und Qi Gong empfohlen. Auch beim chronisch Schmerzkranken, der seinen Schmerz als Kränkung erlebt und affektiv-emotional reagiert – nicht zuletzt in der Art seiner Beschwerdeschilderung –, bewähren sich körperliche Entspannungsübungen wie zum Beispiel Autogenes Training.

Für Menschen, die unter ungezügelten, schwankenden Gefühlsausbrüchen und Stimmungslagen leiden – so genannte „Over-emotionals“ –, besteht heute in fast allen westlichen Ländern das Angebot von anonymen Selbsthilfegruppen.

Angestaute Emotionen können sich derart in Aggressionen, ja auch in Hass steigern, dass eine Beschwichtigung auch unter therapeutischer Führung kaum möglich ist. Hier haben sich zugelassene explosive Wutausbrüche im geschützten Rahmen bewährt, wie zum Beispiel in der Urschrei-Therapie nach Janov. Kübler-Ross ließ in ihren Seminaren solche Entladungen „herausschlagen“, was oft binnen weniger Minuten die angestaute Wut des Klienten abreagiert und ihm Frieden gebracht hat. Stampfende Tänze, wie sie aus manchen Volkstanztraditionen bekannt sind, haben heute im Beat und seinen nachfolgenden Steigerungen Parallelen gefunden und dürften eine Aggression abbauende Wirkung haben.

10.3 Funktionsprinzip R

10.3.1 Somatische Phänomenologie: Kontaktaufnahme, Verarbeitung, Integration

Will man das Spezifische des Funktionsprinzips R erfassen, so erweist sich der hier traditionell zugeordnete Verdauungsprozess als Prototyp.

Verdauung beginnt mit dem Kontakt (Lippen, Mund), dem Schmecken und Erkennen (Zunge), der mechanischen und biochemischen Aufschließung der Nahrung (Zähne, Enzyme). Diese erste Phase leitet den dissimilativen katabolen Abbau ein, der sich in Magen und Zwölffingerdarm fortsetzt (Magensäuerung, Pankreas-Enzyme etc.). Nach völliger Aufspaltung des Hereingenommenen in seine Bestandteile setzt die zweite, die assimilative anabole Phase ein: Das als verwertbar Befundene wird dem Körper eingebaut, integriert, zur Eigensubstanz gemacht.

Was verträglich oder schädlich ist, hängt – wie gesagt – von der angemessenen Dosis ab. Das Maß der „rechten" Dosis ist allerdings relativ; denn es hängt wiederum von der Belastbarkeit des Einzelnen ab. Die individuelle Toleranzgrenze lässt sich bekanntlich bis zu einem gewissen Grade durch Gewöhnung erweitern. Doch auch die innere Einstellung – Zusage oder Phobie – hat Einfluss auf die Toleranz. Der Mensch muss über Vernunft und Disziplin sein subjektives Maß finden.

Die Aufnahme im Mund ist die einzige bewusst wahrnehmbare und erlebbare Phase des Verdauungsprozesses. Je aufmerksamer, bedachter dieser erste Akt erfolgt, desto effektiver und nutzbringender dürften auch die nachfolgenden Schritte ablaufen. Gründliches Kauen ebenso wie froh-genüssliches Schmecken begünstigen diese Programmierung vom Munde aus. Erfahrungen der Reflexologie, so die bekannten Tierversuche von Pawlow, weisen in die gleiche Richtung.

10.3.2 Psychische Analogbezüge: Vernunft, Sinnfindung

Auf die Analogie des Denkprozesses zur Verdauung wurde bereits beim Funktionsbild Milz hingewiesen. Auch die mentale Verarbeitung vollzieht sich stufenweise: Konfrontiertsein mit der Information, daran „Geschmack", Interesse finden, sie aufnehmen, analysieren, assoziierend bewerten und mit bereits Bekanntem vergleichen – womit die zweite, ordnende Phase einsetzt, die schließlich zur „Einverleibung" im Gedächtnis führt. Je mehr Interesse und Nutzwert, je gründlicher das gedankliche, reflektierende Einordnen, desto besser wird gespeichert und erinnert.

Ebenso wie Nahrung vernünftig ausgewählt werden und auch nicht in beliebiger Menge verschlungen werden kann, ist auch Informationsüberfütterung belastend, schwer verdaulich. Auch hier entscheidet die Dosis, ob der „Stoff" gut tut oder schadet. Ist der Kopf voll mit Belanglosigkeiten, so verbleibt kein Aufnahmevermögen für Wesentliches.

„Grübeln, Besorgnis" als das in der TCM überlieferte unharmonische psychische Verhalten bedeutet buchstäblich eine Verdauungsschwäche im Mentalen. Nicht umsonst sagt man, dass Probleme „im Magen liegen".

Die in der TCM gemeinte „Besorgnis" ist ihrem Wesen nach eine Befürchtungsangst. Sie unterscheidet sich grundsätzlich von der existenziellen Angst des Funktionsbildes Niere, jener undefinierbaren Wiederholungsangst als Folge früher durchlittener Traumen. Im Prinzip R lässt sich das Befürchtete konkret benennen. Es ist etwas Bestimmtes, das den Betreffenden in seiner Vorstellung beschäftigt. Dieses liegt noch in der Zukunft; womöglich tritt es gar nicht ein. Dennoch sucht der Mensch vorab alle Eventualitäten zu bedenken, um ihnen gewappnet begegnen zu können. Die Grundstimmung entspricht dem „schwarzgalligen" Temperament, dem Melancholiker der hippokratischen Medizin, der sich in Pessimismus und Trübsinn verliert.

Die Situation, die bei derartigem Sinnieren zustandekommt, ist Bindung: Der Mensch geht geradezu eine Beziehung mit den in ihm kreisenden Gedanken ein, ja er lässt sich von ihnen vereinnahmen – sie nehmen von ihm Besitz.

Dabei soll das Denken – Vernunft, Disziplin, Einsicht und gesunder Menschenverstand – dem Individuum eigentlich dazu verhelfen, sich die Dinge der Welt dienstbar zu machen. Mit diesen Fähigkeiten vermag der Mensch die ihn herausfordernden Aufgaben zu meistern. Dank der Erkenntnis von gesetzmäßigen Ursache-Wirkung-Abläufen – des Kausalitätsverständnisses – wird sinnvolles Planen möglich. Die Tatsache, dass der Mensch vorausschauen und die Folgen seines Handelns vorab ermessen und abwägen kann, zeichnet ihn vor allen anderen Lebewesen aus. Es belegt ihn aber auch mit besonderer Verantwortung. Hierzu gehört auch die Bereitschaft, aus Fehlern zu lernen und Konsequenzen zu ziehen.

Oberste Richtschnur sollte das Gewissen sein: jene Instanz, die beurteilt, was gut und was böse ist. Doch hat, genau betrachtet, das Gewissen durchaus keine Absolutheit, sondern ist oft schon kulturell und religiös vorgegeben und nicht frei von subjektiver Beeinflussung. So sehr Objektivität als die große Tugend der Ratio angesehen wird, so lässt sich Subjektives doch nie ganz ausklammern.

Eine besondere Eigenschaft zeichnet den verantwortlichen Menschen aus: die Fähigkeit, ja sogar das Bedürfnis, sich einzubringen, Pflichten auf sich zu nehmen, etwas zu erarbeiten, Positives zu leisten. Arbeitsprozesse sind darauf angelegt, Resultate zu erbringen und Werte zu schaffen. Ein gelungenes Werk, eine gelöste Aufgabe führt zu Zufriedenheit und Genugtuung – „Satisfaktion" bedeutet wörtlich Sättigung.

10.3.3 Sozialbezug

Auf der sozialen Ebene gelten gleiche Schritte wie im Somatischen und im Psychischen: Kontaktaufnahme, beiderseitiges Abtasten, sich Vertrautmachen, Aufbau von Beziehung. Beziehungen sind gegenseitig: Beide, das Ich wie das Du, sind also Subjekt und Objekt zugleich, jeder Partner integriert den anderen. Hierbei darf jeder den anderen nur so weit integrieren, wie er bereit ist, sich selbst integrieren zu lassen.

Die Toleranzgrenze – die angemessene Dosis – ist auch im Sozialen individuell und reguliert sich durch Nähe und Distanz, durch Gewöhnung und Miteinander-Arrangieren.

Die Beziehung, die Gemeinschaft als solche ist Gewinn. Sie schafft Inhalte und Werte. Die Aufgabe in jeder Beziehung liegt darin, ihr Sinn zu verleihen, zum Beispiel durch ein gemeinsames Werk, gemeinsame Nachkommen – und gemeinschaftlich das Gewonnene zu halten.

10.3.4 Zeitbezug

Der spezielle Zeitbezug des Funktionsprinzips R weist in die Zukunft. Die Orientierung ist „voran" gerichtet: Jeder Prozess ist ein Vor-Gang, Vorankommen ist das ehrgeizige Ziel des Menschen. Auch Ideen sind ihrem Wesen nach Vor-Stellungen, die noch zukünftig sind. Ebenso ist jede Art von Befürchtung eine Zukunftsangst. Auf der anderen Seite wirkt sich eine positive, offene und doch realistische Einstellung zu den Zukunftsperspektiven – den eigenen wie den allgemeinen – wie eine Vorleistung aus.

10.3.5 Yin-Yang-Polarität im Prinzip R

Auch bei den Integrationsprozessen des Funktionsprinzips R ist eine polare Differenzierung ersichtlich. Bemerkenswerterweise steht das Yang am Anfang, und das Yin markiert das zu erreichende Ziel: Aufspaltung bzw. Analyse sind als die yanghafte Phase aufzufassen, Synthese und nachfolgende Speicherung als die yin-hafte. Dabei erscheint der Übergang zwischen beiden Phasen gleitend und graduell. Im Laufe des Gesamtprozesses nimmt die yang-hafte Aufschließung immer mehr ab, der yin-hafte Aufbau immer mehr zu. Auf der Yin/Yang-Skala lassen sich sämtliche Grade von Mehr oder Weniger von beidem vorstellen. Yin- und Yang-Phase der Verarbeitung sind relativ und aufeinander angewiesen.

Ob mehr oder weniger, ob Plus oder Minus, ist hier gleichwertig. Wichtig ist nur, dass der Prozess nicht im Yang hängenbleibt, sondern fertig durchgearbeitet und schließlich zum yin-gemäßen Abschluss geführt wird.

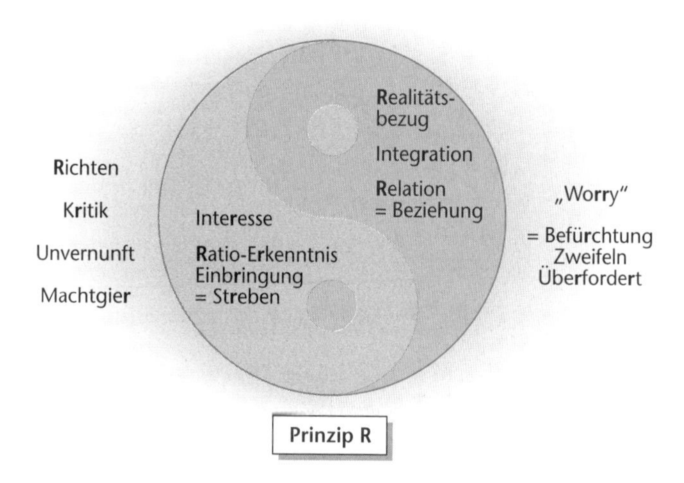

Abb. 60 *Yin- und Yang-Entsprechungen im Prinzip R einschließlich der psychischen Fehlhaltungen*

Yin in Harmonie	Yang in Harmonie
Realitätsbezug Konkretisation Versorgung Ver-teilung Speichern, Sammeln Aufbau Assimilation Synthese sich integrieren unten ICH – DU	Ratio, Erkennen Abstraktion Richten/Werten In-Beziehung-setzen In-die-Zukunft-planen Abbau Dissimilation Analyse, Ur-teil andere(s) integrieren oben ANDERE – ICH – ANDERES
disharmonisch von schwach bis stark	**disharmonisch von stark bis schwach**
Machtlosigkeit, planlos opfer-bereit Zweifel an Sinngebung Befürchtung, Besorgnis Über-Vorsicht Vermutungen Gier, Geiz Kummer, bekümmert Selbstüberforderung Verzicht, Askese sinnlose Opfer	Kalte Überlegenheit Macht-Ausübung, herrschen List, Intrige andere verplanen andere verurteilen, richten Unzufriedenheit Überbesorgnis um andere Selbstüberforderung Gedankenkonstruktionen Fanatismus, Utopie Irrtum

Wie am analogen Befruchtungsstadium des Pflanzenlebens ablesbar, zeichnet sich das Yang insbesondere durch Offenheit – eben die Bereitschaft zur Begegnung und Verschmelzung – aus. Empfangen, Austragen und Konkretisieren ist die Leistung des Yin.

10.3.6 Ressourcen

Das Prinzip R dient der geordneten Verarbeitung und Speicherung von allem, was der Mensch zu sich – auf sich nimmt.

Bei solchen Verarbeitungsprozessen muss auf allen Ebenen gut gewählt, wohl erwogen und bedacht werden. Zwischen Über- und Unterforderung muss die Verhältnismäßigkeit gewahrt, die maßvolle Dosis gehalten werden: einerseits Interesse – Neugier – Gier, andererseits „Nichts-auf-sich-nehmen-Wollen" – keine Pflicht, keinerlei Verantwortung. Maßhalten, Sich-mäßigen-Können im Umgang mit allem, was bewältigt sein will, wird zur besonderen Notwendigkeit in einer Überflussgesellschaft: sei es beim verlockenden Nahrungsangebot, sei es bei der Informationsschwemme (Fernsehen, Internet), sei es beim Übereifer im sozialen Engagement (Helfer-Syndrom). Auch im Gesellschaftlichen und in der Partnerschaft geht es um die Ausgewogenheit zwischen Nähe und Distanz, zwischen Offenheit und „bei sich bleiben Wollen", im Extremfall zwischen Sich-Anbiedern und Kontaktscheu.

Der gesamte Prozess – vom Aufnehmen („Einfüllen") bis zum Einlagern („Auffüllen") – bedarf also der Ordnung, des Sortierens und der kritischen Wertung zwischen Wichtigem und Unwichtigem, Zuträglichem und Abträglichem. So ist jeder einzelne prozessuale Schritt (Yang) durchdrungen von einem ordnenden Walten (Yin). Letztlich sind Vernunft und Disziplin die Regler für einen zufriedenstellenden Stufenvollzug bis hin zur Integration.

Prozesse müssen zu Ende geführt werden, zur Befriedigung. So wollen Pläne vollzogen, konkretisiert werden; allerdings müssen sie realistisch, realisierbar sein. Fehlvorstellungen, Utopien laufen meist ins Leere, überkritische Einschätzungen wiederum hindern am Tätigwerden. Nüchtern-kritischer Umgang ist eine wichtige Fähigkeit der Ratio, kann sich jedoch zur Nörgelsucht, zum Zynismus steigern und wird dann destruktiv.

Vor allem junge Menschen sind heute in besonderem Maße überfordert, nicht nur durch den Leistungsdruck in Schule und Beruf, sondern auch durch das Überangebot einer Konsumgesellschaft: Nichts hat bleibenden Wert, alles darf bald wieder entsorgt werden, weil es überholt ist. Ständig Neuem gegenübergestellt zu sein, nichts Bestehendes für sich erringen zu können, führt zu einer Frustration, die über den Körper kompensiert wird. So ist die zunehmende Adipositas unter Jugendlichen heute ein medizinisches Problem, das keineswegs nur mit einem

Zuviel an Nahrung zusammenhängt: Nichts kann mehr ordentlich „verdaut", an rechter Stelle integriert werden. Auch die Ergebnisse der Pisa-Studie legen hiervon Zeugnis ab.

Für Kinder besteht oftmals eine Vielfachbelastung: nicht nur schulisch, sondern auch in der Freizeit (TV, Computer), durch falsche Ernährung (zu viel Süßigkeiten, allergisierende Nahrungsmittel) und – besonders folgenreich – durch soziale Vereinsamung bei Partnertrennung der Eltern. Während bei früheren Generationen die Sinnsuche und -findung im Nacheifern erwachsener Vorbilder bestand, gaukeln die heutigen Teenager-Idole den Rausch von Flimmerwelten vor.

Aufgaben und die Übernahme von Pflichten – Verpflichtungen – sind eine dem Menschen gemäße Herausforderung. Überforderungen, die sich zum Disstress steigern, sind allerdings oft „hausgemacht": zu hohe Ansprüche an sich selbst, Perfektionismus, Arbeitssucht („Work-oholismus"). Die Last, die zu ertragen ist, muss erträglich bleiben. Wird sie zur Bürde, wenn der Mensch überfordert ist, so schwinden Freude und Antriebskraft, mit der Folge von Melancholie und Trübsinn. Letztlich geht es um die Sinngebung dessen, was der Mensch tut. Solange er seinem Handeln einen Sinn abgewinnen kann, vermag er Überdurchschnittliches zu vollbringen und seine Tragfähigkeit gegenüber Herausforderungen, Überforderungen und Leistungsdruck ist immens. Sinnfindung ist in der Tat die große Ressource dieses Funktionsprinzips.

Zum Prinzip R gehört auch die Toleranz: das Ertragen von Belastungen, die vom Individuum zwar nicht optimal integriert, aber doch neutralisiert werden können: alimentäre, informative und nicht zuletzt soziale Herausforderungen. Toleranz ist nicht gleichlautend mit Gleichgültigkeit. Im Sozialen kann sie eine ethische Leistung sein, wenn es gelingt, einen Mitmenschen trotz seines Andersseins und seiner fordernden Ansprüche durchzutragen. Abstumpfen, Gewöhnung, Desinteresse sind eher Ausdruck einer schwachen Integrationsfähigkeit.

Im Prinzip R geht es wesentlich um die Zufriedenheit, die nicht erst aus der Fülle – dem Übermaß, dem Reichtum – erwächst, sondern weit mehr aus der Genüge.

10.3.7 Präventiv-therapeutische Erwägungen

Die Vielschichtigkeit, die sich in diesem Prinzip auf drei Ebenen erstreckt, bedarf unterschiedlicher therapeutischer Maßnahmen und Ratschläge für die Lebensführung.

Im Somatischen steht die Verdauung im Vordergrund. Fehlernährung wie auch Maßlosigkeit sind zu überdenken und durch Information und Kooperation, vor allem aber durch Disziplin anzugehen. Fastenzeiten bewirken hier oft eine erstaunliche Umstimmung und Entlastung der überforderten Verdauungsfunktion, nicht zuletzt auch eine Entschlackung des Bindegewebes. Gründliches Kauen und Einspeicheln sind ebenso wichtig wie Freude und Unbesorgtheit beim Essen.

Auf der mentalen Ebene gilt es ebenfalls, einer Überfütterung Einhalt zu gebieten, sich gegenüber allen verlockenden Angeboten der Medien und Kommunikationsmitteln diszipliniert zu verhalten. Wichtig ist, negative Gedanken von sich fernzuhalten. Das in den letzten Jahrzehnten propagierte „positive Denken", so auch die Methode der neurolinguistischen Programmierung (NLP) hingegen können eine konstruktive Lebenshilfe sein, zumal sie den Menschen zu einem bewussteren Umgang mit seinen Denkgewohnheiten erziehen.

Auf der sozialen Ebene gestalten sich die therapeutischen Möglichkeiten noch komplexer. Hier kommt allerdings zugute, dass das Ansprechen, Aussprechen und Besprechen von Problemen Perspektiven eröffnen kann, soweit die Betroffenen einsichtig und kooperationsbereit sind. In Partnerschaftskrisen liegt die Problematik oft im Aufeinanderprallen der gegenteiligen psychischen Erstfunktionen, meist der emotionalen mit der rationalen. Dies führt nicht nur zu Missverständnissen, sondern oft geradezu zur Verachtung des „gegnerischen" Verhaltens. Dabei birgt ein gegenseitiges Respektieren und Anerkennen die Chance einer zunehmenden Integration der eigenen Viertfunktion, die ja der Partner vorlebt.

10.4 Funktionsprinzip I

10.4.1 Grenz-Bezug

In der Systematik der Sinnesphysiologie, bei den Dimensionen der Schmerzwahrnehmung und nicht zuletzt bei den Vertikalachsen der Akupunktur trat eine Differenzierung in drei Kategorien zutage. Es zeigte sich, dass eine etwaige vierte Kategorie nicht mit der gleichen Prägnanz entgegentritt und daher übersehen werden kann.

Beim Funktionsbild Lunge war bereits die Rede von einem Grenzbereich, von Erfahrungen, die eher das Innenleben betreffen. Intuition zeigte sich als eine Wahrnehmung „jenseits der Oberfläche".

E. Kübler-Ross stellte in ihren Vorträgen und Seminaren den Vierer-Kreis jeweils an den Anfang ihrer Ausführungen. Er bezieht sich auf die von Jung erkannte Viergliederung der Psyche und die analogen vier Stufen der Individuation. Dabei richtete Kübler-Ross ihr Hauptaugenmerk auf den vierten Bereich, der von den heutigen Jung-Schülern als der „spirituelle Quadrant" bezeichnet wird: die Stufe der Öffnung für Geistlich-Religiöses, für Wirklichkeiten jenseits von Ich- und Weltbezug.

In diesem Sinne führten ihre Seminare, die ja das Sterbethema zum Gegenstand hatten, mit dem vierten Quadranten zu einem grenz-bezogenen Seelenbereich hin, der sich vor dem Tod nicht fürchten muss. Das nicht-verdrängte Wissen um die menschliche Begrenztheit macht das volle und erfüllte Leben möglich – so die wesentliche Botschaft von Frau Kübler-Ross.

Der Begriff „Grenze" lässt sich nämlich auf zweierlei Weise verstehen: entweder als feste Umfriedung, Abschottung nach außen – dies legt der slawische Wortstamm „graniza" nahe –, oder aber als Demarkationslinie, als Saum, Bordüre (engl.: „border"), über die hinübergewechselt werden kann.

10.4.2 Somatische Phänomenologie: Austausch, Symbiose

Das Funktionsprinzip I bildet einen deutlichen Gegensatz zum zuletzt dargestellten Prinzip R, auch wenn die Lunge ebenfalls „hereinnimmt". Doch geht es hierbei in keiner Weise um die Anreicherung des Individuums, denn ausatmend muss wieder hergegeben werden.

Das Spezifische des Atemvorgangs liegt in dem Austausch, der Umwandlung, welcher im atmenden Organismus stattfindet. An dem ausgetauschten CO_2 würden Mensch und Tier ersticken, während die grüne Umwelt geradezu darauf wartet. Hier herrscht eine Symbiose, eine inner- und außerkörperliche Ökologie, die übergreifende Verbindungen zu völlig andersartigen Lebensformen darstellt.

Die in der TCM bekannte Funktionsübereinstimmung mit dem Dickdarm bezieht sich ebenfalls auf Symbiose, in diesem Fall aber mit einem „Innenkosmos". Die von der Mikroflora besiedelten Darmabschnitte sind in diesem Sinne eine Enklave.

Die Atmung unterwirft den Menschen einem fortwährenden, autonomen Phasenwechsel zwischen Ein- und Ausströmen. Sie lässt sich durch gezielte Übungen und Bewusstmachung zwar vertiefen – gleichsam „veredeln" –, aber niemals willentlich unterbinden. Erst im Sterben verflacht sie auf eine Weise, dass ein letzter Atemzug ausgehaucht werden kann, ohne dass neu eingesogen werden muss.

10.4.3 Psychische Analogbezüge: Eingebung, Spiritualität

Ohne Zweifel ist die vierte psychische Grundfunktion, die Intuition, dem Prinzip I zuzurechnen. Intuition schenkt ein ahnendes Wissen, sie ist ein Erspüren, fast ein Wittern. In unserem naturwissenschaftlichen Zeitalter wird sie vielfach beargwöhnt oder sogar unterschwellig gefürchtet. Denn die intuitive Wahrnehmung lässt sich oft rational nicht einordnen, vielmehr ist ihre Aussage verschlüsselt wie die eines Orakels oder eines Traums. Oft kommen Intuitionen auf höchst unwirkliche Weise zustande – die Botschaft als solche aber ist wahr. Interessanterweise waren viele der großen Physiker des letzten Jahrhunderts nicht nur überaus kluge, sondern gleichzeitig intuitive Forscher, wie zum Beispiel Einstein, Planck, Bohr etc.

In der Tat kommt es bei Intuition und Inspiration grundsätzlich auf die „Botschaft" an. In der Regel bezieht sie sich auf einen Einzelnen, auf eine einzelne Situation oder eine persönliche Fragestellung. Als hätte ein blitzartiger Einblick in Verborgenes stattgefunden, tut sich dank der Botschaft eine rettende Möglichkeit auf – wird das Nächstliegende aufgedeckt.

Intuition und Inspiration lässt sich nicht „machen": Sie widerfährt ungerufen, bricht urplötzlich herein. Was sich „üben" lässt, sind Aufmerksamkeit und Empfänglichkeit.

Der Mensch, der eine starke Erfüllung in den Qualitäten des Prinzips I sucht bzw. findet, ist zuweilen sehr einsam und wird von seinen Mitmenschen nicht verstanden. Das kann sich tragisch in der Partnerschaft auswirken, aber ebenso auch für ein Kind von großer Sensibilität, das ganz aus dem Rahmen seiner Familie und seiner Kameraden fällt. Graf Dürckheim sprach in diesem Zusammenhang von dem „kleinen Dicken", den die Geschwister hänseln und der doch seelisch in einer Ebene lebt und seine Zuflucht sucht, die die Anderen nicht erreichen können.

Das von Paracelsus beschriebene „Wundsein der Seele" bringt meist eine hochgradige Sensibilität mit sich. Nach den Beobachtungen von Kübler-Ross werden leukämie- oder krebskranke Kinder auf eine besondere Weise spirituell und durchlässig: Sie „wissen" und willigen ein, dass sie sterben müssen.

Doch sind solche Erfahrungszeiten des Abschiednehmens und Loslassens keineswegs nur am Ende des Lebens an der Reihe. Ein jeder Verlust reißt eine größere oder kleinere Wunde. Jedes Sterben eines geliebten Mitmenschen fühlt sich an, „als wär's ein Stück von mir". Midlife-crisis, Wechseljahre der Frau wie auch Klimakterium virile, bleibende körperliche Einbußen oder der Verlust von Zähnen, vor allem aber jede Art von Schicksalsschlag rütteln am Selbstverständnis des Ich und erzwingen innere Wandlung und Reifung in schmerzlichem Prozess. Die analoge Jahreszeit, in der alles fällt (amerik. „fall" = Herbst), wie auch Austrocknen und Welkwerden weisen auf die Notwendigkeit des Hergebens hin.

In der TCM wurden Traurigkeit und Hoffnungslosigkeit, die oft solche Etappen des inneren Weges begleiten, als dem Funktionsbild Lunge zugehörig erkannt: Trauer über Unwiederbringliches, Resignation in auswegsloser Situation. Bereits wenn die Lage sich zuspitzt, das Unheil sich zusammenbraut, kann das Gefühl unendlicher Verlorenheit aufkommen. Es ist, als wäre jede Möglichkeit abgeschnitten, dem Verlauf der Dinge eine positive Wende zu geben. Mancher Depression liegt nichts Anderes als ein großer Weltschmerz zugrunde, eine tiefe Enttäuschung angesichts der Verfahrenheit der Dinge auf dieser Erde.

Es ist tröstlich zu wissen, dass auch Traurigkeit dem Gesetz der Phasenhaftigkeit unterliegt. Zeit kann heilen: Auf eine Periode des bodenlosen seelischen Exspiriums kann ohne jedes Zutun des Menschen ein befreiendes Aufatmen folgen, wenn – in den Worten des Paracelsus – die „Stunde der Zeitigung" herbeigekommen ist. Daher darf man einen Depressiven, solange seine Torschlusspanik währt, nicht sich selbst überlassen, sondern muss alles daran setzen, dass er seinen „langen Atem" behält.

10.4.4 Sucht

Was den Menschen in seinen vom Prinzip I geprägten Stationen letzten Endes bewegt, ist eine Sehnsucht aus der harten Realität heraus in eine illusionäre heile Welt. An dieser letztlich unstillbaren Sehnsucht können vor allem idealistische junge Menschen zerbrechen, so dass sie in die Sucht getrieben werden. Sucht ist im Grunde eine Suche; doch die Flucht aus der Realität, die von Euphorie und Rausch geschenkt wird, bleibt temporär und ist teuer erkauft.

Es gibt ein spirituelles Genesungsprogramm für Suchtkranke, begründet von dem Amerikaner Bill, nachdem er selbst auf diese Weise Heilung erfahren hatte. Zwölf Schritte bahnen den Weg: Erstens die „Kapitulation" in dem Selbsteingeständnis, dass der Kranke gegen seine Sucht machtlos ist; zweitens die Erfahrung, dass eine Macht existiert, größer als er; und drittens die Anerkenntnis, dass diese Macht – „Gott, so wie jeder Einzelne ihn versteht" – wiederum stärker ist als die Sucht. Nach weiteren Schritten der inneren Inventur und der Wiedergutmachung gipfelt das Programm in dem 12. Schritt, in welchem der – nun genesene – Kranke gelobt, unermüdlich und uneigennützig seinen Weg der Heilung den anderen zu verkündigen, die noch auf dem Wege sind. In regelmäßigen „meetings“ und bei voller Anonymität – man kennt sich nur bei Vornamen – vermögen sich Alkoholiker – „feuchte“ wie „trockene“ – immense gegenseitige Hilfe zu geben.

Innere Erfahrung, Läuterung und Bereitung erwachsen am ehesten in solchen Kapitulationen, in denen der Mensch an die äußerste Grenze seiner seelischen Tragfähigkeit geführt wird. Hier gibt es nur die Möglichkeit, wie durch Gnade gerettet zu werden – oder zugrunde zu gehen. Am quälendsten sind die von Mystikern aller Religionen beschriebenen Zeiten der „Dürre“ und der Wanderung durch die „Wüste“: jene „Nacht der Seele“, in der Gott unerreichbar scheint.

10.4.5 Bezug zum Ganzen

Die Beschreibung des Funktionsprinzips I bliebe unvollständig ohne den Hinweis auf die vierte Bewusstseinsdimension, wie Gebser sie skizziert hat.

Nach Gebser hebt sich das integrale Bewusstsein dadurch heraus, dass es sämtliche vorherigen Stufen als Fundament verinnerlicht hat. Es löst sie also nicht ab, sondern integriert sie auf „gänzlichende“ Weise. Die derzeit so hochgespielte Bedeutung der Ratio wird damit relativiert. So wie sich die Verstandesebene gegenüber der emotionalen in vieler Hinsicht als überlegen erweist, hat auch das integrale Bewusstsein einen dimensionalen Vorsprung vor dem rationalen, denn ihm sind viele Dinge wie selbstverständlich „diaphan“, die das kognitive Denken nicht durchschaut. Dennoch bleibt die rationale Kontrolle mit ihrem Realbezug unverzichtbar.

„Gänzlichendes Gewahren“ vermag wie „auf einen Blick“ Zusammengehörendes zu überschauen. Viele Fähigkeiten der rechten Hirnhemisphäre sind in dieser Weise ganzheitlich, wie zum Beispiel das Analogie-„Denken“ mit seinem Blick für Übereinstimmungen. Manches lässt sich erst dann in seinem Wesen vollständig ermessen, wenn auch das Nicht-Augenscheinliche gewürdigt wird. So gehört zur Phänomenologie des Storches nicht nur seine Gestalt, sondern auch seine Flugbahn nach Afrika.

Für das integrale Bewusstsein ist ein Zusammenleben von verschiedenen, aber untereinander vernetzten Teilhabern selbstverständlich. Im heutigen Zeitgeist wird Ökologie oft aus einem Zweckdenken verstanden. Der vierte Bereich aber unterliegt im Gegensatz zum Prinzip R keinem Zweck, sondern dem Ziel. Ökologie, wie sie hier lebendig wird, besteht in Einfügung, Hintanstellung des Ego und seiner Ansprüche, Sich-Einlassen aus Freiwilligkeit. Bei den nordamerikanischen Indianern, die ja in völligem ökologischem Einklang mit der Natur lebten, hieß es: Ein wohlerzogener Indianer hinterlässt keine Spuren – aus Respekt vor den anderen Lebewesen.

Fisch- und Vogelschwärme sind Gesamtorganismen: Sie bewegen sich miteinander wie „ein Leib“, vollziehen unvermittelt Kehrtwendungen in geschlossener Formation. Wie intuitiv hat jedes Tier ein Gespür für die Nähe der Mitgeschwister.

Eine besondere Ökologie verbindet auch die Mitglieder von Familien – lebende ebenso wie verstorbene. Durch die systemische Familientherapie ist die – wenn auch weitgehend unbewusste – wechselseitige seelische Abhängigkeit aller Zugehörigen anschaulich geworden. Solche Systeme sind Netze der Gemeinsamkeit, gleich einem alle Beteiligten erfassenden Kraftfeld.

Die Forscher der modernen subatomaren Physik beschäftigen sich schon länger mit dem Universum als einem gesamtübergreifenden Organismus. Geoffrey Chew prägte den Satz: „Alle Teile eines Systems bedingen sich gegenseitig ... alle stimmen untereinander und mit sich selbst überein.“ Das Ineinander-Verwobensein der Teile wird dem Verschlungensein von Schnürsenkeln eines Stiefels (boot straps) verglichen, ein Bild, das auch die Beschaffenheit einer etwaigen vierten Raumdimension zu beschreiben versucht. Joseph Needham formulierte: „Teile von Ganzheiten müssen gehorchen, eben weil sie Teile des Ganzen sind, und weil sie ... ohne das geringste Zutun oder Abstreichen genau an ihre Stelle passen.“

Demgemäß ist im Funktionsprinzip I der oder das „Andere“ nicht mehr fremd, kein zu integrierendes Gegenüber mehr. Alle sind Mitteilhaber des Ganzen, in jedem Anderen lässt sich ein Teil des Eigenen entdecken. Übereinstimmung löst unter den Phänomenen Resonanz aus, ähnlich den in der Physik geläufigen Feldphänomenen, und Resonanz wiederum potenziert die vorhandenen Kräfte. Hier scheinen Stimmigkeitskriterien auf, die – so der Physiker P. Dürr – in der Forschung gleichwertig zu berücksichtigen sind wie die faktischen Wirklichkeits- bzw. Wahrheitskriterien.

Stimmigkeit, Übereinstimmung entwickelt sich nicht, sondern ist a priori immanent und bezeichnet die Zielvorgabe, nach der jedes einzelne der Teile seinen Entwicklungsgang nimmt. Aus integraler Sicht erscheint auch die Evolution von Anfang an durch ein innewohnendes „Programm“ bestimmt und geprägt. Zwar lassen sich die in den Jahrmillionen vollzogenen Stufen der Entwicklung als jeweils ursächlich für die nachfolgenden Stufen werten. Ebenso aber kann man sie als Zeugnis der bisherigen Vollzüge des finalistischen Programms ansehen.

Der Mensch selbst lässt sich als finalistisch, das heißt vom Ziel her gewollt, deuten: Seine Gestalt, seine Verhaltensweisen entsprechen einem ihm innewohnenden Entwicklungspotenzial, das über die anfängliche Prähominiden-Abstammung weit hinausweist.

10.4.6 Zeitbezug

Wie gesagt, geht es im Prinzip I nicht um Plan- und Machbares, sondern um Widerfahrendes: Ereignisse „warten" dem Menschen „entgegen" im wörtlichen Sinne von „Gegenwart". In diesem Rahmen ereignen sich Dinge oftmals gleichzeitig, sofern sie das Gemeinsame treffen oder eine übereinstimmende Botschaft enthalten. Jung hat sich in seinen letzten Lebensjahren sehr intensiv mit diesem Phänomen der Synchronizität und ihrem Bedeutungscharakter beschäftigt.

Von besonderer Bedeutung ist die Kairos-Qualität der Zeit in diesem Funktionsprinzip. Die Dinge treten ein im Zeitpunkt ihrer Fälligkeit. Für viele Heilungen – nicht nur im Seelischen – gilt die alte Erfahrung, dass sie sich erst dann vollziehen, wenn die Zeit reif ist – besser gesagt: wenn der Mensch selbst reif ist in seiner Wandlung, die entweder der Heilung vorausgeht oder unmittelbar darauf folgt. Um mit Paracelsus zu sprechen: Hier „zeigt die Kur an, welcher Art die Krankheit gewesen sei": Sie ist von der Art des Ens spirituale. Sie lässt sich daher nicht kausal aus der Vergangenheit analysieren, sondern hat mit dem Menschen selbst, seinem Weg und seinem Ziel zu tun. Von solchen Erkrankungen sagt der bekannte Psychosomatiker Victor von Weizsäcker: Sie „sind nicht ein Defekt, den es zu reparieren gilt", sondern „der Mensch selbst – besser: seine Gelegenheit, er selbst zu werden."

Bei diesen vorgezeichneten inneren Prozessen ist der Therapeut in erster Linie Begleiter, und hier kommt auch die sich heute immer mehr durchsetzende „lösungsorientierte Therapie" der Not des Patienten am besten entgegen.

Der Zeitbezug des Prinzips I ist daher die Möglichkeitsform: weder Präsens noch Futur, sondern das, was offen und als Nächstliegendes möglich ist – was gleichsam gerade am Horizont heraufzieht.

Susan Bach, eine englische Psychotherapeutin, hat einen Weg gefunden, die sich auf das unmittelbar Bevorstehende beziehenden Ahnungen ihrer Patienten anschaulich zu machen: Sie ließ spontane Bilder zeichnen und teilte nachträglich das Blatt in vier gedachte Quadranten. Es ergab sich immer links unten ein Feld mit vergangenheitsbezogenen Inhalten, links oben ein „Zukunftsfeld", rechts oben die „Gegenwart" und rechts unten die „Möglichkeitsform" mit dem Entgegen-Wartenden: vielleicht ein Baum als Symbol erstarkender Vitalität, vielleicht auch ein zittrig gemaltes Rechteck – einen Sarg – als Ankündigung des nahen Todes.

10.4.7 Yin-Yang-Polarität im Prinzip I

Eine Zuordnung von Yin- und Yang-Wertigkeit erweist sich in diesem Funktionsprinzip als besonders schwierig. Innen und Außen verwischen sich, ja kehren sich um, je nachdem ob das Lebewesen für sich oder ob es als Teil des ökologischen

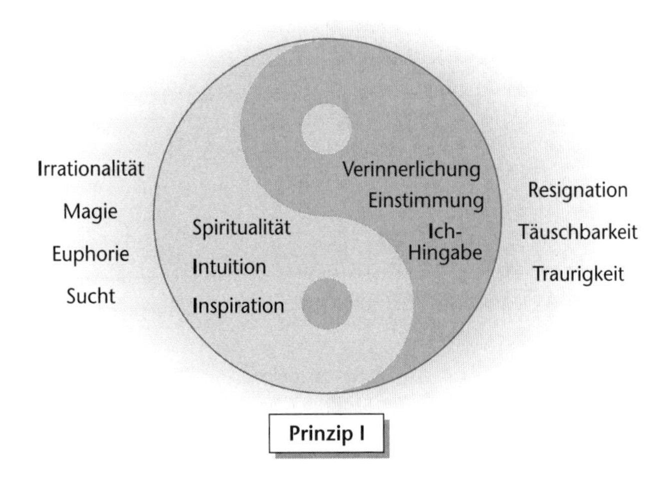

Abb. 61 *Yin- und Yang-Entsprechungen im Prinzip I einschließlich der psychischen Fehlhaltungen*

Yin in Harmonie	Yang in Harmonie
Reifen Loslassen Ich-Hingabe Verinnerlichung Sich-Ausliefern Hoffen innen ICH-Aufgabe	Intuition Empfänglichkeit Eingebung Bewusstseinsweite Sich-Stellen Entgegen-Warten außen WIR-Erfahrung
disharmonisch von schwach bis stark	**disharmonisch von stark bis schwach**
Verführbarkeit Täuschbarkeit Beeinflussbarkeit Faszination Oberflächlichkeit Bindungslosigkeit Freiheitsdrang Fluchttendenz Ausflüchte Wechselndes Rollenspiel Selbstüberschätzung Euphorie Manisches Verhalten	„Magie" suggestive Beeinflussung anderer Betrug Täuschung Schmarotzertum Gauklertum Unaufrichtigkeit Selbstbetrug Realitätsverlust Angst vor Durchschaut-Werden Hoffnungslosigkeit Resignation Torschlusspanik

Ganzen betrachtet wird. Aus welchem Blickwinkel man das phasenhafte Geschehen auch deuten mag – letztlich gilt hier ein Sowohl/Als-auch. Das Prinzip I erweist sich als das Feld der Ambivalenz und vielfacher Paradoxa.

10.4.8 Ressourcen

Hoffnung und Zuversicht sind die besonderen Kräfte, die dem Menschen im Prinzip I zuwachsen können. Doch wird auch die Übung der Gelassenheit verlangt: zu lernen, dass man im Leben nicht alles selbst durchsetzen und verwirklichen kann. Vor allem entspricht es dem Wesen des Prinzips I, dass hier die Tiefenerfahrungen nicht machbar, sondern Widerfahrnisse sind. Hier sind nicht Ratio und Leistung gefragt, sondern die Fähigkeiten der rechten Hirnhemisphäre mit ihrem ganzheitlichen Erfassen. Das aber verlangt ein Sich-Einlassen auf Möglichkeiten und Erfahrungen jenseits des Rationalen: Gewahrwerden der eigenen Schöpferkraft, Musizieren, Malen, Bildhauern, Dichten – Einfällen aller Art nachgehen, die Intuition kommen lassen. Also nicht alles mit dem Verstand ergründen müssen, sondern offen sein für inspirative Einblendungen, für die „Zufälle" des Lebens – so auch für Unerklärliches und Mysterien.

Passende Aktivitäten liegen jedoch nicht allein im Künstlerisch-Musischen, sondern auch in den Möglichkeiten, Spirituelles zu praktizieren, z. B. im bewussten Atmen, im Yoga, in der Meditation, im Gebet etc. Allerdings besteht, wie bei allen Prinzipien, auch hier die Gefahr einer yang-haften Übersteigerung: auf dem heutigen, weit gestreuten esoterischen Markt Täuschungen zu verfallen, sich in einem Seichtwasser zu verlieren. Faszination, Begeisterungsfähigkeit, ja auch die Sehnsucht wirken zuweilen wie ein Sog, der den Menschen in das Okkulte zieht. Deshalb ist ein nüchternes Abwägen wichtig: „Prüfet die Geister!" Die Besonnenheit und Logik der rationalen Gehirnhälfte bleibt auch in den „Gefilden" des Prinzips I unentbehrlich.

Spiritualität und Religiosität, die lange Zeit tunlichst aus Medizin- und Therapiemodellen ausgeklammert wurden, sind inzwischen Gegenstand wissenschaftlicher Studien. Nach R. Grossarth-Maticek ist eine „gefühlsmäßige spontane Gottesbeziehung" ein wesentliches Moment für gute Lebensqualität im Alter. Sie ist von weit höherem Stellenwert (12 %) als etwa gesunde Ernährung (1,4 %) oder regelmäßige Bewegung (0,7 %).

10.4.9 Präventiv-therapeutische Erwägungen

Entsprechend der Aussage des Paracelsus über das analoge Ens spirituale vermögen beim Prinzip I Psychotherapie und Seelsorge weit mehr zu bewirken als eine am Somatischen ansetzende Behandlung. Geistig aufgeschlossene Patienten können darauf hingewiesen werden, dass ein Teil des in ihnen selbst schlummernden seelischen Potenzials ungenutzt ist und erschlossen werden will. Das bedeutet die Hinwendung zu den eigenen spirituellen Quellen.

In diesem Prinzip mit seinem Grundbedürfnis nach Verinnerlichung sind Meditation, Exerzitien – wie überhaupt regelmäßig eingehaltene Zeiten der Stille – eine Wohltat für das Seelische.

Auch Atem- und Stimmtherapie wirkt bei den Schwächen des Funktionsprinzips I besonders hilfreich. Dasselbe gilt für jede Therapie, in der sich der Mensch kreativ entfalten kann, zum Beispiel durch Malen, Modellieren, Musizieren oder Schauspiel.

Im Somatischen kann eine Neigung zu Infekten der oberen und unteren Luftwege ein Hinweis auf eine Schwäche der zugehörigen Funktionen sein. Der somatische Reinigungsvorgang vollzieht sich im Allgemeinen durch schleimige Katarrhe und Transpiration – letztlich eine Austrocknung und Klärung anstrebend. Nicht vollzogene Trauer, ungeweinte Tränen können sich im Schleimhautkatarrh somatisieren.

Ausleitungsverfahren, die auf der Innen-Außen-Wechselbeziehung beruhen, haben sich bei funktionellen Störungen des Prinzips I als wirkungsvoll erwiesen.

Die aus der Akupunkturerfahrung bekannte Zugehörigkeit des Kolons zum Funktionskreis Lunge erklärt ferner die Bedeutung der Ernährung für das Funktionsprinzip I. Es geht hierbei in erster Linie um die Darmflora, das heißt um die Vermeidung von Faktoren, die zu Dysbiose führen. So kann eine Fastenkur oder eine konsequent durchgeführte Ernährungsumstellung vom Somatischen her die Gesamtwechselwirkungen stabilisieren.

Das Genesungsprogramm der Anonymen Alkoholiker ist inzwischen auch auf andere Suchtformen übertragen worden wie Ess-Sucht, Spielsucht etc., sodass es hierfür heute verbreitet Selbsthilfegruppen gibt. Auch für Angehörige als Co-Abhängige gibt es eigene Gruppen, die ihnen in ihrer spezifischen Lebenssituation Hilfe geben können. Mit den 12 Schritten ist ein Weg aufgezeigt, der sich in psychosomatischen Kliniken auch auf anderweitige, nicht suchtbedingte Störungen anwenden lässt.

Im Umfeld eines Schwerstkranken spielt es keine unerhebliche Rolle, ob und wie seine Umgebung mit ihm „mitgeht“: ob sie sich sein Gesundwerden noch vorstellen kann oder aber ihn längst „abgeschrieben“ hat. Damit ist nicht die Lebensverlängerung um jeden Preis mit Hilfe kalter Apparatemedizin gemeint. Es kommt darauf an, ob die Nahestehenden noch glauben und für den Kranken hoffen können. Die Kraft des Gebets sollte wieder ernst genommen werden.

Sterbende wissen um ihre nahende Todesstunde. Angesichts des Countdowns eilt es, noch Angelegenheiten zu regeln, eine Beziehung zu bereinigen oder eine Lebensbeichte abzulegen. Hier ist der Sterbende oft schmerzlich alleingelassen, wenn die Angehörigen in ihrer Angst vor der Konfrontation mit dem Tode das

Thema meiden und sich oberflächlich-optimistisch geben. Kübler-Ross hat beobachtet, dass der Kranke reihum durch Fangfragen feststellt, ob sich ein Gesprächsbereiter finden ließe. Spricht er verschlüsselt sein Sterben an – zum Beispiel: „Weihnachten werdet ihr ohne mich feiern müssen" –, muss der Angesprochene seine Scheu überwinden und sich und dem Sterbenden das befreiende Gespräch gewähren.

Bei Patienten mit hochgradiger Sensibilität sollte der Therapeut sich darauf einstellen, dass diese mit überstarken Reaktionen antworten können und auch manche der üblichen Therapien nicht verkraften. Der Übersensitive läuft immer wieder Gefahr, als Hypochonder eingestuft zu werden oder wegen seiner Erlebnisse – Gesichte, Visionen, Auditionen – als Psychotiker zu gelten. Elektrosensibilität ist in der heutigen flächendeckenden Belastung mit physikalischen Feldern – Radar, Funk- und Handywellen – eine zunehmende Befindlichkeitsstörung, die Krankheitscharakter annehmen kann.

10.5 Funktionsprinzip C

Die aus der Zusammenschau der verschiedenen Modelle zu gewinnenden Aspekte für das Prinzip Herz bieten ein wesentlich einheitlicheres Bild als bei den in vielseitigen Facetten aufscheinenden „paganischen" Prinzipien. Dies dürfte darauf beruhen, dass pathologische Verhaltensweisen beim Prinzip C zurücktreten.

Wie erwähnt, stellt das in diesem Prinzip präsente Fünfte das Besondere dar, und dennoch werden dem Menschen die hier geltenden Valenzen im Allgemeinen weniger bewusst als die der anderen Prinzipien. Dabei ist das Herz im allgemeinen Sprachgebrauch und Verständnis, in Literatur und Poesie Inbegriff von Beseeltheit: etwas „kommt von Herzen", „beherzt sein", „Herzensgüte", „Herzlichkeit", „ein übervolles Herz haben" etc.

Es mag auffällig erscheinen, dass vom Prinzip C keine Polarisierungen ausgemalt werden. Pathologische Verhaltensweisen sind hier nur schwer aufzuzeigen. In der TCM wird dem Funktionsbild Herz als „Entgleisung" die Hektik, die Erethik und das Sich-Vergeuden angelastet. Es fragt sich jedoch, inwieweit das Herz unter den Nöten der paganischen Prinzipien „mitleidet", so als ob es selbst die Symptome übernähme. Von Herzinfarkten ist bekannt, dass sie nicht selten nach starken Aufregungen, einem großen Ärger auftreten, das heißt nach einem eher der Leber zuzuschreibenden disharmonischen Verhalten. Ebenso kann dies aber auch Folge einer großen Enttäuschung sein; dies würde wiederum eher aus dem Funktionskreis Lunge herrühren.

Paracelsus definiert die Besonderheit des Ens Dei am anschaulichsten: Es kommt aus einer anderen Dimension, es ist Zentrum des Immanenten im Menschen. Ebenso besagt die Quinta essentia im hippokratischen Menschenbild, dass hier der tiefere Wesensgehalt der vier Elemente eine Überhöhung erfährt. Gleichermaßen ist die von Jung definierte Conjunctio als Krönung der vier psychischen Grundfunktionen zu verstehen. Es kommt nicht eine neue, fünfte Funktion hinzu, sondern Conjunctio ist die harmonische Synthese, wenn das Ganze, in dem alles zusammengeflossen ist, mehr ist als die Summe seiner Teile. In der Conjunctio ist die Seele aller ihrer Fähigkeiten mächtig geworden und stimmt mit sich selbst überein. Im gleichen Sinne deutet auch Gebser im Hinblick auf eine fünfte Bewusstseinsdimension an, dass in ihr die Vollendung liege.

In der TCM begegnet uns das Herz unter dem Symbol des Feuers: Feuer, das Stoff, Materie braucht, um brennen zu können; Feuer auch als das lodernd Strahlende. Ferner steht der „Kaiser" als Symbol für dieses Element, als der über Allem thronende Herrschende. Sein Rang steht weit höher als der des „Generals" im Leber-Holz-Element.

Somatisch gehören zum Herzen die Blutgefäße, das alle Gewebe verbindende Kapillarnetz mit der Funktion der Durchpulsung und Belebung des Ganzen: Das Herz als Zentrale gibt dem ganzen System den Rhythmus vor.

Letztlich bietet die TCM mit dem Fünfer-Kreis als solchem ein Symbol des Ganzen. Alle fünf Elemente sind zusammengeschlossen und können eine Einheit bilden, wenn sie in Harmonie ineinandergreifen. Im Reigen, im Wandlungskreis der Elemente nimmt das Herz keine Sonderstellung ein. In früheren Zeiten galt sogar das Milz-Erd-Element als Mitte und Zentrum. Dies entsprach der chinesischen Sicht und Mentalität: zu leben im „Reich der Mitte". Doch auch das Milz-Element wurde später dem Reigen eingefügt, um der gleichmäßigen Wandlungsdynamik Rechnung zu tragen.

Die Besonderheit des Herz-Elements tritt erst in der psychischen Entsprechung hervor, der Freude; ebenso aber auch aus dem Bezug zu „Shen", dem „Geist". Dies steht wiederum in Übereinstimmung mit der hier zugehörigen Sinnesfunktion, der „Sprache". Dank der Sprache gewinnt der Mensch eine unverwechselbare Identität. Hier ist die Sinnesfunktion keine Wahrnehmung von außen; vielmehr tritt der sprechende, redende Mensch kommunizierend, sich mitteilend in die Welt hinaus und kann selbst zur Botschaft werden.

Die Freude des Herzens ist kein Lustigsein, kein „Happy"-Sein, keine noch so frohgemute Ich-Stimmung. Es ist die innere, nach außen strahlende Harmonie als Ausdruck des Eins-Sein mit Allem.

Geistige Bedeutung des Funktionsprinzips C

Das Herz als das Alles Belebende, Durchpulsende, ist Zentrum des Körperlichen, des Seelischen und des Geistigen im Menschen gleichermaßen: Auf allen drei Ebenen kommt dem Herzen die Bedeutung einer Mitte zu. Der Mensch ist aufgerufen, aus dieser dreifach immanenten Mitte zu leben.

Paracelsus hat, wie wohl kein anderer in der Medizin, auf die Stimme des Herzens hingewiesen: „Denn wo dein Herz ist, da ist auch ein Mund, da ist auch eine Stimme." Die „Erforschung des Herzens" im Geist des Ganzen, des Inneren und zugleich Numinosen, führt zum „Erkennen im Licht der Natur". Mit diesem Erkenntnisweg war Paracelsus bestrebt, die scholastische Gelehrsamkeit, die Wichtigtuerei der Ärzte seiner Zeit – die gewiss auch Parallelen in der heutigen Medizin findet – aus dem Irrgarten herauszuführen zu einem Weg, den die Natur selbst dem Menschen weist: „... damit der Mensch ganz darin erscheine – so wie man dank seiner Natur ihn sehen, wissen und erfahren kann." Und auf diesem Weg „alsdann geh' in den inneren Menschen."

Paracelsus stellt klar, dass auch das Leben aus dem Ens Dei den Menschen nicht vor Krankheit bewahrt. Dann allerdings ist das Leid dem Menschen auferlegt aufgrund des „christlichen Stylus", der engen Gottesbeziehung, die hier gilt. Solche Krankheiten sind nicht kausal hinterfragbar. Denn – so sagt Paracelsus – „Gott will auch in Leid und Krankheit gelobt und gepriesen werden." Wenn der Therapeut nicht a priori jeden Patienten „einstuft" nach etwaigem Fehlverhalten und Selbstverschulden, wird dem Patienten weit mehr Würde zuteil: Allein es für möglich zu halten, dass der hier begegnende Kranke vom Ziel her geformt und wie ein Instrument gestimmt wird, hebt die Begegnung auf eine andere Ebene. Auch einen Paulus plagte ein „Pfahl im Fleisch", der diesem heiligmäßigen Menschen nicht genommen wurde, damit ihm Gottes Gnade genüge. Aus der eigenen Krankheit, dem inneren Wundsein, erwächst am ehesten Barmherzigkeit und Identifikation mit dem Leid der Anderen.

„Ausgewachsen ist der Mensch erst dann, wenn er wirklich sein Selbst empfindet", sagt Paracelsus. Dazu aber müsse der Mensch „ganz werden, dass er wisse von der Art des Leibes, dass er wachse … und so groß und reif werde, dass er nicht für sich selbst allein da sei, sondern auch für alle anderen." „Im Herzen wächst der Arzt!" – und „die höchste Arznei ist die Liebe." Nach Elisabeth Kübler-Ross gilt es, die „bedingungslose Liebe" zu verwirklichen – über das Herz. Doch – so fügte sie in ihren Seminaren hinzu – „muss bei aller Liebe auch hier und dort eine Grenze gezogen werden, denn das nachgiebige Herz prostituiert sich allzu leicht in seiner Liebe."

Auch im Menschenbild der Hildegard von Bingen existiert der Mensch nicht um seiner selbst willen, auch nicht zu seiner Selbstfindung und Selbstverwirklichung. Er hat seine Aufgabe an der Welt, ist doch jedes Wesen durch andere verbunden und getragen (creatura per creatum continetur). Nach Hildegard verwirklicht sich einer am anderen, so auch Mann und Weib; sie schließt hier deutlich die Sexualität ein, die also nicht nur als Zeugungsakt von Gott gemeint sei (sic ad invicem admisti sunt, ut opus alterum per alterum est – in der Vereinigung verwirklicht sich einer im anderen und wird dessen Werk). Denn der Mensch ist Leiblichkeit im Ganzen (corpus ubique est) – „das ist das Wesen des Menschen!" So lebt die Seele in jedem Teil des Leibes, und dieser wird wiederum durch die Seele belebt: Die Aufgabe der Seele ist das Beleben (vita) und Bewirken (opus) des Leibes.

Dem Bild des Herzens fügt sich auch Hildegards Botschaft ein, dass der Mensch die „Freude des Lebens" („vita laeta") erfahren soll. Für ein Leben in der Freude sei nicht der Kopf das zentrale Organ, sondern das Herz. „Das Herz ist das Tor in die Welt, und der Kern dieses Weltalls ist die Liebe. Wer sie richtig erfasst, der wird weder in der Höhe, noch in der Tiefe danebengreifen: Ist doch die Liebe inmitten." Dank dieser dem Menschen im Herzen eingegossenen Liebe „ist das Herz das Leben und der Lebenshalt (vita et fundamentum)". Hierzu gehört, so Hildegard, dass der Mensch seinen Schöpfer wie auch sein eigenes Heil liebt. „Und wie du in alledem dich liebst, wirst du auch deinen Nächsten (Proximum) lieben." Nach Hildegard wird „Liebe die Welt zur Erlösung führen".

Hildegard empfahl dem Menschen die „re-cor-datio": Ein Zurückgeben all dessen, was ihn im Alltag bewegt und seine Gedanken und Gefühle durchzieht, an das Herz. Nur in diesem Zentrum „kommt alles zur Ruhe". So solle der Mensch, wenn Wut und Ärger ihn befallen, „seine Gefühle noch einmal im Feuer des Herzens durchkochen". Für das Leben in Liebe und Harmonie gibt Hildegard durchaus praktische Ratschläge. Sie malt ganz eindrücklich die Tugenden aus, die der Mensch „be-herzigen" sollte, vor allem die Barmherzigkeit. Hildegard stellt der Misericordia die „Sclerocardia" gegenüber: die Herzenshärte als eine Seuche, die in der Menschheit damals ebenso wie heute herrscht. Das Herz aber ist das Organ des Betroffenseins, von dem aus – so Schipperges – sich eine neue, mehr Kranken- und Krankheits-orientierte Medizin, eine Phänomenologie der Betroffenheit aufbauen müsste.

Graf Dürckheim, der bekannte Psychologe, kehrte nach seinen langen Jahren in Japan mit dem Erfahrungsschatz und der Zielsetzung des Zen heim: In Allem „wesentlich werden" – was immer man tut, „in ganzer Hinwendung bewusst vollziehen" ohne sich engen zu lassen von dem, was war oder was kommen kann. Dies ist – so Dürckheim – das Leben „im Hier und Jetzt", das zur Erfahrung des „Überweltlichen" führt. Es ist nichts Jenseitiges, sondern ein inneres Wissen darum, dass der Mensch in der Welt lebt, ohne von der Welt zu sein. Solche Paradoxien kennzeichnen das Fünfte: „Haben, als hätte man nicht – Nicht-haben, als hätte man". Die Gegensätze sind aufgelöst. Im fünften Prinzip gibt es daher letztlich keine Polarisierungen: Alles ist „eins".

Solches Eins-Sein in völliger Harmonie mag dem Menschen freilich unerreichbar erscheinen. Überhaupt besteht heutzutage eine Scheu, von Vollkommenheit und Ganzheit im menschlichen Wesen zu sprechen. Stattdessen ist das Ideal einer Bewusstseinserweiterung zum Thema geworden. Bewusstseinserweiterung wird hierbei nicht selten missverstanden als Selbstverwirklichung. Doch sollte es um die Verinnerlichung gehen, um die Erfahrung der All-Verbundenheit.

Tabelle Zuordnung weiterer Aspekte zu den Funktionsprinzipien

	Funktionsprinzip **S**	Funktionsprinzip **E**	Funktionsprinzip **R**	Funktionsprinzip **I**	Leitprinzip **C**
Dimension in der Physiologie der Sinneswahrnehmung	Ortsgebundenheit → Lokalität	Zeitgeschehen → Aktualität	Intensität → Quantität	Qualität → Reinheit	
Geometrische Dimension	Punkt → Strecke Strukturierung zur Strecke	Strecke → Fläche Erschließung der Ebene	Fläche → Raum Raum-Errichtung	Raum → Transzendenz Innen-Inversion	Immanenz (finale Dimension)
Stadium der Individuation	Es → ich	ich → Ich	Ich ⇔ Du	ich im Wir	All-Es
Geometrische Polarität	Hinten – Vorn	Links – Rechts Lateral – Kontralateral	Unten- Oben	Innen – Außen	
Spezifität des Prinzips	Bereitungsprinzip	Anpassungs- und Gleichgewichtsprinzip	Wechselbeziehungsprinzip	Wandlungs- und Umkehrprinzip	
Spezifität des Vorgangs	„Energie aufladen"	Anspannen – Abspannen (balancieren)	abbauen (Analyse) – aufbauen (Integration)	annehmen – hergeben (loslassen)	
Beziehung zu	Wärme-Kälte-Polarität	Yin-Yang-Polarität	Fülle-Leere-Polarität	Innen-Außen-Polarität	
Besondere Zielsetzung	Strukturierung, Bestimmung	Entfaltung Individuation	Sinngebung Sinnerfüllung	Erfahren des Möglichen; Vermögen, Kunst	Erfüllen
zeugt von bzw. erzeugt	(Erb-) Energie	(psych.) Kraft	(gedankl.) Macht	(spirit.) Vermögen	
Zeit-Bezug	Vergangenheit	aktueller Moment	Zukunft	Konditional	Immerdar

11 Auf dem Weg zu einer Synopsis

Die in diesem Buch erarbeitete Gesamtschau von fünf lebensbestimmenden Prinzipien möge einen Beitrag leisten in der Suche nach einem tragfähigen Menschenbild. Sie erhebt keinen Anspruch auf Absolutheit oder Vollständigkeit. Auch sollen mit den dargestellten Prinzipien weder eine neue Typologie entworfen noch heute anerkannte psychologische Erkenntnisse in Frage gestellt werden.

Leider ermangelt es in unserer Zeit in Kultur, Wissenschaft und somit auch in der Medizin an einem Bild des Menschen, das über die Lehre der Evolution und des Darwinismus hinausgeht. Weder an Schulen noch an Universitäten wird eine tiefere – auch die Psyche und das Bewusstsein integrierende – Anthropologie vermittelt. Eine Lebenssicht, mit der sich das Individuum identifizieren und eine Vorstellung von der Würde des Menschseins gewinnen kann, fehlt weitgehend.

Die hier vorgenommene Synopsis baut auf einem transkulturellen und Zeitepochen übergreifenden Ansatz auf. Dabei wird vornehmlich auf traditionelle chinesische Erkenntnisse Bezug genommen. Dies bedeutet keineswegs eine Abkehr oder Geringschätzung unserer eigenen Kultur und Erfahrung, sondern eine wertvolle Ergänzung. Die asiatischen Lehren und Erkenntnisse gehen nämlich von einem völlig anderen Erfassen aus, das – wie gesagt – weit mehr der Fähigkeit und Tätigkeit der rechten Hirnhemisphäre entspricht. Doch erst in Ergänzung mit dem logisch-kausalen, linkshirnigen Duktus der westlichen Kultur und Wissenschaft gewinnt die östliche Schau die ihr nachgesagte Gabe eines ganzheitlichen Erfassens.

Es scheint, dass die uns in der TCM begegnende Art des Erfassens in Vorzeiten auch bei den meisten anderen Kulturen üblich und weltweit einheitlich war. Im Sinne der sich nunmehr abzeichnenden Entwicklung eines integralen Bewusstseins – wie von Gebser postuliert – steht eine Rückbesinnung auf die in allen Individuen angelegten, jedoch meist wenig aktivierten „rechtshirnigen" Fähigkeiten an.

Es ist bemerkenswert, dass die Begründer der Psychosomatik (V. von Weizsäcker, Th. von Uexküll u. a.) auch systemische und damit akausale Deutungen zugrunde legen. Die gegenseitige Vikariation von Soma und Psyche ist mit linearer Kausalität letztlich nicht zu erklären. Hier bietet die TCM mit ihrem primär somatischen Ansatz, der psychische Inhalte eindeutig inkludiert, eine Basis zum Verständnis der unmittelbaren Wechselwirkungen. Die sehr spezifischen Zusammenordnungen von somatischen und psychischen Teilbereichen schließen die Lücken der Psychosomatik.

Erst in dem psychosomatischen Wechselspiel – und dies im Bogen von Polarisierungen und zyklischen Wandlungen – erfährt das Bild des Menschen seine Lebendigkeit, ebenso in den vielfältigen Phänomenologien und offensichtlichen Analogien.

Im Folgenden soll noch einmal anhand der vier paganischen Prinzipien vor Augen geführt werden, wie unmittelbar Phänomenologie, Analogie, Polarität und Zyklik das Leben des Einzelnen bestimmen. Dabei mag sich ergeben, dass der Leser sich im einen oder anderen Bild selbst erkennt und dadurch für seine Lebensgestaltung Anregung und Bestätigung findet. Aber auch für den Umgang mit dem Mitmenschen – in der Familie, im Beruf – mag es hilfreich sein, die Komplexität zu durchschauen und gelten zu lassen, die nun einmal für das menschliche Individuum gilt. Allein schon Begriffe des täglichen Lebens erfahren unter dem Blickwinkel der vier Prinzipien eine unterschiedliche Gewichtung.

11.1 Ausdrucksformen der Prinzipien im täglichen Leben

Es gibt eine Vielzahl von Begriffen bzw. Idealen, die durchaus unterschiedlich gesehen und interpretiert werden können. Dies gilt zum Beispiel für den „Willen": Die Hirnforschung stellt den freien Willen des Menschen in Frage und begründet dies mit den nachweisbaren biochemischen Prozessen im Gehirn. Diese Ansicht wird zudem verstärkt durch die Erkenntnisse der Verhaltensforscher. Verständlicherweise setzen sich Theologen und Philosophen gegen solche Prämissen zur Wehr. Die Argumente der Experimental-Wissenschaftler sind zwar schwer zu widerlegen, doch hat sich in der Vergangenheit schon oft erwiesen, dass aus Teilergebnissen ihrer Wissenschaft überzogene Absolutheitsansprüche gefolgert wurden, die sich auf die Dauer nicht halten ließen.

Im Prinzip S kann der Begriff „Wille" in der Tat als „endosomatisch" erklärt werden. Auf dieser Ebene reagiert der Mensch fast instinkthaft, geprägt von leiblichen Bedürfnissen und Trieben: Sein Körper erzwingt geradezu die „Ein-willigung". Laut TCM ist der dem Niere-Funktionskreis zugeschriebene Wille als eine aus dem Körper kommende Intentionalität zu interpretieren.

Unter dem Blickwinkel des Prinzips E ist der Wille hingegen stark ich-bestimmt, von den Ego-Wünschen geleitet. Dank dieser emotionalen Willenskraft, die sich auch aufbäumen kann, baut der Mensch vor allem im Trotz- und Pubertätsalter sein Selbstwertgefühl auf.

Im Prinzip R ist der Wille des Menschen ein bewusster Wille und damit kognitiv-rational: Das Wollen gilt bewusst angestrebten Zielen. Das Gewollte erlangt der Mensch mit Fleiß, mit Ideenreichtum, mit Planen – oft auch mit Machtausübung und List. Bereits im Planen liegt ein gewisses Willenspotential zur Verwirklichung der Idee. Willensfreiheit ist ein Ideal, das der bewusst gewordene Mensch für sich in Anspruch nimmt.

Im Prinzip I steht diese Frage nicht mehr im Vordergrund. Der Mensch hat gelernt, sich gelassen und innerlich frei unter den Wandlungsprozess des Lebensbogens zu stellen: Es ist eine „Frei-willigkeit", die sich nicht mehr durch biochemische Hirnreaktionen, als angeeignetes Programm oder gar als somatisch vorgegeben erklären und einengen lässt.

Auch der Begriff „Frieden" durchläuft in der Reihe der vier Prinzipien eine dimensionale Steigerung. So mag „Frieden" in der Sicht des Prinzips S die „Friedlichkeit" des Körpers umschreiben – sei es als Ruhe, sei es als Gestillt-Sein und Befriedigung der körperlichen Bedürfnisse und Triebe.

Im Bereich E steht „Frieden" am äußersten Pol des Yin – des „soft" – und bringt Eigenschaften wie Sanftmut, Nachgiebigkeit und Selbstbeschränkung ein.

Im Bereich R steht „Frieden" für Satisfaktion, also für die Genugtuung, wenn der Mensch das Erstrebte erreicht hat und mit sich und der Welt zufrieden ist und anspruchslos. Im Sozialen gilt das „Shalom", das übrigens auch den Frieden im Sinne von „geglückten Beziehungen" meint.

Im Prinzip I schließlich lebt der Mensch aus einem inneren Frieden, der – wie es biblisch heißt – „nicht von dieser Welt" ist: Trotz Leid, Krankheit und Behinderung vermag er in sich zu ruhen und in Frieden zu leben mit sich selbst, den Mitmenschen und mit Gott.

11.2 Zum Aspekt der Phänomenologie

In allen dargestellten Prinzipien scheint Phänomenologisches auf. Ganz besonders gilt dies für das Prinzip S: Hier lassen sich Fähigkeiten, Valenzen und Ressourcen deuten, ja geradezu ablesen. Der Mensch in seiner Besonderheit stellt sich in der Kunst aller Völker als „der Aufrechte" dar: sei es in der Idealproportion des Menschen, wie von Leonardo überliefert, sei es in der Vision der Hildegard von Bingen – der Mensch greift in Welt und Kosmos und steht zugleich fest auf dem Boden. Solche Bilder, die den Menschen ins Zentrum des Universums stellen, sind letztlich Symbole für das ihm immanente Prinzip C. Schon seine Haltung drückt das Wesentliche aus, das vom Prinzip S beigetragen wird: Vom Somatischen her ist der Mensch als Aufrecht-Wesen konzipiert. Hypothesen, die in der evolutiven Entwicklung hier eine „Schwachstelle" mit dadurch bedingten Anfälligkeiten postulieren, sehen nicht das Ziel, auf das hin der Mensch angelegt ist.

Die Aufrichtung des Menschen dürfte von Anfang an die Richtung der Evolution bestimmt haben, wobei, wie heute bekannt, die genetischen Unterschiede zwischen Prähominiden und Menschen nicht einmal bedeutend sind. Der heutige Homo sapiens ist freilich noch weit entfernt von seiner wahren Natur, die im Prinzip C aufscheint. Die Gestalt des Menschen wird sich in den kommenden Jahrhunderten wohl kaum noch nennenswert ändern. So wie – nach dem Wissen der Ärzte früherer Generationen, auch von Paracelsus – die Form einer Pflanze im Sinne der Signaturenlehre ihr Wesen bzw. ihren wesensmäßigen Inhalt verkündet, dürfte auch die „Signatur", die Erscheinung der Menschengestalt einen phänomenologischen Schlüssel bieten. Die aufrechte Statur ist wie ein Programm. Die Morphologie ist in diesem Sinne eine Vorwegnahme dessen, was sich im Wesen des Menschen noch erfüllen kann.

Der Eigenwahrnehmung des Individuums aus dem Körper haben sich seit Jahren viele namhafte Mediziner gewidmet. Hierbei geht es weniger um das Äußere, Phänomenologische, als um die Innenerfahrung des Selbst. Head hat bereits 1911 über dieses wahrzunehmende Selbst geschrieben: „... Sensationen, die der Mensch von Muskeln, Sehnen und Gelenken empfängt und als Zeichen für sich selbst interpretiert", und prägte dafür den Begriff „Körperschema". Dieses Körperschema sah er an als ein „organisatorisches Prinzip, das Eindrücke der Vergangenheit und aktuelle Eindrücke der Gegenwart in eine Beziehung setzt ... woraus Modelle unseres Selbst hervorgehen."

Die Frage nach dem erfahrenden Selbst hat neuerlich eine Arbeitsgruppe unter Thure von Uexküll unter dem Begriff der „subjektiven Anatomie" aufgegriffen: Es geht um das „Körper-Selbst, als die Summe der Empfindungen von der Haut und aus dem Körper-Inneren, die sich zu einem bewussten und unbewussten Bild des eigenen Körpers organisieren" (Lichtenberg). Von Uexküll spricht vom unbewussten Dialog des Körpers mit sich selbst, „das Erleben des Körpers als kohärente Entität – wodurch ein unbestimmtes Grundgefühl der Vitalität und der Bestimmtheit in Raum und Zeit entsteht."

Vermittelt wird solche Eigenwahrnehmung vornehmlich durch die Propriozeption. Diesen Begriff prägte erstmals Ch. Sherrington, der als ein Pionier der Neurophysiologie 1932 den Nobelpreis erhielt. Er definierte die Propriozeption als ein „sich selber in Besitz Nehmen". Es geht also in der Neuophysiologie schon seit hundert Jahren auch um die Erforschung und Interpretation des Subjektiven, wenngleich dies in den letzten Jahrzehnten unter den enormen Fortschritten der Biochemie in den Hintergrund getreten ist. Erst durch Victor von Weizsäcker wurde das Subjekt wieder in das Blickfeld gerückt.

Auch die in diesem Buch dargestellten Forschungen und Dokumentationen von Volkmar Glaser beruhen auf dem Körper-Erleben, auf dem Nachspüren zum Beispiel der aufgemalten Meridianbahnen und deren innerer Dynamik. Glaser legte dabei die Phänomenologie der langen Vertikalbahnen zugrunde, die das Aufrecht-Sein des Menschen in einer Dreifach-Spiegelung offenbar werden lassen: Die

Verbindung vom Kopf zum Fuß – eben die Vertikalität – lässt den Menschen sein Selbst unterschiedlich wahrnehmen und zum Ausdruck bringen: Im Dorsalen seine somatische wie psychische Festigkeit, im Lateralen seine dynamische Lebendigkeit und Flexibilität, im Ventralen seine Offenheit angesichts der Welt samt der Fähigkeit, primär Fremdes zu integrieren bzw. sich integrieren zu lassen.

11.3 Zum Aspekt der Polarisierung

Bei allen Elementen und Prinzipien – im Einzelnen wie auch untereinander – ist Polarität bzw. Polarisierung ein bestimmender Faktor. Hier erleichtert die Yin-Yang-Differenzierung die Zuordnung zu den beiden Polen.

Die Polarisierung im Verhältnis der Prinzipien zueinander ergibt sich aus grundsätzlichen Unterschieden: So steht dem statisch-konstanten, fest in sich gefügten Prinzip S die Dynamik und Unruhe des Prinzips E polar gegenüber. Entsprechendes gilt für die Prinzipien R und I: Hier wird die polare Spannung zwischen dem rationalen Denken (R) und dem „Transrationalen" (I), bzw. zwischen aktivem Zugriff (R) und Loslassen (I) zum Kriterium.

Solche Polarisierungen bauen sich, wie man sieht, paarweise auf. Jung hat auf die geradezu feindlichen Spannungen hingewiesen, die sich im Verhältnis zweier psychischer Grundfunktionen aufschaukeln können. Besonders deutlich wird dies in der Partnerschaft bei widerstreitenden Erstfunktionen – beim Mann meist der Ratio, und der Emotion bei der Frau. Hier vertritt Jeder einen extrem andersartigen Weg zur Entscheidungs- und Erkenntnisfindung. Auch zwischen der endosomatischen und der intuitiv-spirituellen Seelenfunktion kann es zu erheblichen Spannungen und Missverständnissen kommen: Der seinen Leibesbedürfnissen lebende Mensch kann die souveräne „Abgehobenheit" des Sensitiven nicht nachempfinden, und umgekehrt stößt sich der Künstlertyp an der „Beschränktheit" des Körpertyps.

Ein besonderes Anliegen dieses Buches war es, auf die bisher wenig beachtete Yin-Yang-„Spreizung" innerhalb der einzelnen Prinzipien hinzuweisen. Aus der systemimmanenten Yin-Yang-Polarisierung der TCM lässt sich für die psychische Ebene eines jeden Prinzips eine graduelle Yin-Yang-Skala von Verhaltensweisen ableiten (Abb. 58–61). Diese oft sehr widersprüchlich erscheinenden Verhaltensweisen, die einem selben Prinzip zuzuordnen sind, treten besonders im Prinzip E hervor: Die Spreizung in „hard" und „soft" gehört trotzdem zusammen wie die zwei Seiten einer Medaille: Es scheint, dass gerade das zwischen solchen Extremen auftretende Spannungsgefälle Motor der seelischen Dynamik ist. Keiner der beiden psychischen Pole ist der Primus innerhalb des jeweiligen Prinzips; sondern situationsbedingt kann einmal auf yang-hafte, einmal auf yin-hafte Weise reagiert werden. Dies gleicht einem laufenden lebendigen Umspielen einer fiktiven Mitte, ähnlich wie bei der Homöostase im Somatisch-Funktionellen.

11.4 Zum Aspekt der Analog-Zuordnung

Schon bei der Darstellung der Funktionskreise der TCM wurden Analogien offensichtlich, zum Beispiel die gegenseitige Spiegelung somatischer und psychischer Funktionen. So erwies sich die Skelett-Feststruktur beim Nieren-Blasen-Funktionskreis als Symbol – und darüber hinaus sogar als Gewähr – für eine analoge innere, seelische Festigkeit bis hin zum Urvertrauen.

Wie sehr solche Analogien noch über die Soma-Psyche-Spiegelung hinausgehen und bis hin zur Bewusstseinsebene reichen können, wird besonders deutlich beim Prinzip R. Die diesem Prinzip zugrunde liegende Fähigkeit zum „Zugriff", zu Verarbeitung und Integration – das „In-den-Griff-Bekommen" und „Etwas-daraus-Machen" – gilt, wie dargestellt, nicht nur für die Verdauung und ebenso für den mentalen Prozess, sondern darüber hinaus auch für jede soziale Einbindung. Allen diesen durchaus unterschiedlichen Prozessen liegt ein gemeinsamer Nenner zugrunde: Das Andere, Fremde wird schrittweise angenommen, aufgenommen, verarbeitet und – soweit zuträglich – integriert. Die Leistung – die Arbeit – trägt allerdings nur dann Gewinn, wenn Ordnung, Sinn und Disziplin einbezogen wurden.

Die mehrschichtigen Analogien lassen darauf schließen, dass bei Überlastung einer der Ebenen eine Kompensation auf den anderen erfolgt bzw. bei Dauerüberforderung sämtliche Schichten in Mitleidenschaft gezogen werden. Ein überstarker mentaler Stress – zum Beispiel bei Prüfungen – führt bekanntlich oft zu Verdauungsproblemen; ein überfütterter Verdauungstrakt führt zu geistiger Trägheit („Plenus venter non studet libenter."); auch eine soziale Überforderung ist ein Stressfaktor – Disstress – für das gesamte Prinzip.

Die Summierung der vielen möglichen Stressoren – falsche bzw. überreiche Ernährung, mentale Überforderung durch Schule und Medien, soziale Probleme der Integration – führt häufig zu Krankheitsbildern – speziell zu Depressionen –, die schwer therapierbar sind.

Der heutige Zeitgeist leistet der Überforderung insbesondere des Prinzips R Vorschub. Es nützt jedoch wenig, den Zeitgeist anzuprangern, so lange nicht das Fehlende, das den Ausgleich Bewirkende, aufgedeckt und bekannt ist. Es ist eben die Yin-Komponente des Prinzips R, die die yang-haften Zeiterscheinungen und -strömungen in die Schranken weisen müsste durch Sinnhaftigkeit und Ordnung, durch Maßhalten, Geduld und Toleranz.

11.5 Zum Aspekt von Zyklik und Wandlung

Die Gesetzmäßigkeit der Zyklik wird in keinem der Prinzipien so dringlich und schicksalsbestimmend wie im Prinzip I. Hier geht es nicht mehr um weiteren Fortschritt, sondern der vorgezeichnete Lebensbogen fordert nun Reifung und Wandlung ein.

Im Prinzip I wird offensichtlich, dass der Bogen des Voranschreitens nicht nur ein „Vorwärts" sein darf, sondern dass spätestens in der vierten Stufe die Beugung und Wieder-Einfaltung ins „Einwärts" vollzogen werden muss. In der menschlichen Individuation steht hier das Überwinden einer allzu ich-betonten Eigenverwirklichung an; im Jahreszeiten-Zyklus der Elemente – im Herbst der Natur wie des Lebens – das Hergeben und Loslassen.

Am deutlichsten lässt das I-Ging-Kreisbild die am Höhepunkt des Zyklus fällige „Umpolung" von evolutiver zu involutiver Tendenz erkennen. Die zunehmende Steigerung, die die ersten Phasen einer Entwicklung betont quantitativ erscheinen lässt, wird in der zweiten Hälfte der Wegstrecke immer deutlicher qualitätsbestimmt: Das Alpha der evolutiven Phase verblasst zunehmend angesichts der vom Finalen her entgegenkommenden Zielvorgabe, die Teilhard de Chardin zutreffend als „Omega" umschrieb. Wie sehr auch die aufkommenden Bewusstseinsdimensionen, wie sie Gebser erkannte, vom Finalen her bestimmt sind, kommt vollends in der vierten, der integralen Dimension zum Ausdruck. Hier ist es an der Zeit, die Evolution nicht mehr ausschließlich linear-fortschreitend zu begreifen, sondern als zyklisch und somit ebenfalls einem „Verinnern", einer Einkehr und Umkehr unterworfen.

Das Prinzip I steht geradezu repräsentativ für die im Zyklus zu vollziehende Beugung. Die anfängliche yang-hafte Begeisterung und Faszination angesichts der erhebenden intuitiven und spirituellen Erfahrungen darf nur die Initialphase des integralen Bewusstseins bestimmen. Immer stärker soll auf der seelischen Ebene die mystische Widerfahrnis gesucht und als Sehnsucht erlitten werden. Die den Suchenden hierbei befallende Einsamkeit, die „Wüste", kennzeichnet den Pfad zur letztlich zu erfahrenden „Leere". In den asiatischen Religionen – vor allem im Buddhismus – gilt sie als höchste Stufe des Einswerdens mit dem Numinosen, doch liegt die Erfahrung in dieser Dimension jenseits sprachlicher Ausdrucksmöglichkeit. So ist es durchaus kein Widerspruch, wenn dieses mystische Erleben in der christlichen Religion als „Fülle" beschrieben wird.

Ein ähnliches Paradoxon bietet die atomare Struktur der Materie: Was sich stofflich-materiell als Realität fassen und erfassen lässt, ist in Wirklichkeit eine weitgehende Leere, angesichts der Räume zwischen den Elementarteilchen. Im Geistigen mag es umgekehrt sein: Die erfahrene „Leere" ist in Wahrheit Inbegriff intensivster Präsenz, der „Fülle".

12 Akupunktur als Beispiel von Autoregulation und Salutogenese

Die Akupunktur mit ihren Punkten und Meridian- bzw. Funktionskreis-Systemen wird vordergründig als Therapieform verstanden. Angesichts der neueren Erkenntnisse der Mikrosystem-Akupunktur stellt sich immer dringlicher die Frage, inwieweit der Organismus sich selbst der Punkte und Systeme „bedient". Denn es kann nicht biologisch vorgesehen sein, dass Menschen eines Tages mittels Druck (Akupressur) oder Nadeln auf die therapeutische Nutzung der Systeme stoßen. Vielmehr sind die in der Akupunktur maßgeblichen Punkte und Systeme als autoregulatorische Vorgaben des Organismus anzusehen.

In der Weiterführung der Meridiane und Funktionskreise hin zu den zugrunde liegenden Prinzipien wird offenbar, dass Somatisches, Psychisches und sogar Bewusstseinsmäßiges jeweils eine regulatorische Einheit bildet. Was die Psychosomatik aus therapeutischer Erfahrung lehrt, findet sich in der Akupunktur „greifbar", wenn man die beschriebenen Zusammenhänge gelten lässt.

Die Grundlage jeder körpereigenen Regulation ist demnach nicht allein in somatischen, zum Beispiel biochemischen Prozessen zu sehen. Die zugrunde liegende Einheit, die den Körper mit psychischen und bewusstseinsmäßigen Analog-Komponenten zusammenschließt, scheint den übergreifenden Impuls zu setzen. Die Vorstellung einer Körper-Seele-Geist-Einheit bleibt auf diese Weise kein hypothetisches Konstrukt, sondern wird in der Autoregulation des Organismus transparent und auf diese Weise real. Die Reaktionen auf der somatischen Ebene sind freilich am ehesten nachweisbar und für den Patienten spürbar. Auch wenn die seelischen und Bewusstseins-Komponenten eher hintergründig bleiben, spielen sie gerade bei chronischen und hartnäckigen Krankheitsbildern doch oft die Hauptrolle. Immer aber sind es Soma, Psyche und Bewusstsein gemeinsam, die sich äußern und in dem betreffenden Krankheitsbild ein sehr spezifisches Prinzip vertreten.

Die Mikrosysteme weisen auf eine weitere Fähigkeit des Organismus hin, die ebenfalls autoregulativen Zwecken dienen dürfte: In den einzelnen Mikroakupunktursystemen (MAPS) wird – auf umschriebenem Raum – jeweils ein sehr spezifisches Ordnungskriterium ablesbar. So bietet die Ohrmuschel-Kartographie einen Spiegel der segmentalen Ordnung: Die in den horizontalen Segmenten verdriftet angeordneten Zusammengehörigkeiten von Dermatomen, Myotomen,

Sklerotomen etc. stellen sich auf dem Ohr jeweils als eine Linearität von spezifischen Segmentpunkten dar; Punkte für die Haut-, Muskel-, Bandscheiben- und Knochenstruktur etc. desselben Segments finden sich geradlinig aufgereiht – als Ausdruck einer den Organismus bestimmenden strengen Ordnung.

Dieser segmentalen – „horizontalen" – Gliederung des Organismus stehen die Meridiane und Funktionskreise als eher vertikale Ordnungssysteme gegenüber. Letztere finden sich – wiederum auf umschriebenem Raum punktuell verdichtet – an anderen Mikrosystemen repräsentiert, so auf den MAPS der YNSA-Schädelakupunktur sowie der Mundakupunktur und selbst auf der Vertikalreihe der Zustimmungs-(Shu-)Punkte am Rücken. Bei diesen MAPS liegt die Ordnung in ihren Punktzentrierungen als „Schaltzentralen" für die jeweils repräsentierten Meridiane und Funktionskreise.

Bei den Mikrosystemen liegt neben der dargestellten Ordnungskomponente das Besondere in der Spiegelung des Ganzen: Die einzelnen MAPS können als Untersysteme des Gesamtsystems – des Organismus – verstanden werden. Wie in der Systemwissenschaft bekannt, sind derartige Untersysteme sowohl untereinander als mit dem Ganzen vernetzt. Das Ganze wird in den Untersystemen ebenbildlich gespiegelt und somit in seiner Ordnung deutbar. Das Ganze wiederum zeichnet sich durch seine Integrationsfähigkeit aus. So können „zum Wohle des Ganzen" – das heißt zur Herstellung einer höheren Stufe der Ordnung bzw. der Bewusstheit – emergierende Prozesse aufkommen: Emergenz als Zugewinn für das Ganze, oft unter Verzicht auf die Bedeutung der Teil- bzw. Untersysteme. Derartige Vorgänge der Selbstorganisation sind aus der Physik geläufig; die Wahrscheinlichkeit, dass sich auch der Organismus gleicher Möglichkeiten bedient, ist durchaus gegeben.

Überhaupt ist die Non-Linearität, die dem Gesetz der Entropie entgegensteht und im Chaos des Lebendigen deterministische Ordnungsvalenzen bereithält, in der Medizin bisher kaum wahrgenommen und berücksichtigt. Selbstähnlichkeit, Selbstorganisation und Fraktalerkenntnisse dürften auch für biologische Organismen gelten.

Die bei Funktionsstörungen spontan reagierenden und sich nachweisbar elektrisch verändernden Punkte der MAPS lassen sich, wie dargestellt, als informativ-biokybernetische Signalstellen interpretieren. Verstärkung und weitvernetzte Weitergabe von „Meldungen" an „zuständige", das heißt analoge Systempunkte dient offensichtlich der Aktivierung regenerativer Prozesse im Organismus. Die Annahme liegt nahe, dass hier die betroffenen Organe und ihre weit vernetzten Analog-Punkte der MAPS auf gleiche Frequenzen ansprechen und auf diese Weise kommunizieren. Letztlich geht es dem Organismus um eine weitgefächerte Sicherung seiner Funktionen; dies involviert sicherlich auch informativ-kybernetische Maßnahmen.

Aus den dargestellten Überlegungen wird deutlich, wie sehr sich durch die aus der Akupunktur ableitbare Autoregulation die These einer Salutogenese bestätigt. Antonovsky hat als Erster auf die salutogenetischen Mechanismen im Organismus hingewiesen: Der Körper erzeugt sich unablässig neu. Dieses Postulat von Antonovsky ist in den letzten Jahren in der Psychosomatik und in der Subjektiven Anatomie aufgegriffen worden. Viktor von Weizsäcker formulierte: „Gesundheit ist eben nicht ein Kapital, das man aufzehren kann, sondern sie ist überhaupt nur dort vorhanden, wo sie in jedem Augenblick des Lebens erzeugt wird. Wird sie nicht erzeugt, ist der Mensch bereits krank." Dank der autopoietischen Aktivität des Organismus gewinnt der Mensch – so Thure von Uexküll – „mehr oder weniger unbewusst oder bewusst – ein unbestimmtes Gefühl der Vitalität, der Bestimmtheit in Raum und Zeit." Der Körper wird als „kohärente physische Entität" erfahrbar, „er spricht mit sich selbst."

Somit sind Selbstspiegelung und Selbstbestätigung, speziell auf informative Weise, eine wichtige Grundlage jeder Salutogenese, jedes Heilvorganges.

Hier ist die Frage berechtigt, inwieweit auch die Punkte der verschiedenen MAPS für diese Selbstbestätigung von Bedeutung sind. Die Vertreter der Subjektiven Anatomie sehen in der Propriozeption die wichtigste Grundlage für den „Dialog des Körpers mit sich selbst". Die reaktiv agierenden MAPS-Punkte dürften – ebenfalls mehr oder weniger bewusst – zu dieser laufenden Selbst-Rückmeldung und somit zur Salutogenese beitragen.

Gleiches mag auch für die Punkte der TCM und überhaupt für die Systeme – Meridiane wie Funktionskreise – gelten. Dem Akupunkteur fällt immer wieder auf, wie sehr die Punkte auf der Haut mit einer gewissen Raumorientierung ausgestattet sind: Kommt der Therapeut mit der Nadel in die Nähe eines aktiven Punktes, so korrigiert bzw. dirigiert der Patient häufig mit Zurufen wie „Weiter oben, etwas nach links …" oder dergleichen. Hier ist entweder eine stärkere Präsenz von Propriozeptoren direkt am Punkt anzunehmen – oder aber die Akupunkturpunkte selbst haben die Fähigkeit einer „Locizeption".

Letztlich stellt sich die Frage nach dem menschlichen Bewusstsein, wie sie auch im Rahmen der heutigen Schmerzforschung – so bei Chapman und Anderen – immer eindringlicher gestellt wird. Die beschriebenen Erfahrungen lassen darauf schließen, dass die Übergänge zwischen „unbewusst" und „bewusst" fließend sind. Je intensiver sich der Körper über die primär unbewussten „Melde-Organe" (Propriozeptoren, Aku- bzw. MAPS-Punkte etc.) in Richtung Bewusstsein bewegt, desto geordneter dürften auch die salutogenetischen Prozesse ablaufen.

Bewusstsein fängt somit in peripheren Bereichen des Organismus an – zunächst „endosomatisch-unbewusst". Durch relativ kleine Anstöße an spezifischen Punkten bzw. Arealen der Körperoberfläche jedoch kann die Umbewusstheit in Richtung bewussterer Wahrnehmung stimuliert werden.

Dies könnte auch auf das mittels Nadeln auslösbare De Qi der TCM zutreffen: eine erlebbare und somit bewusste Reaktion, die sich zudem entlang vorgegebener Systeme, nämlich der Meridiane, ereignet. Ein solches „Ereignen" ist auch Anstoß zum „An-eignen", zum Erleben des Selbst. Bewusstere Erfahrung – stärkeres Erleben im und aus dem Körper – führt hin zu sinnvoller, zielbestimmter Satulogenese und Heilung. Diese betrifft immer den ganzen Menschen.

Gerhard Bachmann, Begründer der Akupunktur in Deutschland, der die Akupunktur als eine Ordnungstherapie verstand und mit dieser Vision ein Vermächtnis hinterließ, schrieb schon 1950: „Beseitige ich in kurzer Zeit eine Krankheit, ohne dass die Gesamtpersönlichkeit … verändert aus diesem Zustand hervortritt … so wurde auf dem Gebiete der Materie geheilt, der geistig-seelische Teil des Menschen jedoch wenig oder gar nicht … Die Akupunktur wird zu einem neuen Verständnis der Medizin beitragen."

Literatur

Adler, E.: Störfeld und Herd im Trigeminusbereich. GGM, Heidelberg [5]2004

Angermaier, M.: Leitfaden Ohrakupunktur. Urban & Fischer, München/Jena 2000

Anonyme Alkoholiker (Hrsg.): Anonyme Alkoholiker. Ein Bericht über die Genesung alkoholkranker Männer und Frauen, Eigenverlag Anonyme Alkoholiker deutscher Sprache, [4]1980

Antonovsky, A.: Gesundheitsforschung versus Krankheitsforschung, in: Franke & Broda (Hrsg.): Psychosomatische Gesundheit. DGVT, Tübingen 1993

Auerswald, W., König, G., König, K.: Ist Akupunktur Naturwissenschaft? (Teil A und B). Maudrich, Wien 1982

Bach, Susan R.: Spontanes Malen schwerkranker Patienten, in: Acta Psychosomatica 8/1966 (Documenta Geigy, Basel)

Bachmann, G.: Die Akupunktur, eine Ordnungstherapie (Bd. I). Haug, Heidelberg 1959

Beisch K.: Die Energieproduktion und die Funktion der drei Erwärmer, in: Akupunktur – Theorie und Praxis 4/1974

Beisch, K.: Yin und Yang, ein modernes Denkmodell in der Medizin, in: Akupunktur – Theorie und Praxis 2/1976

Bentze, G.: Die periaurikuläre Akupunktur, in: Akupunktur – Theorie und Praxis 1/1979

Bergsmann, O. und R.: Chronische Belastungen. Unspezifische Basis klinischer Syndrome. Facultas, Wien 1998

Bergsmann, O. und R.: Projektionssyndrome. Reflektorische Krankheitszeichen als Grundlage für holistische Diagnose und Therapie. Facultas, Wien 1988

Bertalanffy, L. von: Biophysik des Fließgleichgewichts. Berlin 1953

Bischko, J.: Sonderformen der Akupunktur. Broschüre 21.4.0 aus dem Handbuch der Akupunktur und Aurikulotherapie. Haug, Heidelberg 1981

Blechschmidt, E.: Beziehungen zwischen oberflächlichen und tiefen Differenzierungsvorgängen, Internat. Kongress über Akupunktur in Praxis und Forschung, Mainz, September 1981

Bossy, J., Prat-Pradal, D., Teuillemollier, J.: Die Mikrosysteme der Akupunktur. VGM, Essen 1993

Bossy, J.: Immune systems defense mechanisms and acupuncture. Fundamental and Practical Aspects. Am. Journ. Acup. 18 (1990) 219-232

Brodde, A.: Der Akabane-Test als thermisches Diagnostikum. WBV, Schorndorf 1982

Bucek, R.: Lehrbuch der Ohrakupunktur. Eine Synopsis der französischen, chinesischen und russischen Schule. Haug, Heidelberg 1994

Burtscher, E., Eppler-Tschiedel, M., Gerz, W., Suntinger, A.: AK-Meridiantherapie (AKMT), Synthese der Akupunkturlehre und Applied Kinesiology. AKSE, Wörthsee 2001

Chapman, C. R.: Pain and consciousness (Seminar-Skript), 9th World Congress on Pain, Vienna 1999

Chapman, R.: Acupuncture and pain relief: New concepts of pain generate new hypotheses. ICMART-Symposion „Akupunktur in der modernen Medizin“, Berlin 2001

Chew, G. F., Gell-Mann, M., Rosenfeld, A. H.: Strongly interacting particles, in: The Scientific American, Feb. 1964

Connelly, D. M.: Traditionelle Akupunktur: Das Gesetz der fünf Elemente. Endrich, Heidelberg 1987

Cornelius, A.: Nervenpunktlehre, Leipzig 1909; Haug, Saulgau 1951

Dale, R. A.: The micro acupuncture systems,

vols. I-III, Dialectic Publ., Surfside, Florida 1980/1985
Dammholz, M.: Der ganze Mensch. Haug, Heidelberg [2]1989
Diamond, J.: Die heilende Kraft der Emotionen. VAK, Freiburg 1987
Dicke, E, Schliack, H., Wolff, A.: Bindegewebsmassage. Hippokrates, Stuttgart 1975
Dürckheim, K. von: Der Weg, die Wahrheit, das Leben, München: O. W. Barth 1982
Engelhardt, D. von: Grundbegriffe der Medizin in historischer Perspektive, in: Jork, K. (Hrsg.): Alternativen in der Medizin. Hippokrates, Stuttgart 1993
Erikson, E. H.: Der vollständige Lebenszyklus. Suhrkamp, Frankfurt [3]1995
Essler, W.: Wissenschaftstheorie (Bde. II–IV). Alber, Freiburg/München 1971/73/79
Finken, L.: Koreanische Handakupunktur. Eine Einführung in Su Jok. Hippokrates, Stuttgart 2000
Fischer, K. D.: Vom Säfteschema der hippokratischen Medizin, in: Kemper, P. (Hrsg.): Die Geheimnisse der Gesundheit. Insel, Frankfurt 1994, S.76-94
Fliess, W.: Nasale Fernleiden. Deuticke, Leipzig 1926
Focks, C., Hillenbrand, N.: Leitfaden Chinesische Medizin. Urban & Fischer, München [4]2003
Frankl, V. E.: Der Mensch vor der Frage nach dem Sinn. Piper, München 1980
Fromm, E.: Den Menschen verstehen. dtv, München [7]2005
Fromm, E.: Haben oder Sein. Die seelischen Grundlagen einer neuen Gesellschaft. dtv, München [16]1987
Füss, R. Mandel, R.: Farbpunktur bei Wirbelsäulen- und Gelenkerkrankungen. Energetik-Verlag, Sulzbach/Taunus 1993
Garten, H.: Akupunktur und Applied Kinesiology, in: Pothmann, R.: Systematik der Schmerzakupunktur. Hippokrates, Stuttgart 1996
Gebser, J.: Ursprung und Gegenwart (3 Bde.). Novalis, Schaffhausen 1978
Glaser, V.: Das chinesische Meridiansystem als psychomotorisches Phänomen, in: Akupunktur – Theorie und Praxis 3/1988, 130ff. (Uelzen: ML)
Glaser, V.: Die Hauptmeridiane als Wirkungsfeld archaischer Intentionen, in: Erfahrungsheilkunde (1987), 712ff.
Glaser, V.: Eutonie. Haug, Heidelberg [4]1993
Gleditsch, A.: Vom Bewußtsein zum Gewißsein – Hinführung zu einem somatopsychischen Menschenbild. Opal, Augsburg 1991
Gleditsch, J. M., Behrens, N.: Very point technique – a method of precise point detection and needle insertion in pain therapy, in: Proc. 8th World Congress on Pain, Vancouver 1996
Gleditsch, J. M.: Akupunktur in der Hals-Nasen-Ohren-Heilkunde. Hippokrates, Stuttgart 2001
Gleditsch, J. M.: Akupunktur und Psychosomatik, in: Simma-Kletschka, I. (Hrsg.): Ganzheitliche Zahnheilkunde, Facultas Schriftenreihe Bd. 23. Facultas, Wien 2002, S. 254–259
Gleditsch, J. M.: Akupunktur und Psychosomatik, in: Stacher, A., Marktl, W. (Hrsg,): Ganzheitsmedizin in der Zukunft. Facultas, Wien 2001
Gleditsch, J. M.: Akupunktur, in: Jork, K. (Hrsg.): Alternativen in der Medizin, Hippokrates, Stuttgart 1993
Gleditsch, J. M.: Das Entsprechungssystem der fünf Wandlungsphasen als somatopsychisches Modell, in: Akupunktur – Theorie und Praxis 4/1994, 288ff. (Uelzen: ML)
Gleditsch, J. M.: Das Immunsystem im somatopsychischen Spiegel der Akupunktur, in: Zilch, M. J. (Hrsg.): Immunologie. Jungjohann, Neckarsulm 1990
Gleditsch, J. M.: Das stomatognathe System in seiner Beziehung zur Halswirbelsäule,

in: Stomatologie 98,7 (Wien 2001) a13–a15

Gleditsch, J. M.: Die traditionelle chinesische Fünf-Elementen-Lehre. Versuch einer Gegenüberstellung mit den Bewußtseinsstufen nach Gebser, in: Beiträge zur Integralen Weltsicht, Band V, hrsg. v. d. Internat. Jean Gebser-Gesellschaft. Schlichter, Schaffhausen 1987

Gleditsch, J. M.: Gesetze des Tao in der altchinesischen Medizin, in: Kemper, P. (Hrsg.): Die Geheimnisse der Gesundheit. Insel, Frankfurt 1994, S.44–58

Gleditsch, J. M.: Gesundheit und Spiritualität, in: Simma-Kletschka, I. (Hrsg.): Ganzheitliche Zahnheilkunde, Facultas Schriftenreihe Bd. 23. Facultas, Wien 2002, S. 250–253

Gleditsch, J. M.: MAPS – MikroAkuPunkt-Systeme. Grundlagen und Praxis der somatotopischen Therapie. Hippokrates, Stuttgart 2003

Gleditsch, J. M.: Mundakupunktur, ein Schlüssel zum Verständnis regulativer Funktionssysteme. Elsevier, München [8]2005

Gleditsch, J. M.: Neue Aspekte der Akupunktur – ECIWO-Biologie, in: Akupunktur – Theorie und Praxis 20,4 (1992) 269–271

Gleditsch, J. M.: Treatment of sinusitis by topic skin stimulation, in: Rhinology, Suppl. 1 (1981) 231–233

Grossarth-Maticek, R.: Systemische Epidemiologie und präventive Verhaltensmedizin chronischer Erkrankungen. de Gruyter, Berlin 1999

Gunn, C.: Treating myofascial point – Intramuscular stimulation (IMS). University of Washington, Seattle 1989

Han, J. S., Terenius, L.: Neurochemical basis of acupuncture analgesia, in: Ann. Rev. Pharmacol. Toxicol. 1982, 193ff.

Hansen, K., Schliack, H.: Segmentale Innervation. Thieme, Stuttgart 1962

Hanzl, G. S.: Das neue medizinische Paradigma. Theorie und Praxis eines erweiterten wissenschaftlichen Konzepts. Haug, Heidelberg 1995

Hauswald, B., Langer, H.: Akupunktur und Laserpunktur bei Rhinopathia pollinosa – Akupunktur Theorie und Praxis 17 (1989) 14–21

Head, H.: Die Sensibilitätsstörungen der Haut bei Viszeralerkrankungen. Hirschwald, Berlin 1898

Hecker, H. U., Steveling, A., Peuker, E.T. (Hrsg.): Ohr-, Schädel-, Mund-, Hand-Akupunktur. Hippokrates, Stuttgart [3]2002

Heine, H.: Funktionelle Morphologie der Akupunkturpunkte, in: Akupunktur – Theorie und Praxis 16 (1988) 4–11

Heine, H.: Lehrbuch der biologischen Medizin. Grundlagen und Extrazelluläre Matrix, Grundlagen und Systematik, Hippokrates, Stuttgart [2]1997

Hensel, H. in: Lehrbuch der Physiologie (Hrsg. Keidel). Thieme, Stuttgart

Herget, H. F. et al.: Kopf- und Gesichtsschmerz. KVM, Marburg 2000

Herget, H. F: Die 5-Elementen-Lehre, Acta Biologica Jg. XX, 1981 Nr. 3 (Pascoe, Gießen)

Hieber, G.: Mundakupunktur, in: Focks, C., Hillenbrand, N. (Hrsg.): Leitfaden Chinesische Medizin. Urban & Fischer, München [4]2003

Hildegard von Bingen: Welt und Mensch. Das Buch »De operatione Dei«, übersetzt u. erläutert v. Heinrich Schipperges. Otto Müller, Salzburg 1965

Hui, K. K. S., Liu, J., Chen, A. J. W., Makris, N. et al.: Acupuncture modulates the limbic system and the subcortical gray structures of the human brain – evidence by fMRI, in: Neuroimage 7 (1998)

Huneke, F.: Das Sekundenphänomen – Krankheit und Heilung anders gesehen. Haug, Heidelberg [5]1983

Huse, E., Larbig, W., Birbaumer, N., Flor, H.: Kortikale Reorganisation und Schmerz, in: Schmerz 15/2001

Irnich, D., Behrens, N., Gleditsch, J. M., Stör, W.: Immediate effects of dry needling and acupuncture at distant points in chronic neck pain: results of a randomized, double-blind, sham-controlled crossover trial, in: Pain 99,1–2 (2002) 83–89

Irnich, D., Behrens, N., Molzen, H., König, A., Gleditsch. J. et al.: Randomised trial of acupuncture compared with conventional massage and „sham" laser acupuncture for treatment of chronic neck pain, in: BMJ 322 (2001) 1574-1577

Irnich, D., Beyer, A.: Neurobiologische Grundlagen der Akupunkturanalgesie, in: Schmerz 16 (2002) 93–102

Jores, A.: Vom Sinn der Krankheit, in: Med. Welt 20 (1951) 6ff.

Jork, K. (Hrsg.): Alternativen in der Medizin. Hippokrates, Stuttgart 1993

Jung, C. G.: Synchronizität als ein Prinzip akausaler Zusammenhänge in Naturerscheinungen und Psyche, in: Studien aus dem C. G.Jung-Institut, Band IV. Rascher, Zürich 1952

Jung, C. G.: Typologie. Walter, Freiburg 1978

Jung, C. G.: Welt der Psyche. Kindler, München 1981

Kachan, A. T., Karimov, I. P.: Acupunctura naso-labialis. Spmapo, St. Petersburg 2000

Kachan, A. T.: New Microacupuncture System – Acupunctura Naso-Labialis, Internat. ICMART-Symposium, Berlin 2001

Kämmerer, W.: Psychosomatische Medizin und Schulmedizin – Alternative oder Ergänzung? in: Jork, K. (Hrsg.): Alternativen in der Medizin. Hippokrates, Stuttgart 1993

Kampik, G.: Propädeutik der Akupunktur. Hippokrates, Stuttgart ^{4}2000

Kellner, G.: Elektrobiologische und morphologische Grundlagen elektr. und therm. Teste, in: Österr Z Stomatologie 6/1975

Krack, N.: Nasale Reflex-Therapie mit ätherischen Ölen. Haug, Heidelberg 1975

Kratky, K. W.: Komplementäre Medizinsysteme, Vergleich und Integration. Ibera/European University Press, Wien 2003

Kubiena, G., Mosch-Kang, Y. S.: Koreanische und chinesische Handakupunktur. Maudrich, Wien 1996

Kübler-Ross, Elisabeth: Kinder und Tod. Kreuz, Stuttgart/Berlin 1984

Langer, Hans: Störfeldsuche mittels Adler-Langerschen Druckpunkten, in: DZA 32 (1989) 31–33

Langer, Heinz, Hauswald, B.: Langzeitstudie über die Therapie der Rhinopathia pollinosa mittels Akupunktur bzw. Laserakupunktur, in: Erfahrungsheilkunde (1992) 262–267

Mackenzie, J. N.: Krankheitszeichen und ihre Auslegung. Kabitzsch, Würzburg 1917

Maclean, P. D.: Man and his animal brains, in: Modern Medicine 32 (1964)

Mandel, P.: Lichtblicke in der ganzheitlichen (Zahn-) Medizin. Energetik, Bruchsal 1989

Mann, F.: Reinventing acupuncture – a new concept of ancient medicine. Butterworth-Heinemann, Oxford 1992

Maric-Oehler, W., Schlebusch, K. P., Popp, F. A.: Infrared Diagnostics in Acupuncture – New Trends. ICMART-Symposium 2005, Prag

Mariç-Oehler, W., Hünten, K. (Hrsg.): Die schmerzende Wirbelsäule. Akupunktur im Dialog. Hippokrates, Stuttgart 1999

Mariç-Oehler, W.: Die Bedeutung von „Niere" und „Leber" für die akustische und optische Orientierung des Menschen, in:

Akupunktur – Theorie und Praxis 20(1992), 213–216
Marquardt, H.: Praktisches Lehrbuch der Reflexzonentherapie am Fuß. Hippokrates, Stuttgart 1993
Mastalier, O.: Reflextherapien in der Zahn-, Mund- und Kieferheilkunde. Quintessenz, Berlin/New York 1992
Matsumoto, K., Birch, S.: Five Elements and Ten Stems. Paradigm Publ., Brookline MA 1983
Melzack, R.: Trigger points and acupuncture points for pain: Correlations and implications, in: Pain 3 (1977) 3–23
Naeser, M. A.: Research with Acupuncture and Low-energy Laser in the Treatment of paralysis in Stroke Patients: ACT Scan Study. Behavioral Neurology Grand Rounds, Harvard Med. School, Beth Israel Hosp., Boston 1989
Nager, F.: Blick auf die Medizin von morgen – ihr Menschenbild und Arztbild, in: Engadiner Kollegium (Hrsg.): Menschenbilder im Wandel – Menschenbilder im Dialog. NZN Buchverlag, Zürich 1995
Needham, J.: Science and civilization in china (4 Bde.). Cambridge University Press, London 1954–1971
Nissel, H.: Quantenphysik, Relativitätstheorie und Akupunktur, Internat. ICMART-Symposium, Berlin 2001
Nogier, P.: From auriculotherapy to auriculomedicine. Maisonneuve, Moulins-les-Metz 1983
Nogier, P.: Praktische Einführung in die Aurikulotherapie. Maisonneuve, Sainte-Ruffine 1978
Nordenström, B. E. W.: Biologically closed electric circuits. Nordic Medical Publ., Stockholm 1983
Ogal, H. P., Kolster, B. C.: Propädeutik der Neuen Schädelakupunktur nach Yamamoto (YNSA). Hippokrates, Stuttgart 2004
Ogal, H. P., Kolster, B. C.: Ohrakupunktur. Grundlagen, Praxis, Indikationen. KVM, Marburg 1997
Oleson, T.: International handbook of ear reflex points. Health Care Alternatives, Los Angeles 1995
Ots, T.: Transkulturelle Psychosomatik. Der erkenntnistheoretische Gewinn des chinesischen Beispiels, in: Richter, H.-E., Wirsching, M. (Hrsg.): Neues Denken in der Psychosomatik. S. Fischer, Frankfurt 1991
Park, J. W.: Su Jok Therapy. Su Jok Academy, Moskau 1994
Peitgen, H. O., Jürgens, H.: Fraktale, gezähmtes Chaos, in: Themen, Privatdruckreihe der C. F. v. Siemens-Stiftung (Hrsg. Meier, H.) München, Nr. 49, 1988
Perschke, O., Perschke, W.: Verbesserung der Behandlungsergebnisse bei Kopfschmerzen durch gezielten Einsatz von Ohr- und Mundakupunktur, in: Akupunktur – Theorie und Praxis 3 (1993) 173–182
Petzold, E.: „Keine Alternative mehr“ – Das Allgemeine Psychosomatische Syndrom als Herausforderung der Medizin, in: Jork, K. (Hrsg.): Alternativen in der Medizin. Hippokrates, Stuttgart 1993
Pietschmann, H.: Aufbruch in neue Wirklichkeiten – Der Geist bestimmt die Materie. Weitbrecht, Stuttgart 1997
Pischinger, A.: Das System der Grundregulation. Haug, Heidelberg [6]1988
Platsch, K. D.: Die fünf Wandlungsphasen – Das Tor zur chinesischen Medizin. Urban & Fischer, München 2005
Platsch, K. D.: Psychosomatik in der Chinesischen Medizin. Urban & Fischer, München 2000
Popp, F. A.: Biophysikalische Zellforschung. DVA, Stuttgart 1977
Pöppel, Ernst: Grenzen des Bewußtseins. Über Wirklichkeit und Welterfahrung. DVA, Stuttgart 1985

Pothmann, R. (Hrsg.): Systematik der Schmerzakupunktur. Hippokrates, Stuttgart 1996
Reich, W.: Ausgewählte Schriften – Eine Einführung in die Orgonomie. Kiepenheuer & Witsch, Köln 1976
Richter K., Becke, H. (Hrsg.): Akupunktur, Tradition – Theorie – Praxis. Ullstein Mosby, Berlin/Wiesbaden ³1995
Rubach, A.: Propädeutik der Ohrakupunktur. Hippokrates, Stuttgart ²2000
Rüdinger, H: Akupunktur in der Suchtbehandlung, in: ZfA 98,60–63
Sandkühler, J.: The organisation and function of endogenous antinociceptive systems, in: Prog. Neurobiol. 1 (1996) 49–81
Sauer H.: Halsbedingte myoneuralgische Irritationsbeschwerden, ein Vorschlag zur Therapie durch den HNO-Arzt, in: Laryngol.-Rhinol.-Otol./Zschr. f. HNO-Heilk. 3 (1988) 89–140
Schaefer, H.: Glaube und Medizin, in: Ausserer, O., Paris, W. (Hrsg.): Glaube und Medizin. Alfred & Söhne, Meran 1993, S.18–29
Scherer, H.: Das Gleichgewicht – Praktische Gleichgewichtsdiagnostik. Springer, Berlin 1984
Schipperges, H.: Kranksein und Heilung bei Paracelsus. Verband d. wissensch. Gesellsch. Österreichs, Wien 1978
Schipperges, H.: Paracelsus. Klett, Stuttgart 1974
Schipperges, H.: Wege zu neuer Heilkunst. Haug, Heidelberg 1978
Schjelderup, V.: ECIWO-Biologi. Et nytt grunnlag for akupunktur og soneterapi. HøyskoleForlaget, Kristiansand 1998
Schleich, C. L.: Vom Schaltwerk der Gedanken. S. Fischer, Bern 1924
Schmidt, H.: Akupunkturtherapie nach der chinesischen Typenlehre. Hippokrates, Stuttgart 1978
Schönberger, M.: Verborgener Schlüssel zum Leben. O. W. Barth, München 1973
Schumpe, G., Schockert, Th.: Effizienz der Yamamoto Neue Schädelakupunktur (YNSA) bei Schmerzen am Bewegungsapparat – eine topometrisch kontrollierte Studie, Internat. ICMART-Symposium, Berlin 2001
Seiler, H.: Die Weiheschen Druckpunkte. Haug, Stuttgart ²2002
Sheldrake, R.: Das schöpferische Universum. Die Theorie des morphogenetischen Feldes. Goldmann, München 1987
Siener, R.: NPSO – Neue Punktuelle Schmerz- und Organtherapie. Henrich, Wiesbaden 1996
Simma-Kletschka, I., Gleditsch, J. M., Piehslinger, E.: Therapie craniomandibulärer Dysfunktionen mittels Akupunktur, Internat. ICMART-Symposium, Berlin 2001
Simma-Kletschka, I.: Überschreitende systemische Verknüpfungen – die Mundakupunktur in der Zahnheilkunde, in: Stomatologie 2 (1999)
Steinburg, Pildner von, R. u. D.: Die Behandlung der zentralen vestibulären Dysfunktion mittels Akupunktur, in: HNO Heute 3 (Springer, Berlin 1983), 161–167
Stör, W.: Immunmodulierende Wirkung der Akupunktur, in: Akupunktur – Theorie und Praxis 22 (1994) 188–193
Strittmatter, B.: Das Störfeld in Diagnostik und Therapie. Eine Praxisanleitung für Ärzte und Zahnärzte, Hippokrates, Stuttgart 1998
Teeguarden, I. M.: The Joy of Feeling.: Japan Publ., Tokyo/New York ³1991
Teilhard de Chardin, P.: Der Mensch im Kosmos.: C. H. Beck, München ⁷1964
Tenk, H.: Praktikum der chinesischen Akupunktur und Punktmassage für die Kinderheilkunde.: Maudrich, Wien ⁴2003
Travell, J. G., Simons, D. G.: Myofascial pain and dysfunction. The trigger point

manual, vol. l, 2. Williams and Wilkins, Baltimore 1992

Uexküll, Th. von (Hrsg.): Psychosomatische Medizin. Urban & Schwarzenberg, München [5]1997

Uexküll, Th. von (Hrsg.): Subjektive Anatomie. Theorie und Praxis körperbezogener Psychotherapie. Schattauer, Stuttgart 1994

Unschuld, P. U.: Medizin in China. C. H. Beck, München 1980

Vogl, R.: Akupunktur und bioenergetische Analyse. Profil, München 1986

Voll, R.: Topographische Lage der Meßpunkte der Elektroakupunktur (3 Bde.). ML, Uelzen 1973-1976

Voll, R.: Wechselbeziehungen von odontogenen Herden zu Organen und Gewebssystemen. ML, Uelzen [4]1977

Wander, R.: Blockierungsmuster bei Störfeldern im Nasen-Rachen-Raum, in: Ärztezeitschr. f. Naturheilverfahren 32 (1991) 145–147

Wander, R.: Die craniomandibuläre Dysfunktion, Internat. ICMART-Symposium, Berlin 2001

Warnke, U.: Die geheime Macht der Psyche. Populär Academic, Saarbrücken 1998

Weihe, A.: Praktische und theoretische Beiträge zur Einleitung in die epidemiologische Behandlungsweise, in: Zeitschr. d. Berl. Vereins homöopath. Ärzte V (1886) 206–244

Weizsäcker, V. von: Der Arzt und der Kranke, in: Gesammelte Schriften, Bd. 5, Frankfurt/Main 1987

Wilber, K.: Eine kurze Geschichte des Kosmos. Fischer Taschenbuch, Frankfurt 1997

Wilber, K.: Das Spektrum des Bewusstseins – eine Synthese östlicher und westlicher Psychologie. Rohwohlt transformation (Sachbuch) 1991

Wilhelm, R. (Hrsg. u. Übers.): I Ging. Das Buch der Wandlungen. Diederichs, München 1973

Yamamoto, T. u. H.: Yamamoto Neue Schädelakupunktur. Verlag f. Ganzheitliche Medizin, Kötzting 2005

Yamamoto, T.: YNSA – Yamamoto New Scalp Acupuncture. Springer, Tokyo 1997

Yoo, T.-W.: Die Koreanische Handakupunktur. Eum Yang Mek Jin, Seoul 1994

Zeitler, J.: Einführung in die Schädelakupunktur. Haug, Heidelberg 1977

Zhang, Y. (Hrsg.): ECIWO Biology and its applications to medicine and agronomy. Proceedings, 1st, 2nd and 3rd Intern. Congress of ECIWO Biology. Higher Education Press, Beijing 1990 und 1992

Zieglgänsberger, W.: Der chronische Schmerz, in: Jatros Neurologie 1 (1996) 25–29

Register

A

I

J

K

L

M

N

O

P